瘦身的奥秘

刘江坤 段晓猛 主编

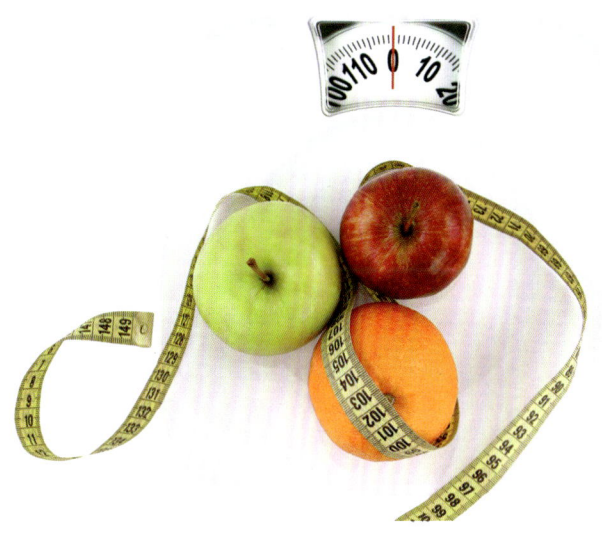

河北出版传媒集团
河北科学技术出版社

图书在版编目(CIP)数据

瘦身的奥秘 / 刘江坤, 段晓猛主编. -- 石家庄：河北科学技术出版社, 2016.12

（品质生活）

ISBN 978-7-5375-8788-4

Ⅰ.①瘦… Ⅱ.①刘…②段… Ⅲ.①减肥—基本知识 Ⅳ.①TS974.14

中国版本图书馆CIP数据核字(2016)第297788号

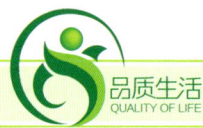

瘦身的奥秘

刘江坤　段晓猛　主编

出版发行	河北出版传媒集团
	河北科学技术出版社
地　　址	石家庄市友谊北大街330号（邮编：050061）
印　　刷	北京天恒嘉业印刷有限公司
开　　本	720×1000　1/16
印　　张	14
字　　数	224千字
版　　次	2017年1月第1版
印　　次	2017年1月第1次印刷
定　　价	42.80元

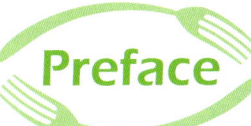

前 言

  一般人认为，瘦身就是减肥。其实，瘦身的含义比减肥更广。瘦身，不只是一种对外形美的追求，也是对身体健康的追求，它代表了一种生活态度。减肥，从字面意义上来解释，就是减少人们认为的多余脂肪。广义上来说，减肥就是减少体重，而减少体重的方式就不单单是减少脂肪了，还包括消除水肿，对于某些女性来说，甚至包括减少颇有男人味的肌肉！

  现代人减肥很大部分已经不单是为了健康了，而是为了雕塑完美的体型。既然如此，瘦身是更好的选择。因为瘦身的概念比减肥更健康、更理性，采取的减肥塑身方式也更科学。

  瘦身，既包括减轻重量来显瘦，还包括在不减重的情况下塑造完美的体型，且健康有效，不容易反弹。换句话说，一个人的体重有可能没变，但是身材变得更消瘦、更完美了，松松垮垮的赘肉变成了结实紧致、富有弹性的肌肉，那么瘦身的目的也就达到了，根本不需要以减少的重量来激励自己。有些靠吃泻药减肥的人，体重是明显下降了，但是体型很可能一点都没变，原本结实的肉变虚浮了，人的气色也变得很难看了，这显然不如瘦身来得好。

  瘦身，不单是科学的减肥方法，而且还是时尚的美体艺术。能让减肥者在拥有健康体魄、完美身材的同时，还会拥有自信满满、清新畅快的好心情。

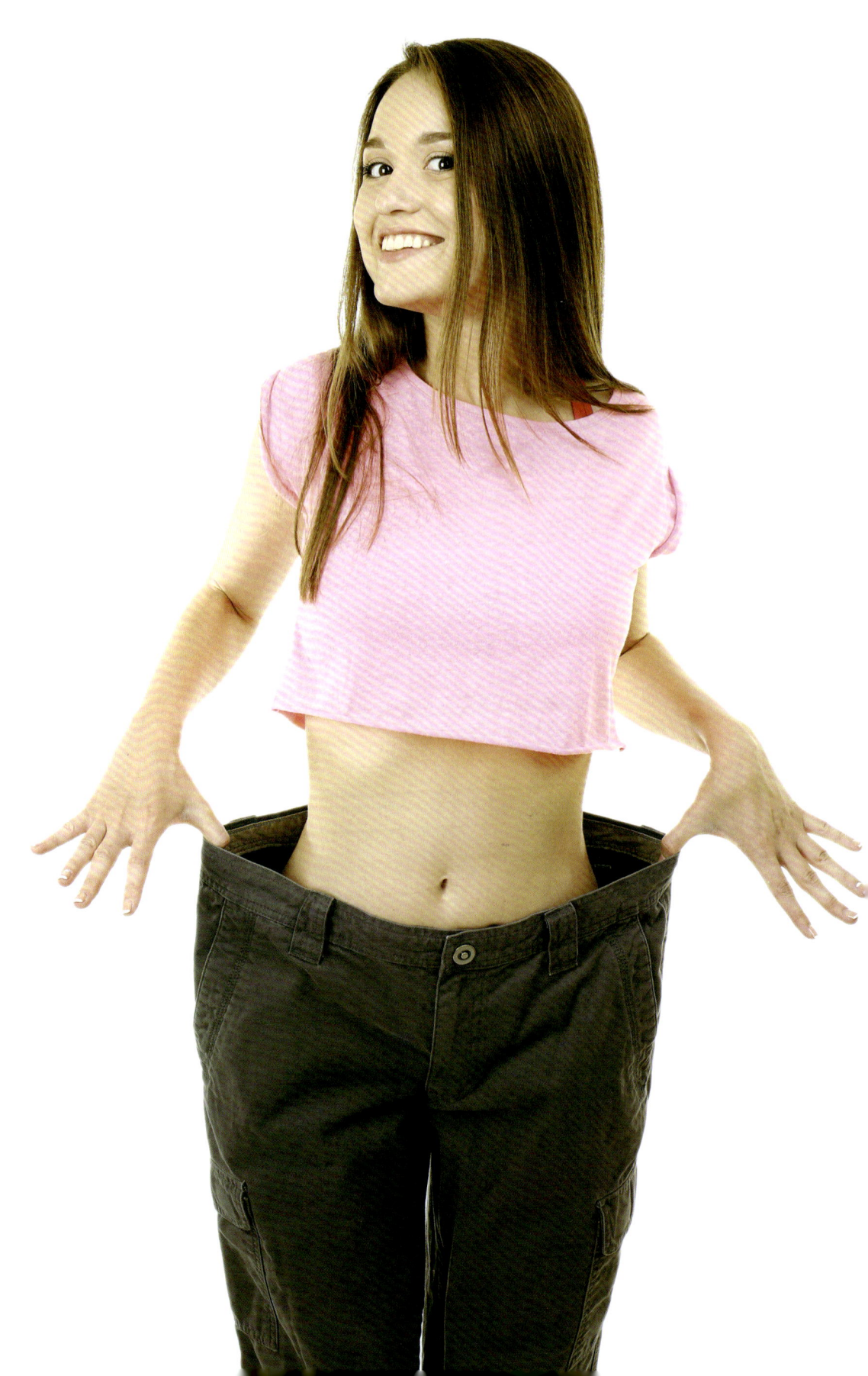

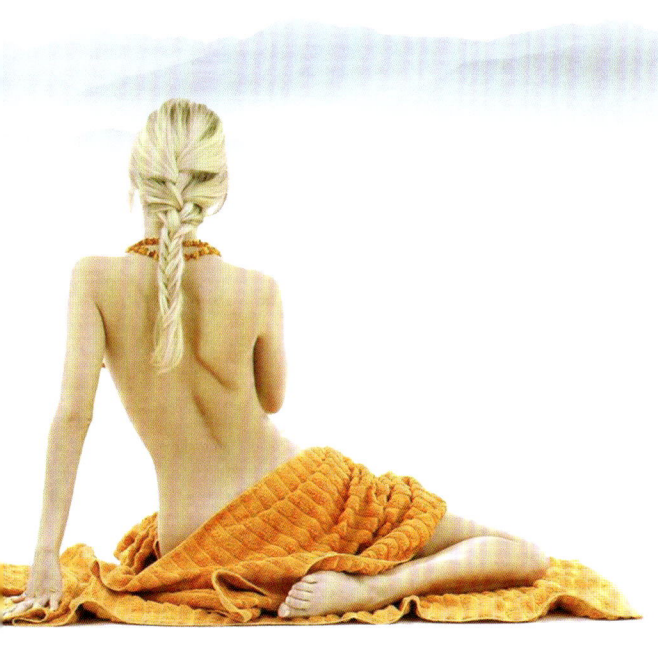

目录
CONTENIS

第一章　揭开肥胖的面纱 …………………………… **001**

　　第一节　肥胖之谜 ………………………………………002

　　第二节　肥胖摧残心灵 …………………………………009

　　第三节　赘肉是这样形成的 ……………………………012

　　第四节　不同类型的腹部赘肉 …………………………013

　　第五节　4种小腹容易凸起的人 ………………………015

　　第六节　纤美身材十要素 ………………………………017

第二章　瘦　身　经 ………………………………… **019**

　　第一节　中国古代瘦身经 ………………………………020

　　第二节　瘦身是一种习惯 ………………………………026

　　第三节　血型瘦身法的奥秘 ……………………………027

　　第四节　减肥秘籍的变异 ………………………………029

　　第五节　特别瘦身法 ……………………………………039

　　第六节　餐桌上的减肥奥秘 ……………………………045

　　第七节　树立良好的心态 ………………………………048

第三章　运动瘦身 049

- 第一节　找回瘦肌力 050
- 第二节　打造腰腹无肉体质 052
- 第三节　瘦身塑胸秘籍 055
- 第四节　"腰"窕骨盆操 059
- 第五节　消赘肉，成"腰"精 062
- 第六节　瑜伽跪姿，轻盈腰线 065
- 第七节　收腹，勾勒完美身段 068
- 第八节　消除臀部多余脂肪 071
- 第九节　瘦腿提臀摆脱梨形身 074
- 第十节　排毒减脂瑜伽 077
- 第十一节　魔术纤体瑜伽 102

第四章　饮食瘦身 141

- 第一节　药食同源 142
- 第二节　天然瘦腿的七款果蔬 151
- 第三节　帮你吸"脂"的五大美味 153
- 第四节　戒脂肪，用好油 157
- 第五节　瘦身食谱 158

第五章　药物瘦身 201

- 第一节　如何选择药物 202
- 第二节　常见药物的分类 203
- 第三节　药物瘦身方法 204
- 第四节　注意事项 206
- 第五节　药物瘦身的误区 212
- 第六节　药物瘦身的危害 216

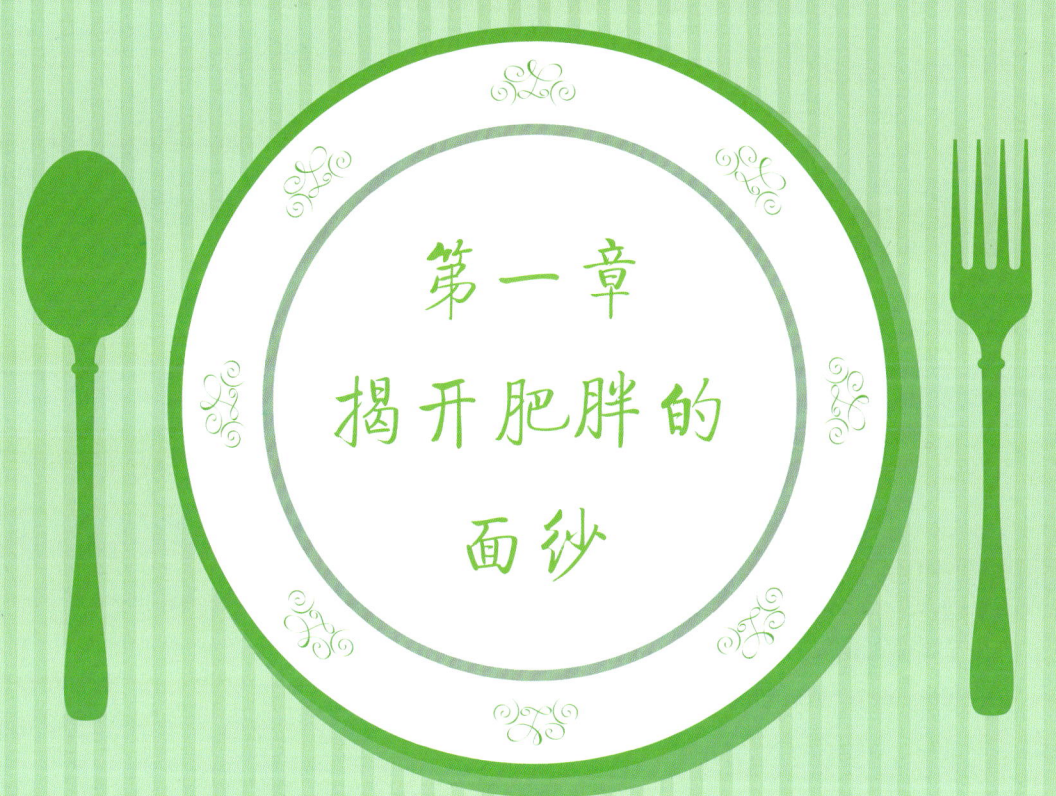

第一章
揭开肥胖的面纱

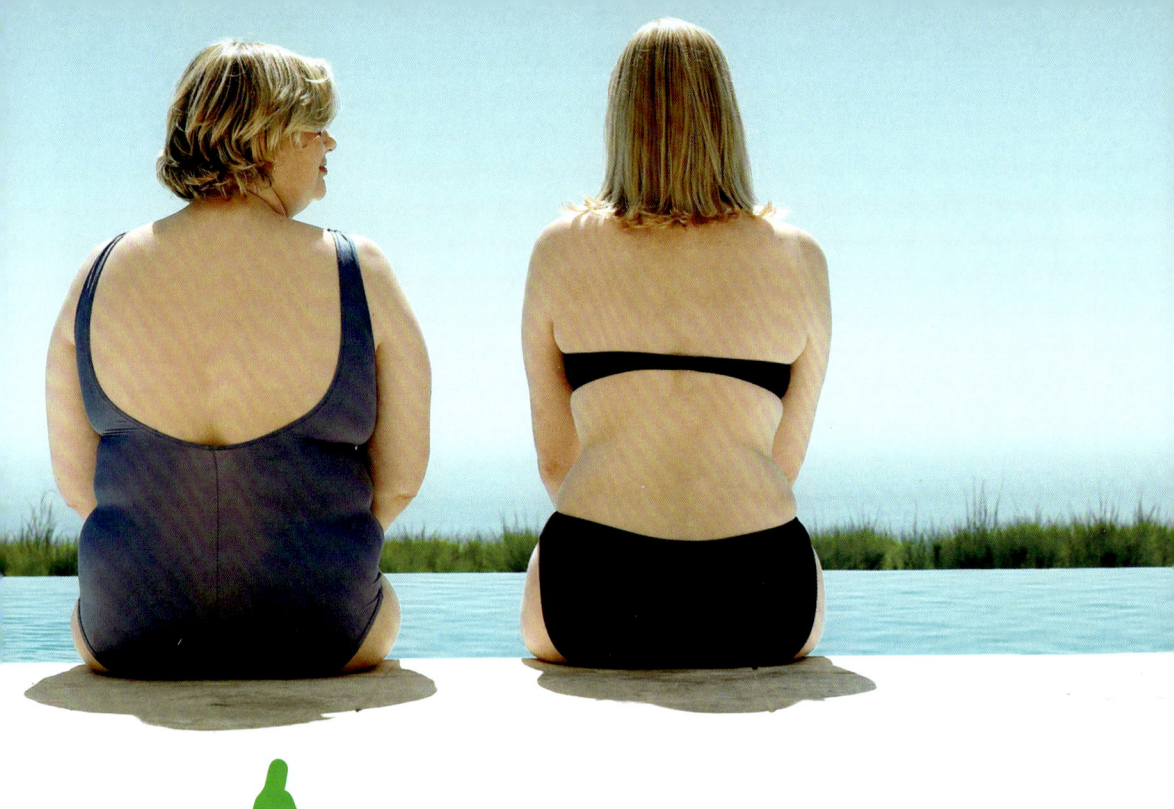

第一节 肥胖之谜

当今社会，人们一听到"肥胖"二字，都惊恐万分，特别是女性，生怕它与自己产生任何瓜葛，尽管她们欣赏丰乳肥臀、珠圆玉润时代的艺术作品，但若真要让她们拥有作品里"风姿绰约"的身形，怕是万万不肯的，毕竟那个时代已经离今人远去。历史的车轮又一次轮回到了"楚王好细腰，宫人多饿死"的时代，可是今人比楚王的确聪颖得多，至少不会为了细可盈握的腰肢而愚蠢地毁掉自己的身家性命。相反，人们厌恶肥胖不仅仅是因为恼人的身材，更是为了追求健康和高品质的生活，可惜肥胖并不会以人的意志为转移，暴饮暴食、天生遗传、缺乏锻炼……都会让无处不在的肥油肆虐人们的身体。

早在1997年，世界卫生组织就已经把肥胖列为继吸烟、艾滋病之后的第三大慢性杀手。伴随着物质的极大丰富、享受生活理念的深入人心，肥胖的同化趋势正以触目惊心的速度和广度在全球蔓延。与20世纪80年代相比，全世界超重人数已超过12亿，尤其是美国、英国等欧美发达国家体重超标人数的比例分别占到总人口数2/3

和1/2，每年花费在肥胖症上的支出占医疗总支出的2%~5%。中国赶超英美的速度也毫不逊色，国内调查数据显示，14.7%的中国人体重超标，其中城市人口中的肥胖者占17%，而北京市的肥胖人数高居总人数的30%多，更为触目惊心的是中国的儿童肥胖者已经超过一半，全球近1/5的体重超标者或肥胖者更是挂在中国人的名下，专家预测，未来十年中国的肥胖人数将会超过2亿。

这样庞大的肥胖基数的确叫人不寒而栗，新的形势告诉人们肥胖已经不再是单纯的脂肪超标，而是借助过量脂肪滋生各种慢性病，所以消除身体多余的脂肪并防患它再生的观念应该逐渐转换为抑制"肥胖身体机能"产生或将"肥胖身体机能"向"正常身体机能"调整为上策。

长期以来，国际上惯用的体重指数（BMI指数）法是：体重指数=体重（千克）÷身高（米）的平方，得出的数值在18.5~24.9属于正常，对亚洲人而言，当BMI指数超过23时，就表示肥胖；而对欧洲人而言，这一指数的正常标准为25以下。另外，世界卫生组织对于男性和女性的标准体重有分别的计算方法：男性的标准体重=［身高（厘米）-80］×70%；女性的标准体重=［身高（厘米）-70］×60%，得出的结果正负小于10%为正常体重，在正负10%~20%说明体重过重或过轻，正负超过20%，则是肥胖或体重不足。这些计算方法仅能反映出监测肥胖的一个侧面，东西方人种的不同决定了肥胖的类型存在差异，西方人普遍是整个身体的肥胖，而东方人的肥胖则偏重于中心型，也就是说腰腹部的肥胖，这也属于中国人特有的胖法。单凭体重指数超过25%的中国人相比于欧美人来说简直是少到缺乏可比性，但大腹便便的腹型肥胖者却叫欧美人咋舌。研究发现，体重指数正常或不是很高的人，若男性腹围超过101厘米，女性腹围大于89厘米，或者男性的腰围或臀围的比值大于0.9，女性大于0.85的腹型肥胖者，其危害与体重指数高者不相上下。因此专家建议，除了重视体重指数之外，中国的男性正常腰围应控制在85厘米以内，也就是常说的二尺六以内；而女性的腰围最好控制在80厘米以下——二尺四以下，不然水桶腰的称号非你莫属了，身心健康也会亮起红灯。

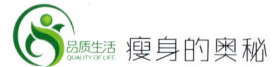

肥胖者一般均表现为体态臃肿，其实臃肿的方式是各有特点的。很多人"好"吃"懒"做，囤积了大量的脂肪，既不想着运动也不惦记改变饮食结构，所以这种胡吃蛮睡的肥胖称之为"单纯性肥胖"。

有家族肥胖遗传倾向的婴儿从出生至半岁左右，其脂肪细胞会有一段极为活跃的增殖期，婴儿体内的合成代谢超过分解代谢导致食欲大增，若在此期间营养过剩就会引起脂肪细胞增加，而此时即便再控制饮食也无法挽回肥胖的宿命，因此对待这种单纯体质性的肥胖就要把它扼杀在摇篮中，绝不能任其发展，等到脂肪细胞增加到一发不可收拾的地步再捶胸顿足就晚了。有的孩子继承了父母的肥胖体型，从小到大，爷爷奶奶疼、爸爸妈妈宠，恨不能一下吃足6个亲人喂的鸡蛋、牛奶……生怕孩子亏了嘴，结果营养过剩，彻底点燃了脂肪细胞疯长的导火索而一发不可收拾，被医生诊断为肥胖症的孩子而强制减肥的痛苦让全家人都跟着捶胸顿足。

另一个与之截然相反的单纯获得性肥胖，往往是在成年之后肆无忌惮地摄取高热量、高脂肪的食物引起的，其结果是营养过剩、脂肪细胞肥大（但脂肪细胞数目不增加），表现在体型上是躯干肥硕粗壮。中国人独特的苹果型肥胖和鸭梨型肥胖就是这一类型的生动形象的体现。

可是怎样才能对号入座找出自己肥胖的类型呢？

最简单的办法就是根据肥胖发生的情形判定：如果家庭成员中有膀大腰圆、魁梧健壮的亲人，而自己本身又食量惊人、通身均胖，这种情况多为体质性肥胖；成年后生活压力导致无规律的饮食，运动量的减少，作息紊乱……身体除了日渐发福之外又没有其他不适，这样的情形即为获得性肥胖。

其次，注意一下自己的身高、体重、肌肉发达程度、有无水肿及先天畸形等体态特征。通常情况下，女性的脂肪大量集中在臀部以及下肢；男性的脂肪则多分布于上半身，以胸腹部为主，倘若女性呈男性化或男性呈女性化趋势发展，则要注意第二性征的发育情况。

再者，根据腰臀围比值可判断是否为向心性肥胖。向心性肥胖最粗的部位是腰腹部，它区别于臀围最大的匀称型肥胖。很多更年期后的妇女，臀围逐年缩小，相比之下腰围却在与日俱增，且四肢变细，躯干渐粗，此时就很可能出现腰围大于臀围的向心性肥胖。

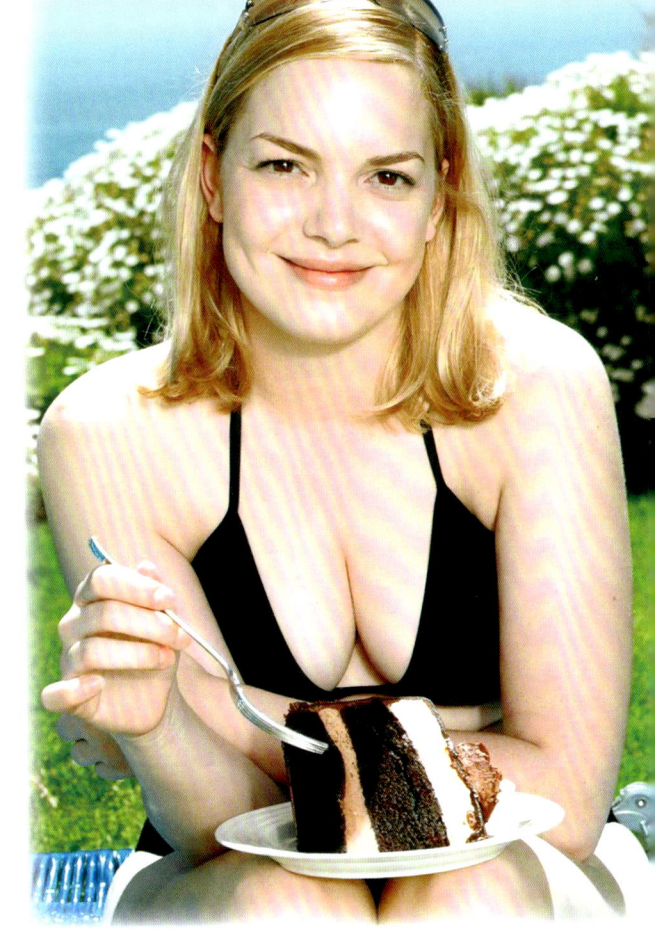

其实，很多人吃的并不多也经常参加体育运动，但依然摆脱不掉肥胖的宿命，所以人们总是听到这样的抱怨："我喝口凉水都会长肉，而某某某嘴一刻也不闲着地吃也不见胖……"

毛主席在《矛盾论》中指出："内因是变化的根据，外因是变化的条件，外因通过内因而起作用。"的确，遗传基因是决定身材高矮胖瘦的重要因素，肥胖的种子从生命的萌芽时期就已种下，这种无法掌控的遗传基因注定是日后肥胖形成的重要内在因素，但并不是唯一的决定因素，通过后天的努力，先天的肥胖基因未必就会得逞。科学家们在小鼠和大鼠的身上实验发现了肥胖的遗传方式、肥胖发生的年龄段以及遗传性肥胖小鼠的脂肪分布特点，而这些肥胖鼠并非都是统一的食量大、胃口好，这也就呼应了为什么有些人喝凉水也发胖，有些人玩命吃却不长肉的现象。

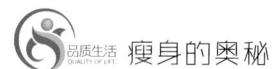

邓洛普调查的一组肥胖儿童中,父亲肥胖的孩子占12%,而母亲肥胖的孩子则为39%。丹麦人从自幼寄养在别人家的孩子的研究中发现,养子的肥胖与养父母是否肥胖没有太大的关系,而是和亲生父母的肥胖程度密切相关;瑞典人则专门调查了在不同环境下长大的孪生子,结果却发现他们依然会共同肥胖,这些调查研究都有力地证明肥胖的遗传几乎不受环境因素的干扰。如果父母都属于肥胖者,其子女继承肥胖的概率高达70%;若父母中仅一人肥胖,那么子女会有40%的肥胖可能;父母的身材都正常或偏瘦的子女,肥胖的概率仅为10%。肥胖的基因并非单纯浅显地遗传,其脂肪的分布部位也一并传给子孙后代,因此人们常常会看到大胖子牵着克隆一般的小胖子走路的情景。另外,骨骼的大小也与肥胖有着剪不断理还乱的联系。骨架宽大的男女体重超标的概率分别占37%和67%,并且在这些膀大腰圆的妇女中拥有强力型体魄的高达52%,而正常体重的妇女能够身强力大的仅为1.5%,纤长骨骼的人只有3%的男人和5%的女人体重过重。

明仁宗朱高炽,是明成祖朱棣的长子,他完全继承了马背上得天下的种族的肥大粗硕。尽管朱高炽儒雅和仁爱的品行深得皇祖的喜爱,但肥胖笨拙的身材致使其生活不能自理,总要两个保姆像拐棍一样架着他行走,这怎么能讨好一生嗜武的成祖青睐呢。因为肥胖基因的捉弄,使得朱高炽的皇帝生涯憋屈窝囊,好不容易熬到47岁拿到了老爸的接力棒,可屁股还没在龙椅上坐热就归西了。

先天遗传的肥胖是命运的造化,不以人的意志为转移,但后天肥胖的形成就不能再怨天尤人了。套用俗语来说:肥从口入,胖从口出。这里的"肥"就是特指肥油、肥肉等吃食。只要不是特殊病因引起的肥胖,几乎都离不开"吃"这个罪魁祸首。

特别是已经成为肥胖大军成员的人,对于吃简直是又爱又恨:吃前心中的种种斗争,吃中美味的满足,吃后无尽的悔恨……可谓是万般滋味自有体会。还有怀着侥幸心理的胖子,先犒劳自己的胃,过了嘴瘾之后再豁出去饿上三五天以求体重的收支平衡,没想到换得个适得其反的结果。肥胖者对吃的情节犹如谈一场毫无经验的恋爱,感情是真切的,痛苦是实际的,忍痛分手却难以割舍,终是越陷越深……

第一章 面纱

其实，"抓住一切机会吃"不是什么大不了的罪过，而是人类祖先为了求生留下来的本能意识，这种意识又潜移默化地烙印在人类世世代代、子子孙孙的骨子里。时至今日，人们在潜意识中依旧沿袭着"民以食为天"的传统，无论是婚丧、庆生、金榜题名还是接风洗尘、友人聚会，大家都尽可能地逮住机会享受饱餐美食的乐趣，因此中国的饮食文化源远流长，成为一个遍地佳肴的国度。

可是人类爱吃是天性并不代表具有会吃的天分。在脑海中过一遍你每天摄入的食物，你会惊讶地发现，自己在不知不觉中成为了废品收购站：早餐是不是吃了滚滚油锅里黄腻腻的油饼油条？抑或是浓浓的芝士汉堡加咖啡？午餐晚餐是不是都在饭局中没完没了地喝？鸡鸭鱼肉重复地填进嘴里，啤酒、白酒、可乐、奶茶，再来点饭后甜点……工作时抽空进补些膨化零食；下班路上搞点路边摊垫肚；看电视吃着花生、嗑着瓜子；睡前补充一顿宵夜，冰箱里常年备着饼干、方便面、罐头、碳酸饮料、奶油冰棍等等。终日杂七杂八的垃圾食品进驻身体，绝对"肥你没商量"！肥肉不是一夜之间

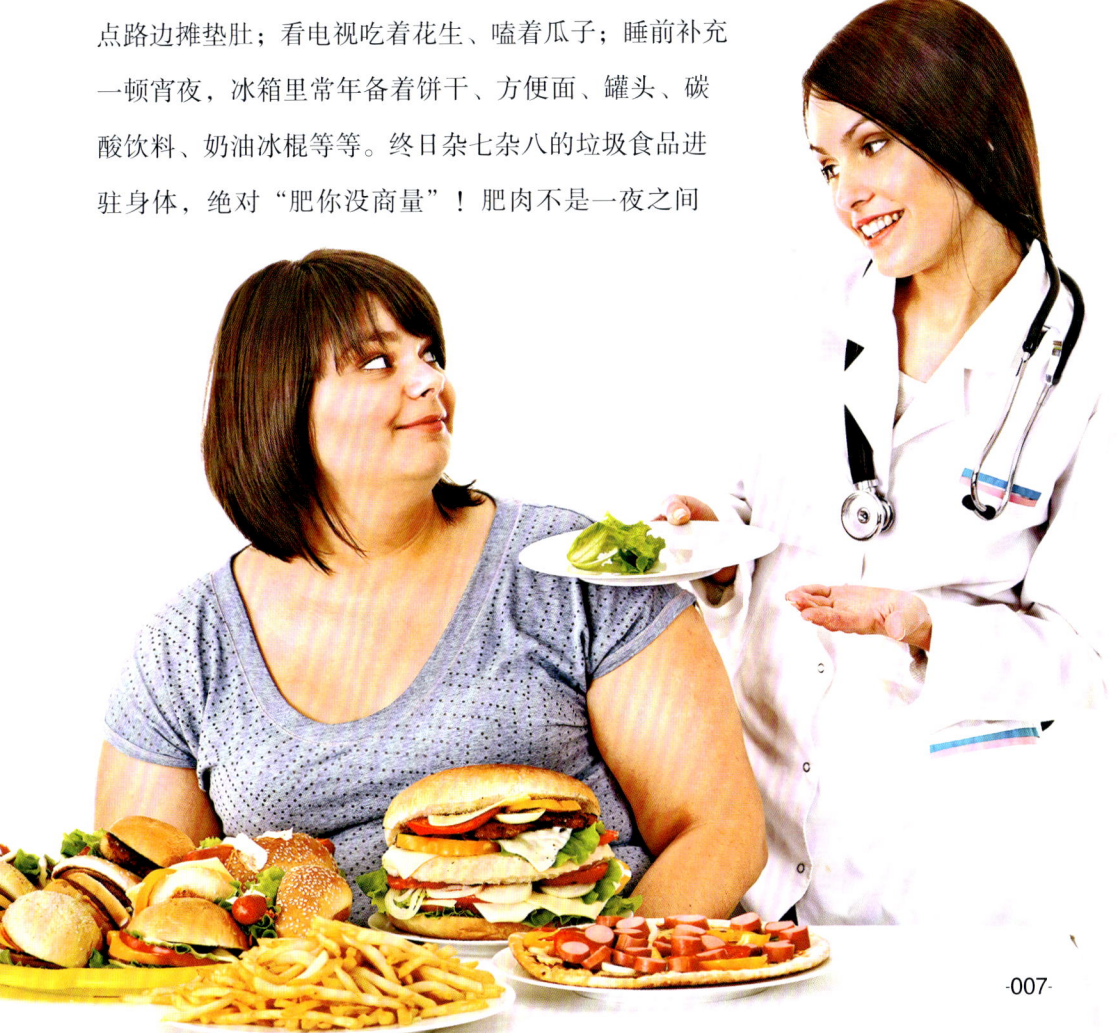

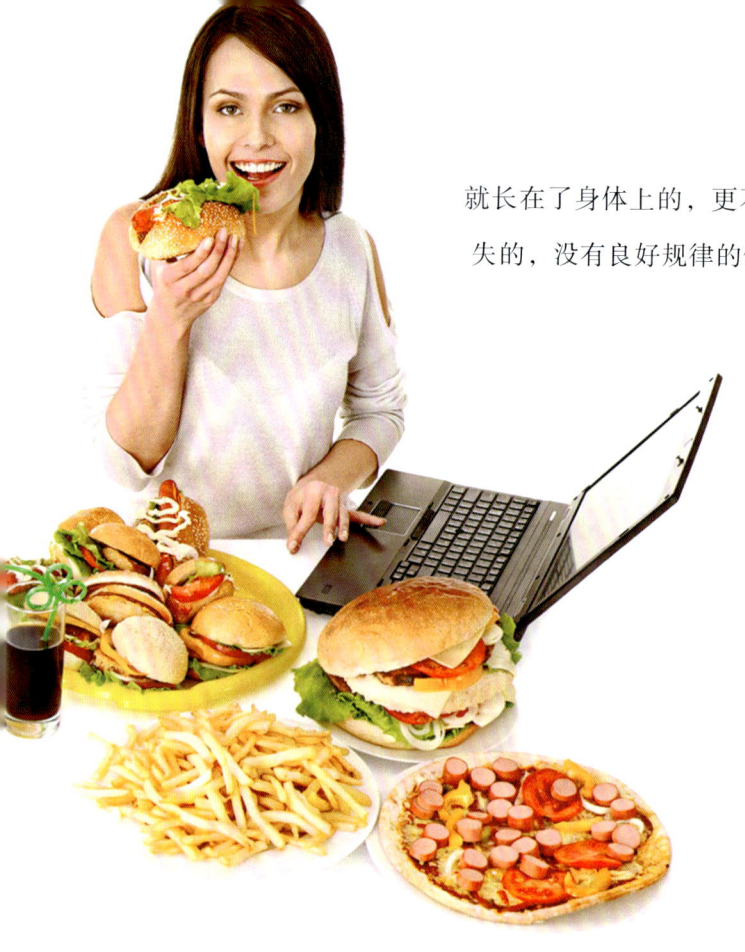

就长在了身体上的,更不是一天的功夫就会自动消失的,没有良好规律的饮食习惯,单凭饥一顿饱一顿的虐待自己不仅不会达到减肥的目的,还会损害身体其他的功能。绿菜红肉、干稀混搭、粗细结合地吃才能保证营养全面,吃的时候细嚼慢咽,仔细体会每种食物的味道,不仅无形中提高了饱腹感还懂得了品味的价值。

时代赋予了奋斗中的上班族风风火火、争分夺秒的作风,繁重的生存压力和激烈的竞争环境迫使白领、金领们极度渴望释放、减压。于是灯红酒绿的夜生活博得了他们的青睐,本是运动健身的时间改为应酬张三李四;本是修身养性的时间变成群魔乱舞的宣泄;午夜泡在酒精中而不是睡梦中,清晨徜徉在床上而不是路上,中午吃早餐、晚上吃午餐,半夜又迎来新一轮的红男绿女……年纪轻轻便专挑重口味的食物暴吃,凡是不用来工作、加班的时间统统挥霍在吃喝玩乐上,这样混乱的作息怎能不为肥胖埋下生根发芽的种子!正是因为这样,人体内的生理节奏遭到了破坏,严重影响了各个器官的功能,于是它们学会了人类的玩忽职守变得桀骜不驯起来,而人类的身体素质却以比年龄更快的速度向着老化奔驰。糖尿病、高血压、脂肪肝等一堆"富贵病"趋于年轻化,饥渴地吞噬着人体的正常生理机能,留下的却是一层层的"游泳圈"。

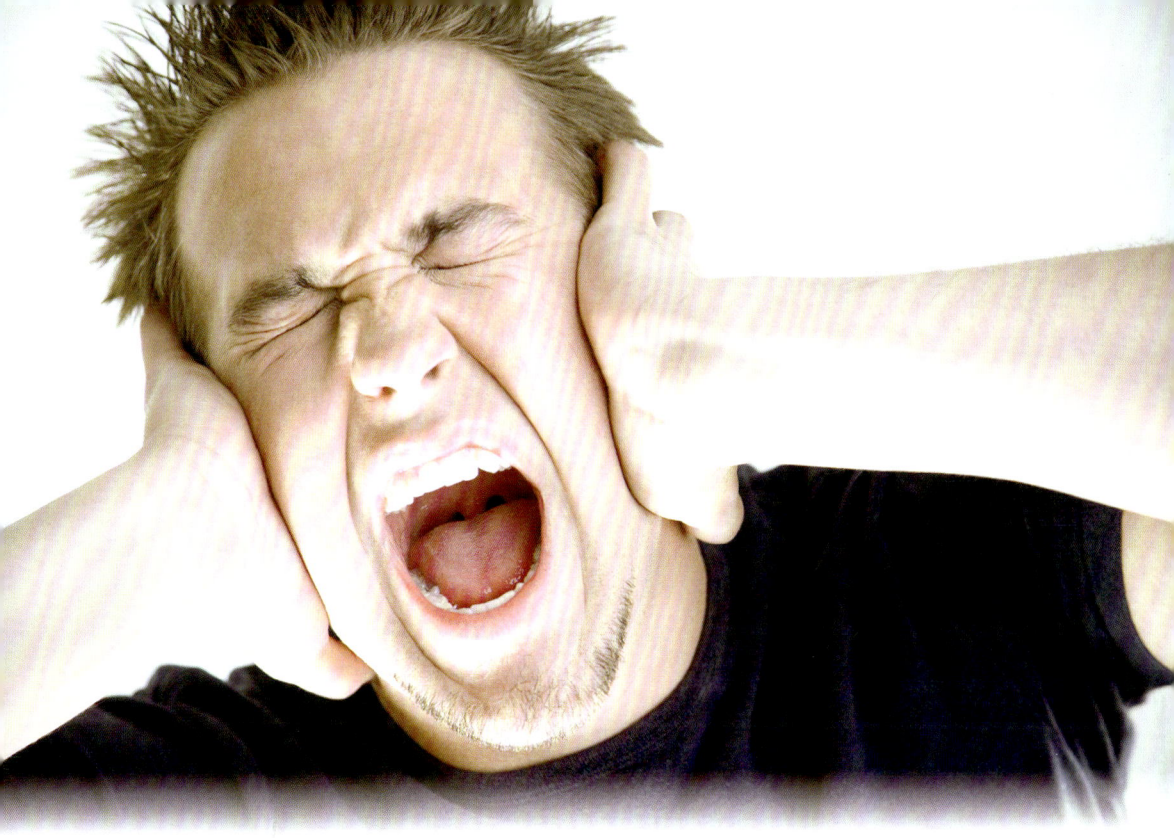

第二节 肥胖摧残心灵

如果肥胖光是破坏身体的健康也就算了，它又将魔爪深入人心，成为了剜取灵魂的刽子手：常被人耻笑和攻击的臃肿身材让肥胖者羞愧自卑，更阻拦了爱神丘比特之箭的射入；社会歧视的目光导致肥胖者求职难、晋升难、收入上不去，严重扭曲的性格极易做出极端的行为……可见，"养膘蓄脂"的肥胖给人们的身心健康制造了多么温柔的陷阱，面对这个残酷的冷面杀手，唯有躲它远远的，不给它作案的机会，人们的体魄和寿命才会得到长久的保障。

从小肥嘟嘟、圆滚滚的你一直备受宠爱，突然有一天，当你发现周围所有人的目光都充满了对你臃肿笨拙体态的嘲笑时，你是否会有从天堂坠入地狱之感，恨不得找个地洞躲起来？于是，你开始远离人群，拒绝参加一切集体活动，心理

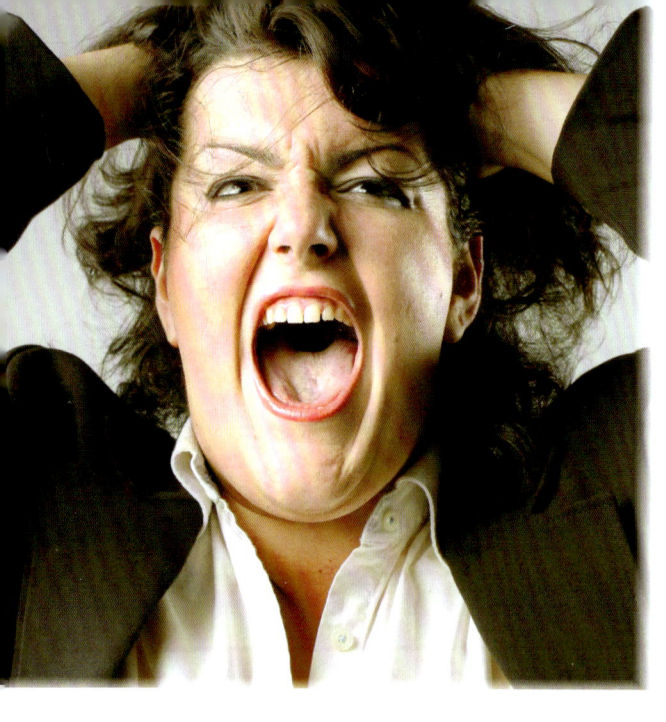

变得极为敏感，认为所有人都在你背后指指点点，攻击你，给你起着各种各样的外号。步入社会之后，内心久闭，不开心的你更是唯唯诺诺，工作总是找不到自己最喜爱、最适合的，即便在并不得心应手的工作环境下拼命努力也还是赢不了老板和同事的认可，升职你得让位、加薪你还是得让位，所有的好事、喜事总会与你擦肩而过。事业上不如意的你在生活中也寻觅不到真心等候丑小鸭蜕变成白天鹅的王子，眼看着大街上双双对对、卿卿我我，内心酸楚的滋味更加笃定了自己苦大仇深的肥胖宿命。潜移默化中，你早已认可了社会歧视肥胖、厌恶肥胖，肥胖即是罪恶的真理，过度自卑的心态致使你认为自己一无是处，完全无法客观、平衡地审视自己，最终极端的心灵扭曲使你沦为破罐破摔、自暴自弃的苦情人。千万不要以为这一连串因肥胖引发的悲剧只是个别来源于生活却高于生活的故事，其实当今社会像这样"自惭形肥"的人比比皆是。

历史的车轮让人类又轮回到了以瘦为美的时代，肥胖的人们走在外面就像展览馆里移动的展品一样招致各种匪夷所思的议论和目光。如果仅仅是看个热闹也就罢了，世俗的人世间远比想象中复杂得多，眼球只喜欢美丽的事物，总是有意无意地对漂亮的、可人的、窈窕的宠儿亮起绿灯，在学习或工作中，即使这类宠儿拿不出特别令人满意的成绩，但就因为他们的身材符合主流社会的审美，因此人们总是会有意无意地忽略他们身上的其他瑕疵。可是，如果面对的是大块头、大体积的胖人，他们身上的每一处缺点都会跟随身材一起被无限放大。也许你不服气，也许你觉得这样不公平，但是你就是无法改变长期以来世俗形成的"势利眼"，所以心里再怎样不舒服也只能随波逐流，强迫自己去迎合主流美。

第一章 面纱

美国一家杂志所做的调查表明：在18岁到35岁之间的美国妇女中，有70％的人认为自己太胖，需要节食或减肥。当问到"什么会使她们感到最高兴"时，回答"体重下降"的人要比说"工作顺利"或"找到称心男友"的人多1倍。其实，在这些"自惭形肥"的青年妇女之中，只有1/4的人，按身高和体重的比例来说属于肥胖，而其中已经过瘦，但仍坚持称自己身体"太胖"的人，倒占据了1/3。由于肥胖或者减肥过度所引起的心理疾病是十分可怕的，像抑郁症、厌食症这些时髦病症袭扰了越来越多的人。更可怕的是，肥胖的人苦不堪言，不胖的人也凑热闹以图居安思危，这就给"美"的界定造成了混乱。

无论胖还是瘦都不能片面地认定美与丑，更不能因此扼杀掉心灵的健康。只要心中保持着一份自然的、纯净的乐土，任何事物都会有正反两个方面的结果。相信自己努力做到爱跳、爱唱、爱笑的小白，总会找到欣赏自己的小憨和公认自己美丽的"粉丝"。

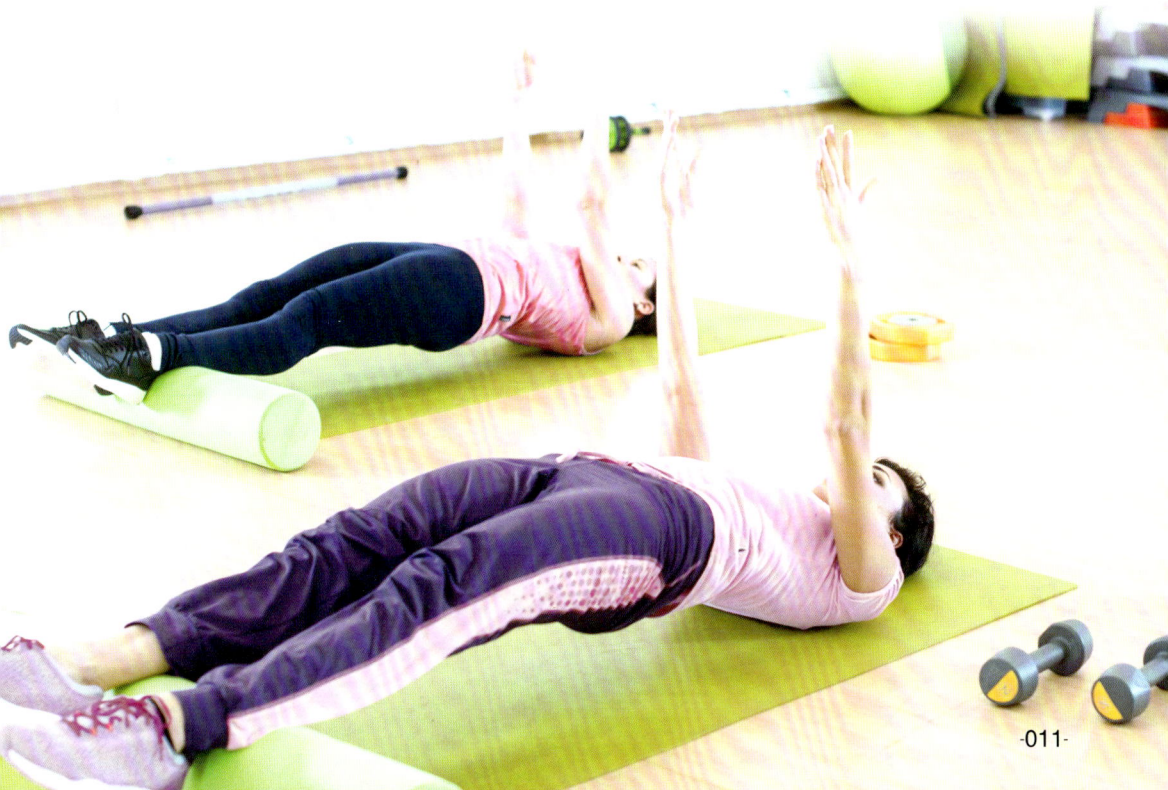

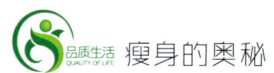 瘦身的奥秘

第三节 赘肉是这样形成的

腰围变粗主要是肥胖造成的脂肪囤积形成的。因为腹部是人体储存多余脂肪的地方，一旦腰粗肚子大，其他地方就很难瘦下来。对于全身上下都不胖，只是腹部肥胖的女性，一定不要随意不讲究方法地减肥。应该先找出导致下半身肥胖的原因，然后再运用局部减肥法，选择最适合自己的局部运动，收掉小腹部就轻而易举了。一起来把导致下半身肥胖的"元凶"一个个统统揪出来，还你一个性感小蛮腰。

长时间坐着不动

上班族每天上班一坐就是八个钟头，坐久了，腰腹自然会变得又宽又大。

应对招数：每坐一个钟头左右，就应该起来走一走，并按压腰部穴位，促进腰部气血循环。洗澡时用莲蓬头水柱冲洗腰部刺激穴位，泡澡后使用紧实霜保养腰腹部，让腰部变得纤细紧实。

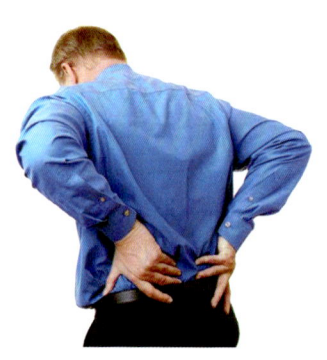

内裤尺码不合

你的内裤如果太大，会使腰部脂肪缺乏足够的支撑力而松垮、外扩，而内裤太小或太紧，则会把脂肪挤出来，腰部变形在所难免。

应对招数：应挑选合身的内裤，多练习修饰腰部线条的纤腰操，使腰部线条紧致流畅。

饮食高热量、重口味

大多数腰腹肥胖者都不注意饮食，不仅喜欢吃高热量的甜点及油炸食物，吃饱后又习惯坐着，慢慢地，腰部及大腿就开始囤积脂肪。另外，有些人喜好吃重口味的食物，摄取过多的盐分易发生身体水肿。

应对招数：控制好饮食，少吃高热量的食物，做到低脂肪和高纤维相结合。并多做锻炼下半身的纤体操，以减去囤积的脂肪。此外，选择较清淡的饮食方式，且多喝消水肿的茶饮，再加强下半身穴位按摩，即能解决水肿问题。

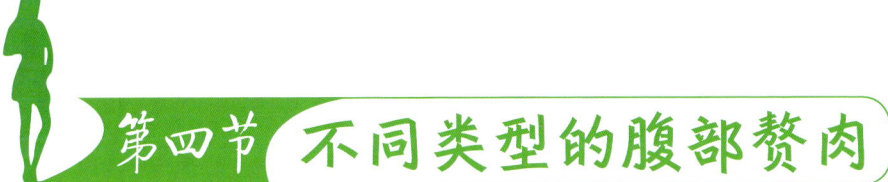

第四节 不同类型的腹部赘肉

如今很多人整天坐在电脑前，缺少运动，因此腹部很容易出现赘肉，赘肉一旦出现就很难减掉，一起来了解一下不同类型"小肚腩"的瘦腹方法吧！

上腹肥胖

如果你的肚脐以上部位明显凸出，那么你就属于这种类型。身体的新陈代谢率降低，加上平时缺乏运动，而且喜欢吃甜品和热量高的食物，肥肉就很容易积聚在

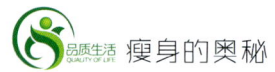

上腹部。

瘦腹对策：无论你多么热爱吃甜食，为了身材着想，你都要克服自己的欲望，蛋糕、冰激凌、巧克力等东西还是远离为好。开始瘦腹时，可以给自己一个缓冲期，以天然糖代替精制糖，逐步将口味改变，就能达到减腹效果。同时，黑浆果、干杏和南瓜都是高纤维的食品，纤维食品使人感到饱胀从而减少饮食，帮助减重。同时也可以防止便秘而引起的腹部过大。

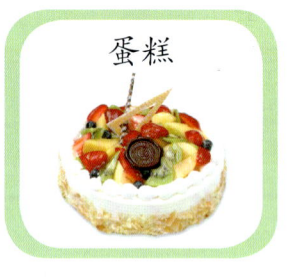
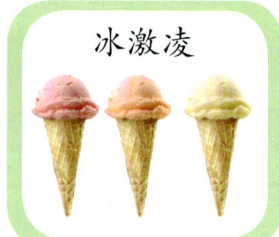
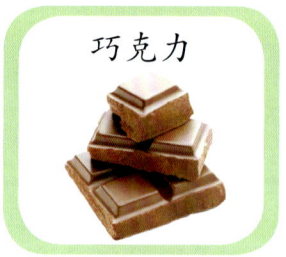
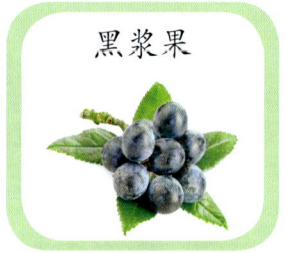
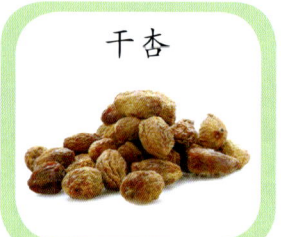
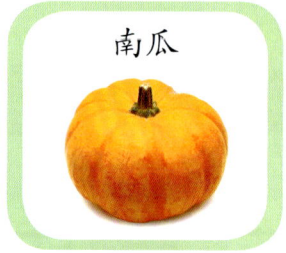

下腹肥胖

这类体型肚脐以下部位明显凸出，臀部从侧面看起来是下垂的。下腹肥胖的人一般都有便秘的现象，饮食结构油腻、口味重。同时久坐，运动很少，喝水也很少。长时间久坐，运动不足，最容易使腹部深层肌肉松弛，刚吃饱就坐着或趴着睡更严重。

瘦腹对策：多喝乳酸菌饮品清肠，增加乳酸菌和纤维素的摄取量，能改善便秘问题，加速肠胃活动机能，成功赶走体内废物。

水桶腰

这一类人腰部的曲线很不明显,左右臀部高度不同。肠胃或者肝脏也不疏通,主要是喜欢吃生冷油腻食物引起的。

瘦腹对策:慢嚼食物,多吃菜以减食量。每餐细嚼慢咽,可以令你提早感到饱意,还可在主菜来前先吃一盘生菜沙拉,既饱肚又不怕肥。尽量戒食煎、炸、油腻食品,多选清蒸、煮的食物。

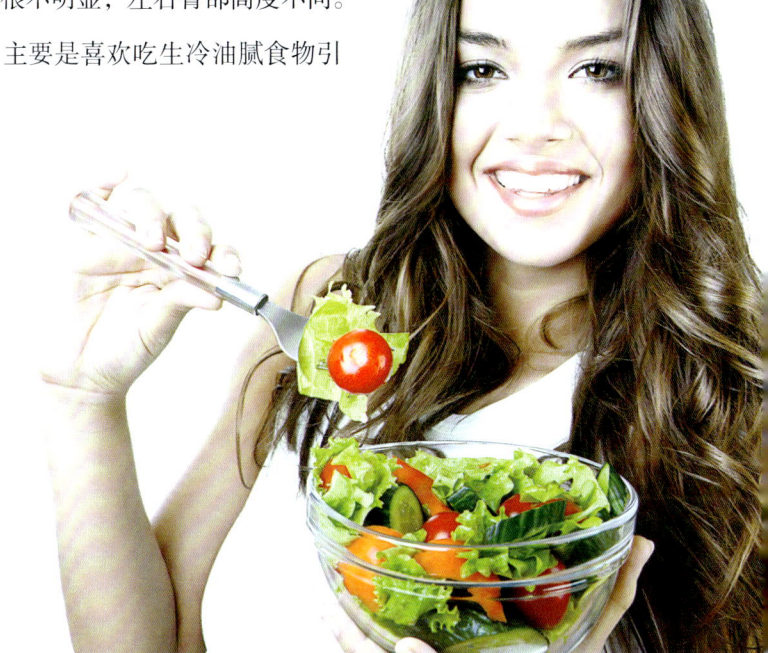

第五节 4种小腹容易凸起的人

你有小腹凸起的问题吗?造成小腹凸起的原因有很多,必须要针对不同的形成原因"对症下药"。以下归纳出常见的小腹凸起的4种类型,快来看看你是哪一类?

皮下脂肪暴露型

特征是脂肪集中在腹部、臀部、大腿、下半身,全身都囤积着脂肪的人,通常下腹部也会比较凸出。令下腹凸出的脂肪，可分为皮肤底下所囤积的"皮下脂肪"和内脏周围囤积的"内脏脂肪"。皮下脂肪囤积造成小腹凸出的人，多半从臀部到下半身，整体都会充满脂肪。

从体型上看，通常呈现葫芦形，也就是我们俗称的"梨形身材"。女性在怀孕或生产时，会比较容易囤积皮下脂肪。再加上年龄逐渐增加，皮下脂肪也慢慢变厚。讨厌运动、新陈代谢能力变差也会对身体产生负面影响。皮下脂肪一旦囤积后，会比内脏上的脂肪更不容易消除，所以这种类型的人一定要多做能让脂肪燃烧的运动。

内脏脂肪凸出型

特征是腰围粗大，上腹部和下腹部都明显凸出，也就是通常所称的"水桶腰"身材。这类型的人中男性居多，内脏脂肪囤积导致小腹凸出的身形，也被称作"苹果形身材"。这一类人多半是因为饮食较油腻，使得体内脂肪比例较高，内脏脂肪也囤积越来越多。通常对于美食无法抗拒和不能节制的人，比较容易成为这一类型。好在内脏脂肪的特征是容易堆积，但也容易消除。只要少吃多运动，慢慢就能见到效果。

腹部胀气便秘型

如果每次吃饭后，下腹部马上就感到胀胀的，小腹还常常容易凸起，就属于此类型。这种类型的人因为平时饮食摄取的纤维素不够，或因为工作繁忙、压力大，习惯性憋住而很少上厕所，造成肠胃蠕动不良，导致便秘，使得体内囤积很多宿便，腹部容易胀气，下腹也会凸出。建议这种类型的人在饮食上要多摄取蔬菜、坚果类和橄榄油，可以帮助促进肠胃蠕动。另外，平日加强运动，养成定时如厕的习惯。

腹肌松弛下垂型

因为营养不均衡，导致小腹凸出且下垂。这种类型的人通常身体与四肢纤细，但小腹凸出。这种类型的人通常是因为过度不良的减肥和体重反弹所致。偏食、营养不均衡也可能造成四肢纤细，小腹部隆起。建议这种类型的人饮食一定要均衡，也可以多做腹肌力量的练习，改善腹部肌肉松弛及下垂的现象。

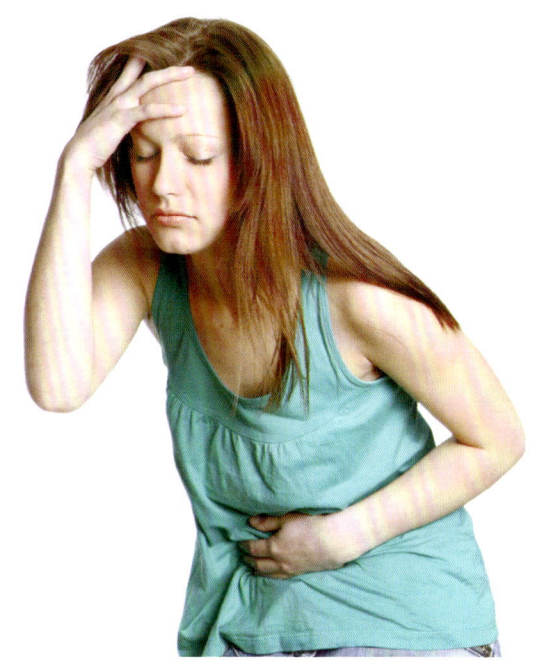

第六节 纤美身材十要素

女人千方百计地减这里，增那里，忙得不亦乐乎却还是不尽如人意。其实，整个体形的匀称协调是体态美的关键。怎样才能做到不会减一分太少，增一分太多呢？这就是比例的问题，从理论上讲，女性的身高与体重、四肢与躯干等部位在一定的比例下最美。专业人士在进行了大量研究后，终使美丽得以量化。

1. **上下比例**：以肚脐为界，上、下身比例应为5∶8，符合"黄金分割"定律。

2. **胸围**：由腋下沿胸部的上方最丰满处测量胸围，应为身高的1/2。

3. **腰围**：在正常情况下，量腰的最细部位。腰围较胸围小20厘米。

4. **髋围**：在体前耻骨平行于臀部最大部位。髋围较胸围大4厘米。

5. 大腿围：在大腿的最上部位，臀折线下。大腿围较腰围小10厘米。

6. 小腿围：在小腿最丰满处。小腿围较大腿围小20厘米。

7. 足颈围：在足颈的最细部位。足颈围较小腿围小10厘米。

8. 上臂围：在肩关节与肘关节之间的中部。上臂围等于大腿围的1/2。

9. 颈围：在颈的中部最细处。颈围与小腿围相等。

10. 肩宽：两肩峰之间的距离。肩宽等于胸围的1/2减去4厘米。

骨骼美在于匀称、适度。即站立时头颈、躯干和脚的纵轴在同一垂直线上，头、躯干、四肢的比例以及头、颈、胸的连接适度。肌肉美在于富有强性和协调。过胖、过瘦或肩、臀、胸部的细小无力，以及由于某种原因造成的身体某部分肌肉过于瘦弱或过于发达，都不能称为肌肉美。肤色美在于细腻、光泽、柔韧，摸起来有天鹅绒之感，看上去为浅玫瑰色的最佳。

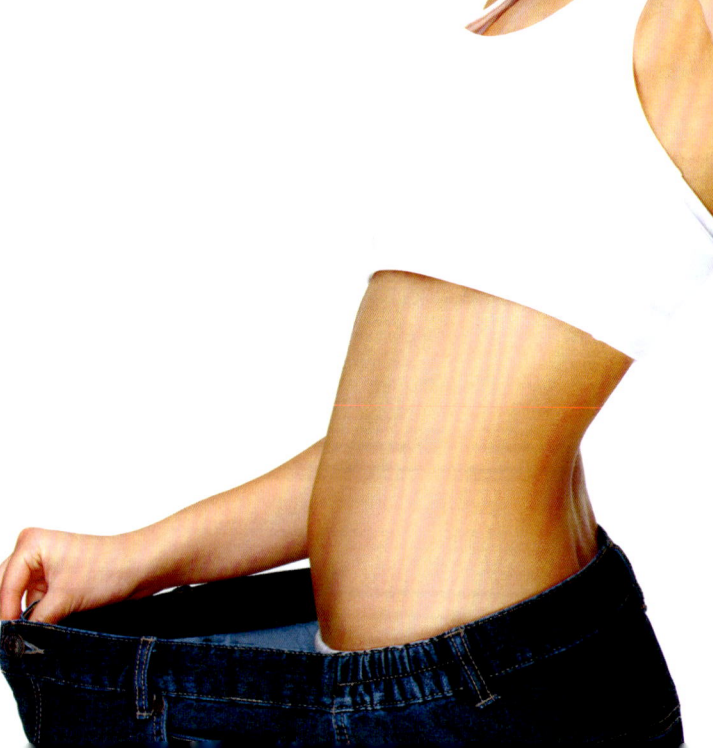

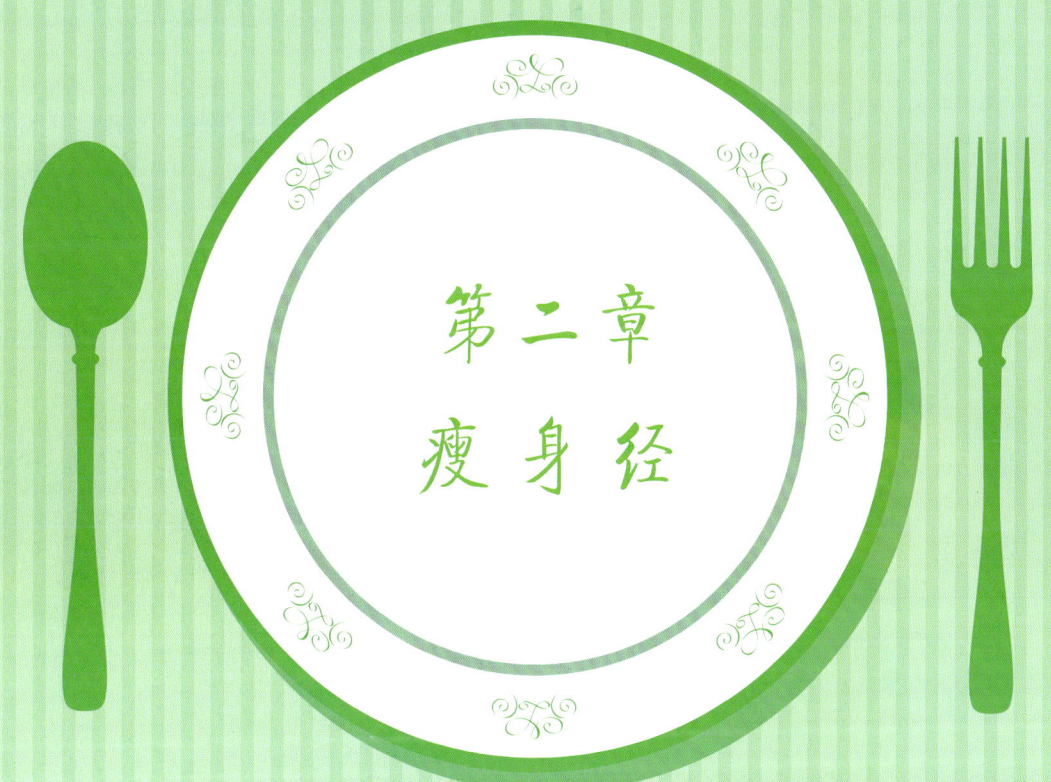

第二章
瘦身经

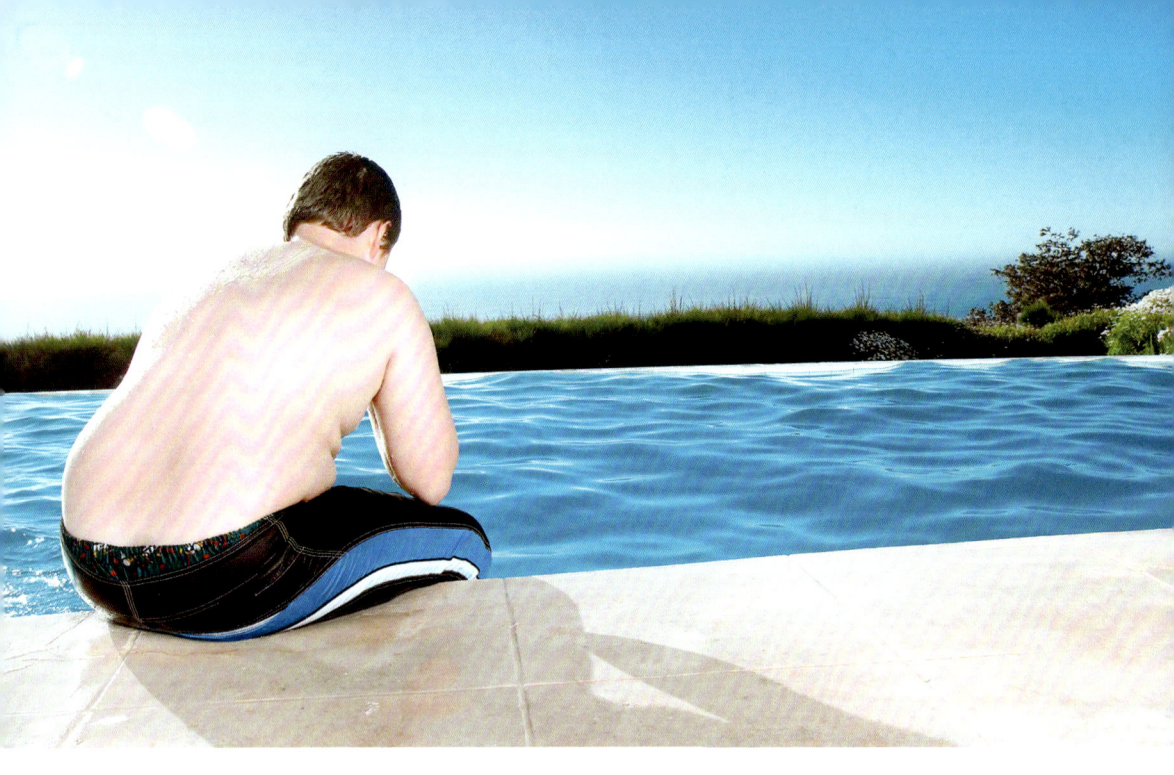

第一节　中国古代瘦身经

中华民族孕育了五千年的人文历史，在这充满古人智慧的文化中当然不会对审美孜孜以求的智慧留白，瘦身与美丽，传统的中医药文化功不可没。从古籍描述中，我们可略见一斑。对于肥胖的症状和分类在《灵枢·逆顺肥瘦》中有这样的描述："（肥人）广肩腋项，肉薄厚皮而黑色，唇临临然，其血黑以浊，其气涩以迟。""（土型之人）圆面、大头、美肩背、大腹、美股胫、小手足、多肉。""（水型之人）大头廉颐、小肩、大腹。"其中土型之人大概说的就是全身性肥胖者，而水型之人则是腹部局部肥胖者。

同时，"脂人""膏人""肉人"这一分类法在《灵枢》中也有记载，"人有肥、有膏、有肉……肉坚，皮满者，脂；肉不坚，皮缓者，膏；皮肉不相离者，肉"；"膏者，其肉淖……多气而皮纵缓，故能纵腹垂腴"；"肉者，身体容大；脂者，其身收小。"据说这是世界医学史上最早根据脂肪分布对肥胖症进行的分类。

第二章 瘦 身 经

而对引起肥胖的病因，古人亦有了较为系统的研究，人们逐渐认识到肥胖与痰湿、气虚有很大的关系。元代医学家朱震亨在《丹溪心法》中说："肥白人多湿。""肥人多是痰饮。"明代张景岳的《景岳全书》亦有记载："……肥人者，柔胜于刚，阴胜于阳电。且肉与血成，总皆阴类，故肥人多有气虚症。"清代陈士铎的《石室秘录》也说："肥人多痰，及气虚也，虚则气不能营运，故痰生之。"

简言之，古代中医认为肥胖多由痰、水、湿、瘀而成，如果肺、脾、肾等三效失调，使水、湿的运输能力有阻滞，便会导致痰、湿、瘀凝聚于体内，形成肥胖现象。另外，脾胃气虚和心情不好也会导致肥胖：脾胃气不足，不能正常化生精血，运输营养至身体各部分，便会产生膏、脂、痰、湿于体内，最终肥胖；而精神长期处于紧张状态，则会造成脾肾气虚，且使肝胆失调，不能净浊化脂，这样也容易使体内积聚脂肪而肥胖。

除了对肥胖症本身的论述，传统中医还对肥胖并发症及其危害进行了初步的总结。如《素问·奇病论》中谈到了肥胖症与"消瘅"（即消谷善饥，属于糖尿病范畴）的关系："脾瘅……此肥美之所发也，此人必数食甘而多肥也。"由此可见，那时人们已经认识到了过食肥甘易导致肥胖症，并具有进一步引发糖尿病的危险。并且在《素问·通评虚实论》中还论述了由糖尿病更可进一步诱发脑血管疾病："消瘅，仆击，偏枯，痿厥。"

当人们意识到肥胖与瘦身的辩证关系，在那样的环境和条件下，人们是怎样同脂肪斗智斗勇的？又是怎样对症下药，药到病除的呢？如《素问·通评虚实论》里"甘肥贵人，则膏粱之疾也"所述，中医早已认识到了饮食与肥胖症的关系——控制饮食如今日般成为治疗肥胖的最常用方法之一。

将植物的特质、特点与人体所需相结合是古代中医智慧的精髓所在，正所谓"以人为本""天人合一"，于是中国特色的古代瘦身经——中医药疗、理疗法应运而生。中医通常用化湿法来治疗由脾运不健，聚湿而导致的肥胖，泽泻汤、二术茯苓汤、防己黄芪汤等都是有效良方。祛痰法用于治疗痰浊肥胖，症状主要是气虚胸闷、嗜睡懒动，病情轻的，可服用二陈汤、平陈汤、三子养亲汤，严重者用控涎丹、异痰汤等。如果肥胖水肿、少尿、腹胀，利水法的五皮饮、导水茯苓汤、十枣汤之类的必能助你消除症状。大腹便便，大便干结，行动不便则多因嗜食肥甘厚味所致，可以用以轻泻为主的通腑法，可用大承气汤、小承气汤、调胃承气汤或单味大黄片。食欲无进型而肥胖者可用消导法，一般消肉积用山楂，消面积用神曲，消食积用麦芽，合而为三仙饮，对营养过剩性肥胖有一定效果。疏肝利胆法用于肥胖，也兼用于肝郁气滞或血瘀等症状，常选温胆汤、疏肝饮（柴胡、郁金、姜黄、薄荷）、消胀散（砂仁、莱菔子）、逍遥散（丸）等。如果出现脾虚气弱，胃纳减少，体倦胖而无力等症状，可用健脾法，常用方如参术白术散、异功散、枳术丸、五苓散等。

略举中医书籍中的瘦身中成药方，也许你能对那时那地的中医药疗有更直观的认识。

◆大柴胡汤《金匮要略》处方：柴胡、生姜各15克，半夏、黄芩、芍药、枳实各9克，大枣12枚，大黄6克。

◆方解：为解除病在少阳之邪，病邪充实在里，心下气实之方药。柴胡、黄芩共同解除胸胁、心下之邪热郁塞；枳实顺气导滞，配芍药共同缓解肌肉紧张；大黄泄大肠实热；生姜善治恶心呕吐。

◆功效与主治：本方剂治疗目标以实证症状甚剧，体质肥胖且多充实紧张者，腹壁肥厚，上腹角呈钝角，胁缘下紧张、压痛。多见于过食肥甘厚味，不喜活动以致皮下脂肪增厚的中年人。此种患者常有便秘、喘息之症状。有人在本方中加薏苡仁，用以加强减肥的疗效。

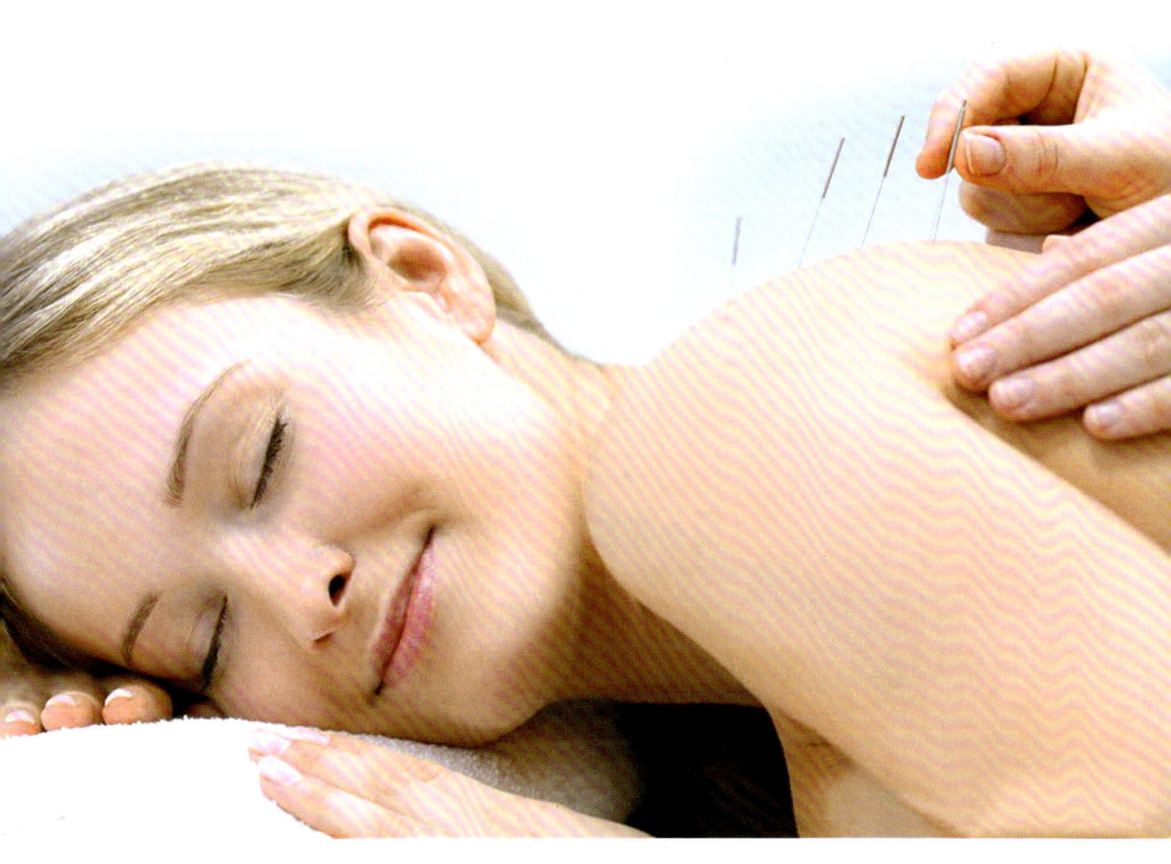

而在中医理疗上,针灸减肥法源远流长,可谓中国的国粹,早在6世纪就流传到了国外。针灸包括针法和灸法两种,其中针刺法采用银针刺入穴位及患病处皮肤,再施以适当手法,使病人产生酸麻胀痛及冷热等感觉,达到美容瘦身的目的;灸法则是运用艾柱等药物放在相应穴位及部位上用火点燃,通过药物的渗透及局部热效应,使机体产生各种生理反应,达到瘦身、治病的目的。而针灸法在减肥瘦身方面的具体应用则是根据患者的个体差异、不同的病因进行辨证选穴,然后刺激相应的穴位以疏通经络,调和气血。一方面抑制肥胖者的食欲,减少进食量,同时抑制亢进的胃肠消化吸收功能,控制机体对营养物质的吸收,从而减少机体能量的摄入与储存;另一方面,针灸可促进能量代谢,增加能量的消耗,促进脂肪分解,最终实现减肥效果。

以祖国传统医学中的经络学说为依据的推拿减肥法,也是古代中医常用的减肥方法之一,又叫按摩减肥法,它是通过点按穴位和按摩有关部位,疏通经络,调整阴阳,宣通气血,改善脏腑功能,从而促进新陈代谢,加速脂肪分解。按摩减肥主

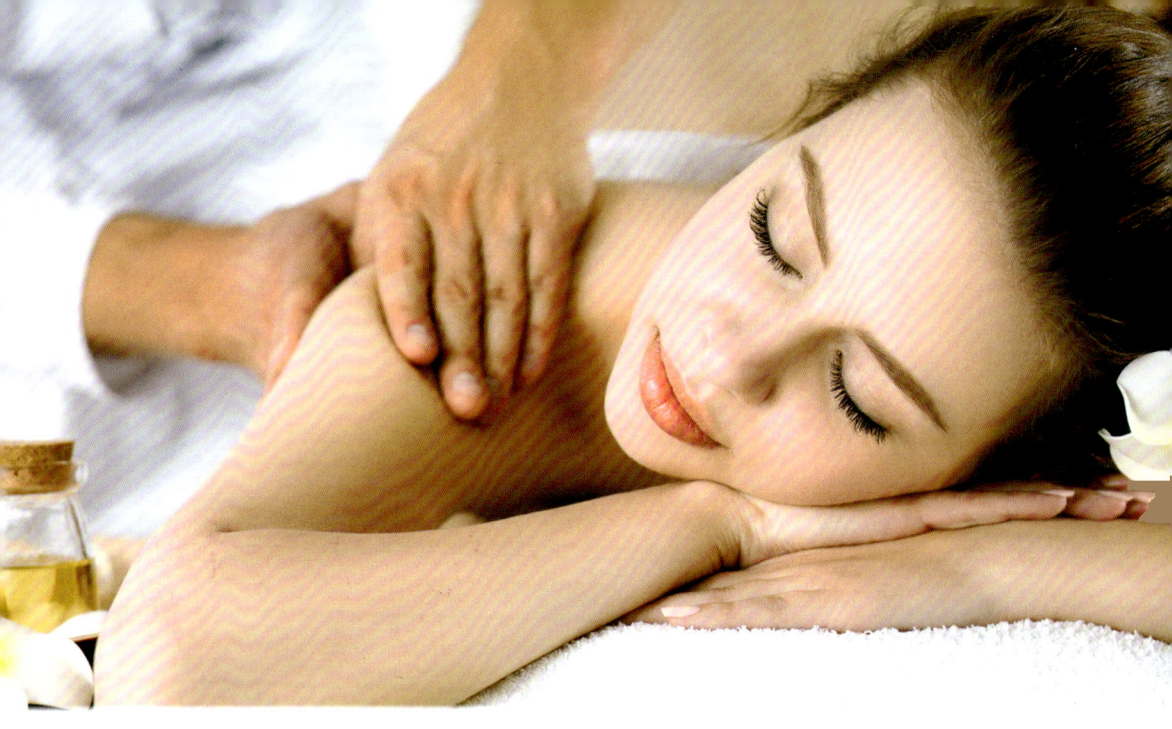

要是作用于局部,如腹部、臀部、四肢、肩、背部等,采用拍、推、揉、按、摩、捏、拿等手法:如按摩四肢以推、拿、拍等手法为主;在肩背部则以按、揉、推、拿等手法进行。

其实,在中医理论的基础上,民间也有着自己的瘦身小秘方。

特殊的物理疗法"刮痧"是中国最古老的民间疗法之一,古时穷人无钱求医,便用刮痧自我医治。以刮出体内毒素为机理,对于中暑头昏、腰酸腹痛等症状,刮痧可谓"刮到病除";而作为减肥的十八般武艺之一,刮痧更是效果显著。因为肥胖本身就是气血瘀滞、经络阻塞、毒素囤积所致,古代人们十分聪慧地应用着强大的中医经络学理论,疏通气血、发汗解表、舒筋活络、活血化瘀,调整脏腑,最终使阻滞的经脉病理产物、有害物质、秽浊之气迅速通达于外,从而达到快速减肥的目的。

除了上述古代医书和民间流传的瘦身经外,古代爱美女性还发明了一些独特的瘦身法。桃花减肥法和舞蹈瘦身法即是其中比较有代表性的两种方法。

史传体态丰盈的杨贵妃曾用单味桃花减肥,方法很简单,川桃花10克泡水,不时饮用,不但能减肥、消水肿,还能使肤色白亮红润,可谓一举两得。桃花方在

第二章 瘦身经

《肘后方》《千金要方》中都有收载,均指出其可"细腰身"。探究其理,是因桃花具有荡涤痰浊,并促进新陈代谢的功效。如《本草纲目》所载"走泄下降,利大肠甚快,用以治气实人病水饮肿满、积滞大小倒闭塞者,则有功无害"。

舞蹈瘦身法的历史则比较久远了。古代女性的健身舞要追溯到远古时代,当时洪水泛滥,天气潮湿,百姓皆因寒冷缩头缩脚而导致血液不通,于是有位名叫阴康氏的部落首领就带领大家一起跳舞,渐渐地,身体暖和了,血液流通也顺畅了,大家便把这舞蹈取名为"消肿舞"。

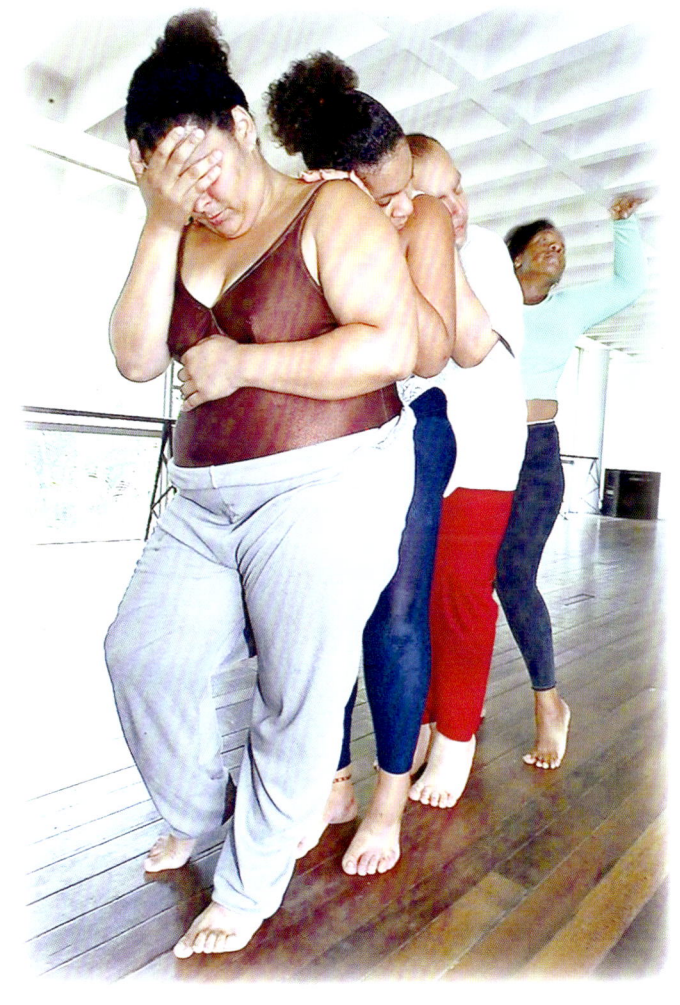

"亭亭玉体,宛似浮波菡萏,含露弄娇辉。轻盈臂腕消香腻,绰约腰身漾碧漪。明露骨,沁雪肌。一痕酥透双蓓蕾,半点春藏小麝脐。"中国是古老而闻名的国家,有着别具韵味的民族审美情趣,然中国也是世界拼图中不可或缺的一块,亦会受到世界审美潮流波动的影响……

第二节 瘦身是一种习惯

想要成为瘦美人，那么以下基本常识就必须要懂了，我们一定要让瘦身成为一种习惯。

1. 养成每日定时排便的习惯，让体内的毒素顺利排出。有时候毒素的累积，也是体重迟迟不降的原因。

2. 远离油炸食物，尽量吃蒸或水煮的食品。因为油腻的食物不仅含超高的热量，而且还是健康的头号杀手。

3. 千万不要一边看电视、看书一边吃零食，因为这样会让人不知不觉吃下3倍以上的食物。

4. 对于吃不下的美食，一定不要勉强自己硬吃下去。

5. 每天晚上九点后绝不进食，如果你一直有吃夜宵的习惯，尝试以水果、菜或是高纤饼干代替。

6. 请不要以吃东西来抗压，这样不仅不利于健康，对于瘦身也是一大阻碍。

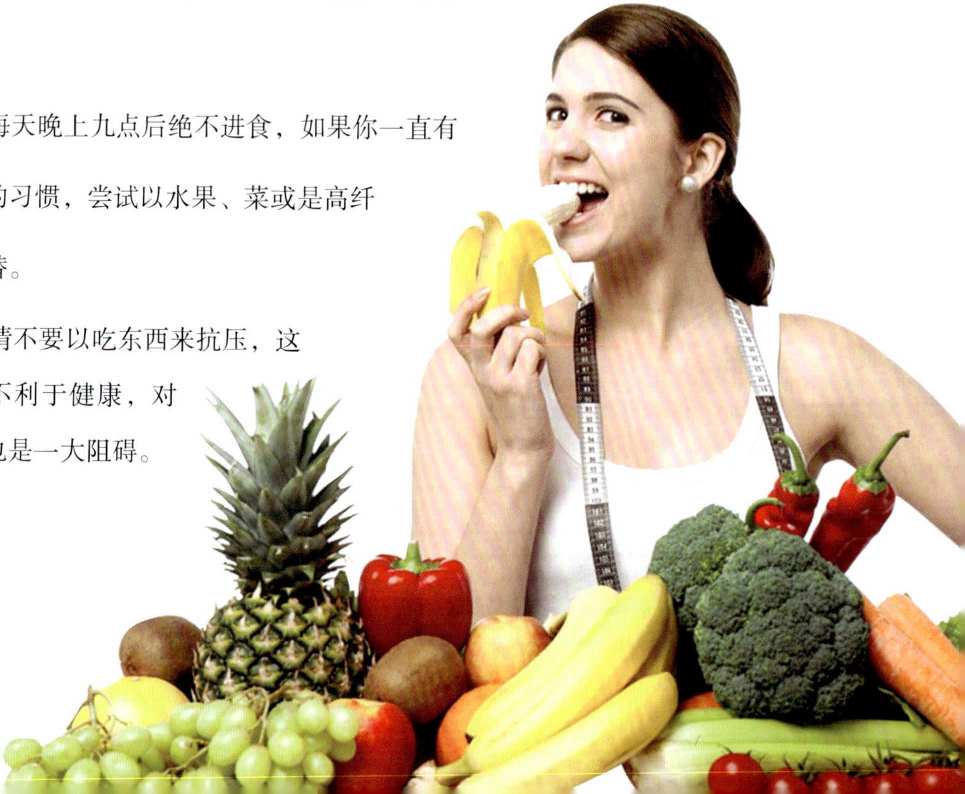

7. 谢绝饮料，以白开水代替，因为不管糖分多么低的饮料，热量也是很可观的。

8. 养成定时做运动的习惯，但请不要太过激烈，或许一些轻松的伸展操，比剧烈的运动容易坚持且效果好。

9. 请不要勉强自己断食，不吃喜爱的甜品或减少吃的次数和分量，才不会产生暴饮暴食的现象。

10. 千万不要害怕承认自己肥胖的事实，勇于接受自己，喜欢自己，才能够拥有正确的瘦身心理，做其他各种减肥尝试才会成功。

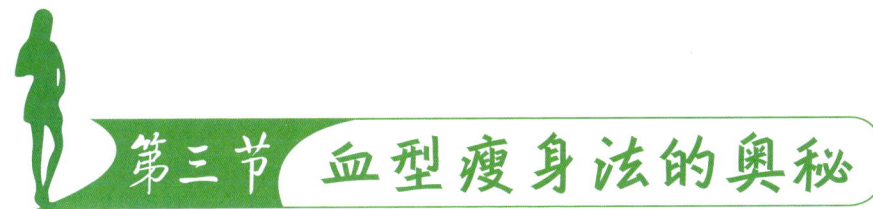

第三节 血型瘦身法的奥秘

血型减肥法是在韩国美眉中悄然盛行的瘦身秘籍，现在，咱们就去尝尝这道瘦身大餐。

O型血：可以通过吃瘦肉、动物肝脏、海鲜和绿叶蔬菜来达到健康和控制体重的目的，但玉米、谷物、卷心菜、土豆等食物对减轻体重并无功效。O型血的人最好采用集中、一气呵成的减肥法，如采取娱乐减肥活动。

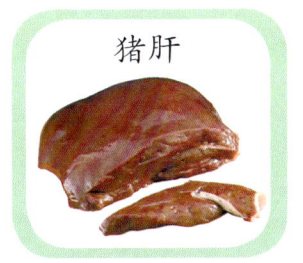
猪肝

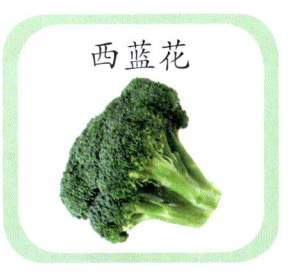
西蓝花

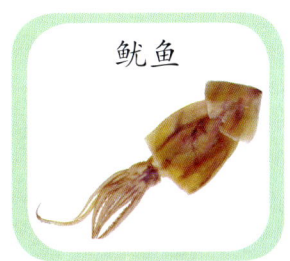
鱿鱼

A型血：适合以蔬菜为主的饮食，某些植物蛋白，如大豆蛋白对他们来说是较佳的健康食品，常食可以减少心血管病和癌症的发病率，同时也有利于健康。A型血的人减肥的最好方法是控制饮食，同时配合适量的运动。

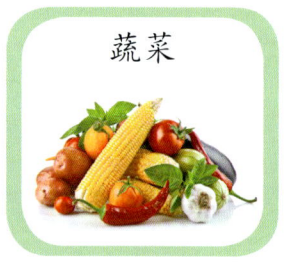
蔬菜

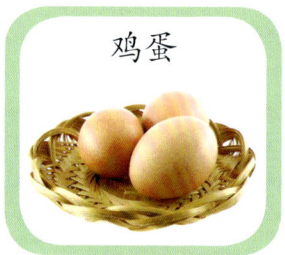
鸡蛋

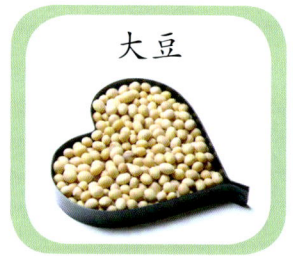
大豆

B型血：对肉类和乳类食品很适应，但如果只吃鸡肉、玉米、番茄、大部分坚果和种子类食物并不利于健康。B型血的人减肥，最好的方法是诱导其自觉地减肥。

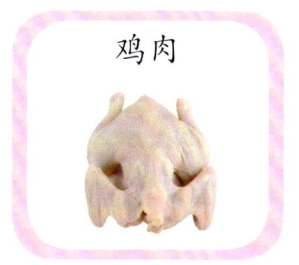
鸡肉

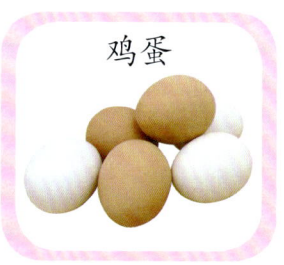
鸡蛋

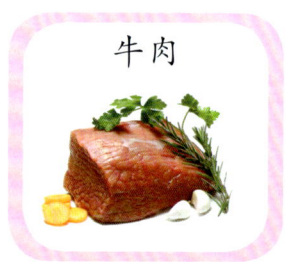
牛肉

AB型血：既适合动物蛋白，也适合植物蛋白。消化系统敏感，饮食适合少量多次。鱼、豆、绿叶蔬菜、乳制品是其健康食品。

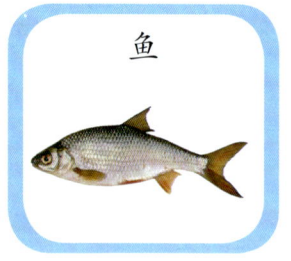
鱼

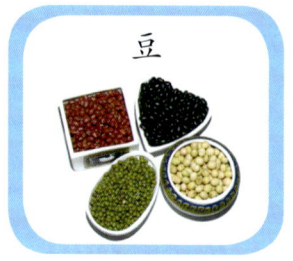
豆

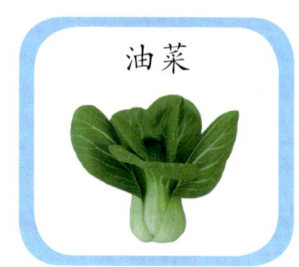
油菜

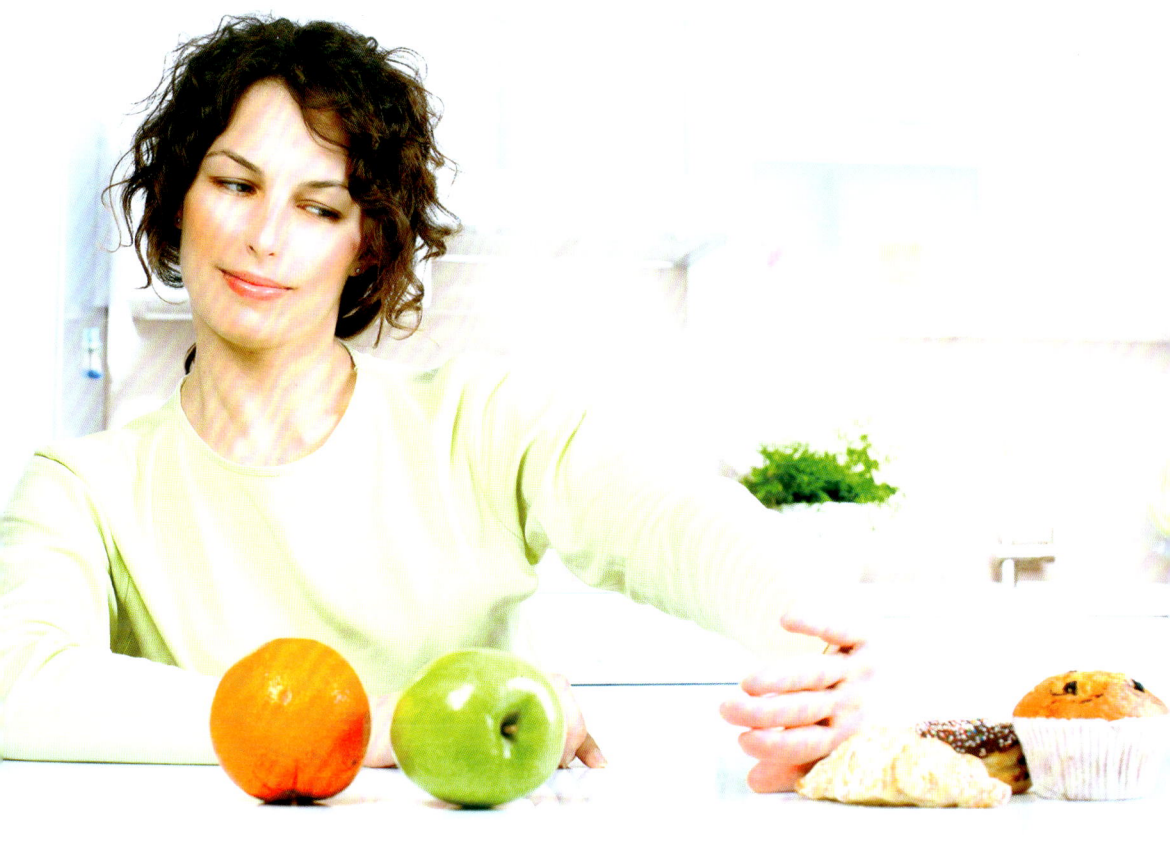

第四节 减肥秘籍的变异

徜徉在五花八门的减肥方法的世界中，你想练就孙悟空那去伪存真的火眼金睛吗？这一点并不难，而且你无需经历九九八十一次劫难就可以修成正果，只要善于动脑子，学会完美组合这些形形色色的减肥方法，做一个地道的减肥达人绝对不是天方夜谭。但是，根据哲人的唯物辩证法，你首先要搞清楚各大减肥秘籍中所存在的普遍性、共同性以及一般性，只有牢牢掌握住了这些永恒不变的真理，才能够在纷繁复杂的减肥方法中一眼就看出此种减肥方法的特殊性、个别性以及多样性等特点，从而为自己量身打造一款既独一无二又超级见效的减肥秘籍，任谁也偷不走学不会，只能啧啧兴叹、流着口水眼巴巴地看着你美丽的蜕变。

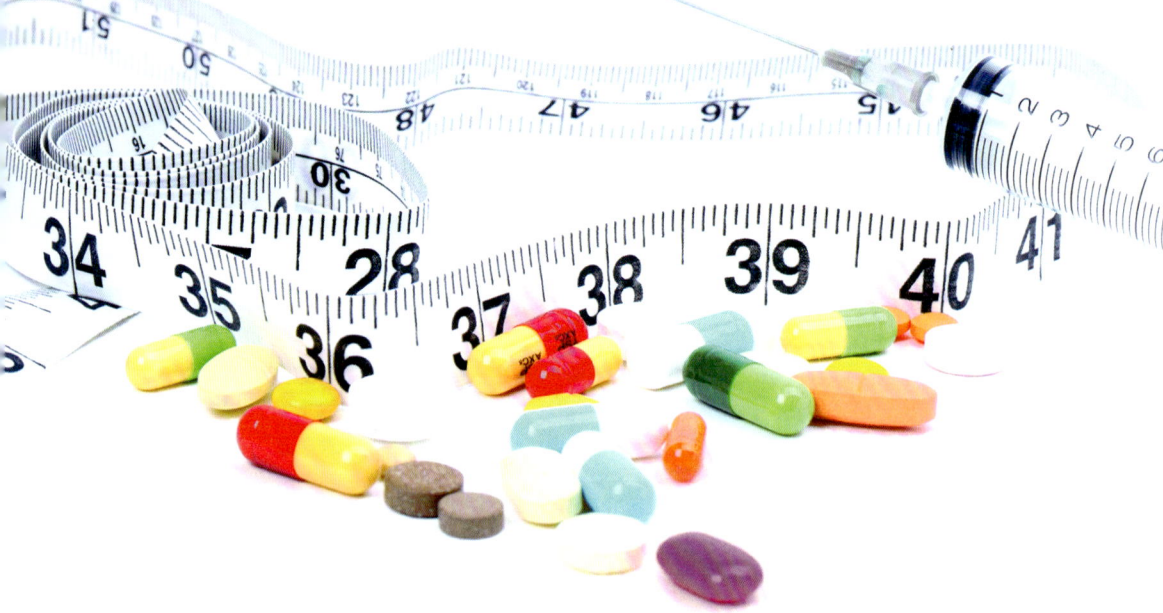

在所有的减肥方法中，节食或者控制饮食是最为省钱、省力的方法，这种方法老少皆宜、操作简便，不仅能够节省出大量的金钱，也可以节约出很多时间。很多人都尝试过节食减肥，但是节食就真的能够减肥吗？真的没有一丝一毫的副作用吗？答案必然是否定的！

其实，节食减肥有它一定的科学性和合理性，但是绝对不能过分地节食，凡事都要有个度，有一个适当的量，循序渐进，长期坚持吃少吃好才会起到瘦身减肥的目的。人们身上的肥肉不是一天两天吃出来的，因此减肥更不能操之过急，一旦影响了身体的健康，不但达不到减肥的理想效果还会惹来更多的麻烦，甚至引起不必要的疾病。

与节食截然相反的"吃"减肥产品，虽然从形式上不同，但目的都是一样的。与节食还有异曲同工之效的是，吃减肥药类的产品同样很省力，见效快，最令肥胖人士开心的是，吃减肥药不用痛苦地节食，依然可以享受美食的诱惑又不用担心会发胖，随便跑几趟厕所就卸掉肥油了。这种减肥方法省力省心，不过也埋下了健康的隐患。要想快乐健康减肥，此法还需慎重。

如果想在短时间内快速瘦下来，那最直接的办法就是通过手术来达到目的，当然手术可是要比运动和吃药痛苦得多，所需要花费的银子也是相当可观的，而且还存在一定的危险。目前人们耳熟能详的减肥手术莫过于吸脂减肥。自20世纪80年代开始,当运动减肥、吃药减肥、节食减肥统统不奏效的时候,法国的美容医生便提出了"吸脂减肥法"。所谓吸脂,顾名思义就是吸取皮下堆积的脂肪组织以达到减肥效果,手术采用小的皮肤切口,借助特制的吸头及负压吸引装置。虽然它问世较晚,但由于切口小,对身体的创伤相对较小,效果较为理想而风靡全球。目前,这种减肥方法以其特殊的功效在欧美国家盛行,吸脂减肥以其手术时间短、无痛苦、见效快、不易反弹等优点,正逐渐成为肥胖一族的新宠,特别是近年来,我国也引进了这种技术,但很多爱美之人减脂心切,在对吸脂减肥知之甚少的情况下,随便找一家美容院做吸脂手术,结果不但不能达到预期的效果,而且还出现了手术创面高低不平、皮肤坏死、感染并发症等情况,对身体健康造成损害。

其实,吸脂减肥是一项不易反弹且见效快的减肥方法,但是对于做这种减肥手术一定要看设备、操作人员的技术和吸脂过程中的量的平衡,要慎重考虑该机构的硬件条件和人员素质,绝对不能为了美,盲目地舍金抛银、铤而走险。类似吸脂减肥这种在身体上"动刀子"的手术还有通过外科与吸脂的联合手术来解决脂肪和皮肤松弛的问题,但往往创伤很大,不利于恢复,另外这种手术所引发的并发症也很多,未婚的青年女性或准备妊娠生育的女性及瘢痕体质者都应禁止施行。

人类猛增的腰围让快速收益的手术减肥有了流行的趋势,近些年风靡欧美的胃绕道手术成为了减肥达人的新宠。

马拉多纳通过胃绕道手术获得了减肥成功并不是特例,据统计,美国2001年的胃绕道手术次数是1987年的10倍。胃绕道手术是将胃部分切除,使胃容积减少,限制进食量,达到减肥的目的。欧美的临床研究表明,胃部手术是治疗严重肥胖症具有长期效果的好方法。《新英格兰医学杂志》上刊登的研究称对于严重的肥胖症患者,与运用食物、运动、药物等传统方法治疗者相比,胃部手术减肥治疗者体重下降及保持的效果最好。这项研究对4000多名肥胖症患者进行了跟踪调查。研究显示,胃部手术两年后,肥胖症患者体重平均下降了23%,10年后体重又减少了160%;而传统方法治疗的肥胖症患者两年后的体重反而平均增加了0.1%,10年后

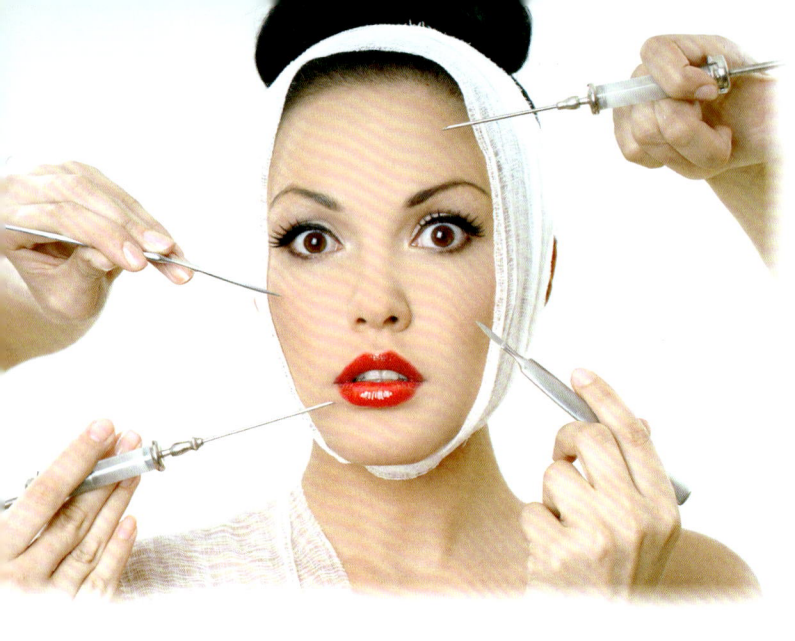

增了1.6%。此外，研究还发现，目前在医院里比较流行的3种治疗肥胖症的胃部手术中，胃绕道手术效果是最好的。但是这个手术较大，风险较高，因手术有多处接口，有可能出现渗漏。手术后病人可能基本营养摄取不足，需要服用健康补充剂。

像这些针对消化系统的减肥手术还有小肠回路手术、胃内置气球、大肠清洁手术等等，无论是哪一种手术对身体的创伤以及危害健康的风险都比较大，而且昂贵的手术费用也不是普通减肥者所能够承担得起的，因此这类减肥手术的实施者通常都是患有肥胖症的病人或者是较为有经济后盾的爱美人士。当然，如果不想在自己的身体上"动刀子"瘦身，还有一种注射溶脂针的方法。理论上，身体上任何需要减肥的部位都可以注射溶脂减肥针，无论是腰部两侧的赘肉、大腿、下巴、小腹、手臂还是眼皮底下。医学的处方上，溶脂针剂是由两种药品（卵磷脂和脱氧胆脂）混合而成。目前的研究表明：溶脂针剂可以杀死脂肪细胞，溶解那些细胞所含的脂肪。但那些溶解了的脂肪的去向，仍是个未知之数。如果它们随着血管流动，那很可能会阻塞血管，引发心脏等疾病。尽管溶脂减肥针的注射是合法的，还没有受到管制，但同时也缺乏质量的保证。很多美容机构或者医院都喜欢打出"减肥前"及"减肥后"的对比来做溶脂减肥的广告，有的广告还让减肥者大谈注射溶脂针瘦身成功的"现身说法"。不过，目前还没有研究证明，注射溶脂针剂成功减肥的是普遍现象还是特例。保守估计，注射溶脂针的人群当中可能有20%的人身体没有任何反应，而成功的例子中，目前所知的副作用就有红肿不退、皮肤变黑、起皱、像被蜂蜇或擦伤般的疼痛等。对于溶脂药物的安全性和有效性的正规研究正在进行当

第二章 瘦身经

中,一旦确保了溶脂针的安全性和有效性,这种减肥方法将会是对抗肥胖的绝佳方法。

运动怕累,节食怕饿,手术怕疼,吃药更是有怕莫名其妙的副作用……于是这么多的"怕"便给中医减肥分得一块诱人的蛋糕,尤其是具有传统手法的针灸减肥更是占有举足轻重的一席之地。似乎针灸减肥就是专门为"怕"族的肥胖人士量身打造的一种减肥方法:首先,不用累死累活地运动,只要躺在床上就可以减肥;其次,不用忍饥挨饿,只要不暴饮暴食就会瘦身;第三,无需担心疼痛和创伤,很多人一想到针灸,就会自然而然地联想到一根根精细的银针密密麻麻地扎在肉里,看着就会感觉很痛,其实这是对针灸的误解。针灸只是一种酸酸麻麻的感觉,是无痛的,并且扎针的微小针孔很快就会愈合不留半点伤疤。当然,痛与不痛跟针灸者的下针手法很有关系,手法不纯熟可能会使患者感到疼痛。最后,针灸减肥是一种自然疗法,所以几乎没有副作用。

针灸减肥最适合20~40岁年龄段的肥胖人群,但也存在个体差异,客观地说,有些人用针灸减肥的方法效果不明显,对于有效的人来说,针灸减肥也是一个渐进的过程。如果想要几针扎下去就能够变得身材窈窕,那是不现实的。很多减肥人士之所以会这样认为,最主要的原因还是不了解针灸减肥的原理。其实,针灸减肥并不神秘,它只是遵循了三个符合人体自然规律的机理:其一,在内分泌系统方面,针灸通过调节"下丘脑—垂体—肾上腺皮质"以及"交感—肾上腺皮质"两个系统,来纠正内分泌紊乱现象;其二,通过调节神经系统,可以

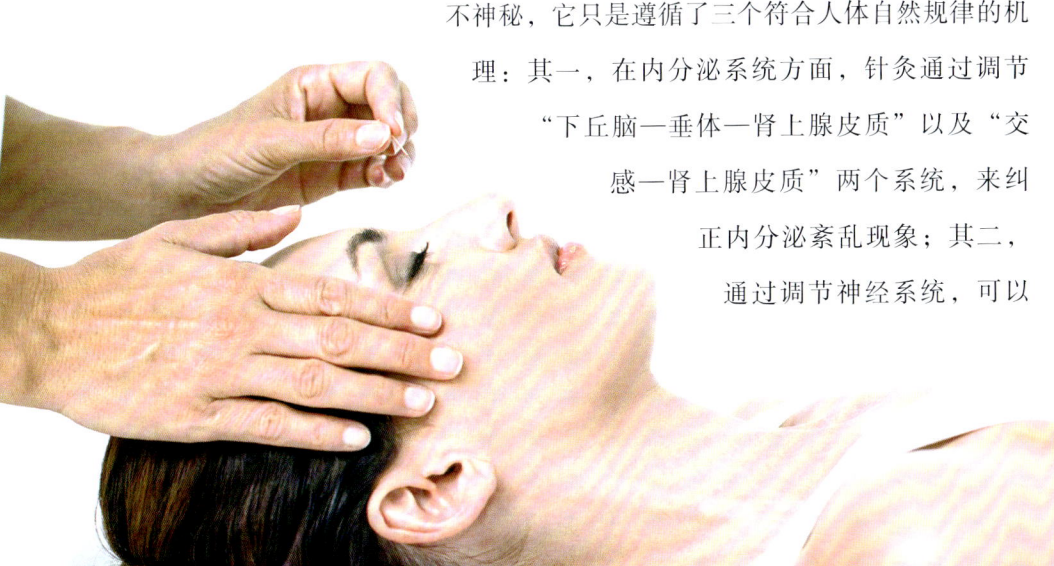

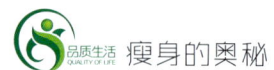

使基础的胃活动水平降低及餐后胃排空延迟，并抑制了胃酸分泌过多，纠正异常的食欲。此外，针灸所引起的神经递质释放发生的变化，也可以影响食欲；其三，肥胖症患者的体中过氧化脂质高于正常值，通过针灸调节脂质代谢过程，可以使人体中过氧化脂质含量下降，加速脂肪分解。

其实，知道了这三个机理之后，就很容易发现，针灸最关键是要找到正确的穴位，通过银针的刺激来达到减肥的目的。可是减肥者的体质各不相同，发福的原因也因人而异，针对不同的肥胖施以不同穴位的针灸才能起到"对症下药"的减肥效果。

我国的中医博大精深，就算享受不到针灸减肥所带来的不累、不饿、无痛、无副作用的减肥效果，也无需担心。因为通过中医减肥的方法可不止仅有针灸，人们还可以尝试穴位按摩以及气功减肥，当然，求一副减肥的中药方子也是不错的选择。不过，穴位按摩也好，气功、中药方子也罢，都必须要找专业的正规机构进行，否则肥没减掉，反而会伤了元气抑或是干脆在浪费时间做无用功。

现处在信息爆炸的时代，一切都追求速度、追求量的集合，可是，减肥绝对不是火速的量变就能达到质变的完美效果，减肥方法更不是无节制地滥用就会管用。本来肥胖就已经带给人们很多的苦恼，就不要再学着"华佗尝百草"来用硕大的肥体做试验了，只要抓住运动、节食、药物、手术、中医这几个大的方向，其他变换的减肥花样都是万变不离其宗，任它有72变的本事,也逃不出你的"五指山"。

相对于运动、节食、手术、吃药的减肥方式来说,风靡日本的听音乐减肥、丰胸二合一的另类疗法要安逸愉悦的多。说起减肥丰胸音乐疗法的来源,真是应了那句"无心插柳柳成荫"的老话。起初,一家名不见经传的医疗美容机构馨梨妮在听说了苦米地英人博士的音乐丰胸理论后,想借苦米地的名气来为自己的美容机构做宣传,说老实话,他们对苦米地提出的理论也不敢打包票。因此,在给客人进行医疗美容时,仅是把这种丰胸音乐当作普通的休闲音乐来放给客人听,以便放松客人的心情。但令人意想不到的是,当客人们在听到苦米地发明的丰胸音乐时,不仅感觉心境非常平和而且还毫无杂念,大脑感觉颇为舒服安逸,于是不断地要求店员多次重复播放此音乐。这一突发的现象引起了极具商业头脑的老总注意,于是在老总苦心研究苦米地的丰胸音乐之后,他隐隐感觉到这种神奇的音乐用于美容行业一定可以带来高额的利润。因此,该美容机构的老总通过相关渠道,与日本(珠)JUST系统基础研究所的高层人士经过创新,开发出了一种将丰胸音乐和减肥音乐两种技术合二为一的新型音乐疗法,并命名为"减肥丰胸音乐疗法"。

为了验证这种"减肥丰胸音乐疗法"确确实实能够达到减肥、丰胸二合一的疗效,馨梨妮医疗美容机构专门为少数想要减肥与丰胸的老客户们进行了为期一个月的免费试验。不仅是音乐本身的旋律优雅唯美,更是因为其所带来的诱人效果而欣喜不已。从这些老客户们赞不绝口的反馈中,试验圆满成功:"刚开始听的时候,觉得这种音乐的旋律很特别,是我所听过的音乐

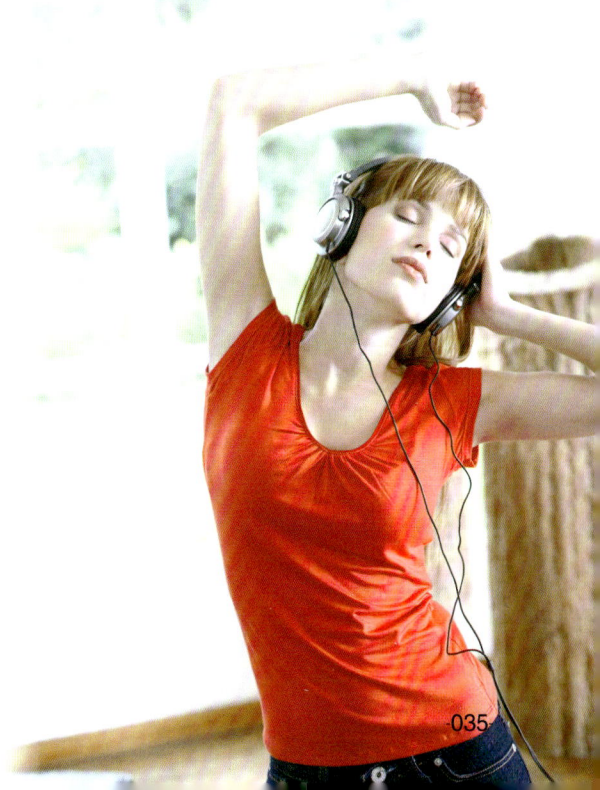

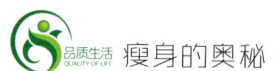

里最好听的一首。后来听过一遍以后,渐渐地感觉这音乐越听越好听,越听越想听。最让我感到惊喜的是,体验了一个月的'减肥丰胸音乐疗法'后,我的体重真的从55千克减到50千克,而且胸部明显感觉在增大,以前买的内衣都不合适了。相比抽脂和针灸减肥,这种既轻松又明显还无副作用的双赢效果的确征服了我,我相信它也会征服更多的人。"

据了解,这种"减肥丰胸音乐疗法"的原理就是利用特殊的音频,有的甚至是人耳听不到,但身体却能吸收的声音,来刺激人体特定的腺体或神经活动,使它们在无意识的状态下运动,这是一项归属于认知科学一部分的利用潜意识效果的技术。这种新型音乐不但能够控制饥饿感、减少食欲,摆脱强制节食的痛苦,还能够刺激肾上腺激素、多巴胺等的分泌从而涉及乳房的发育,因此也就能达到减肥与丰胸的双重效果。

文萱绝对算得上是个典型的减肥达人,每个月的工资至少有3/4消耗于她的减

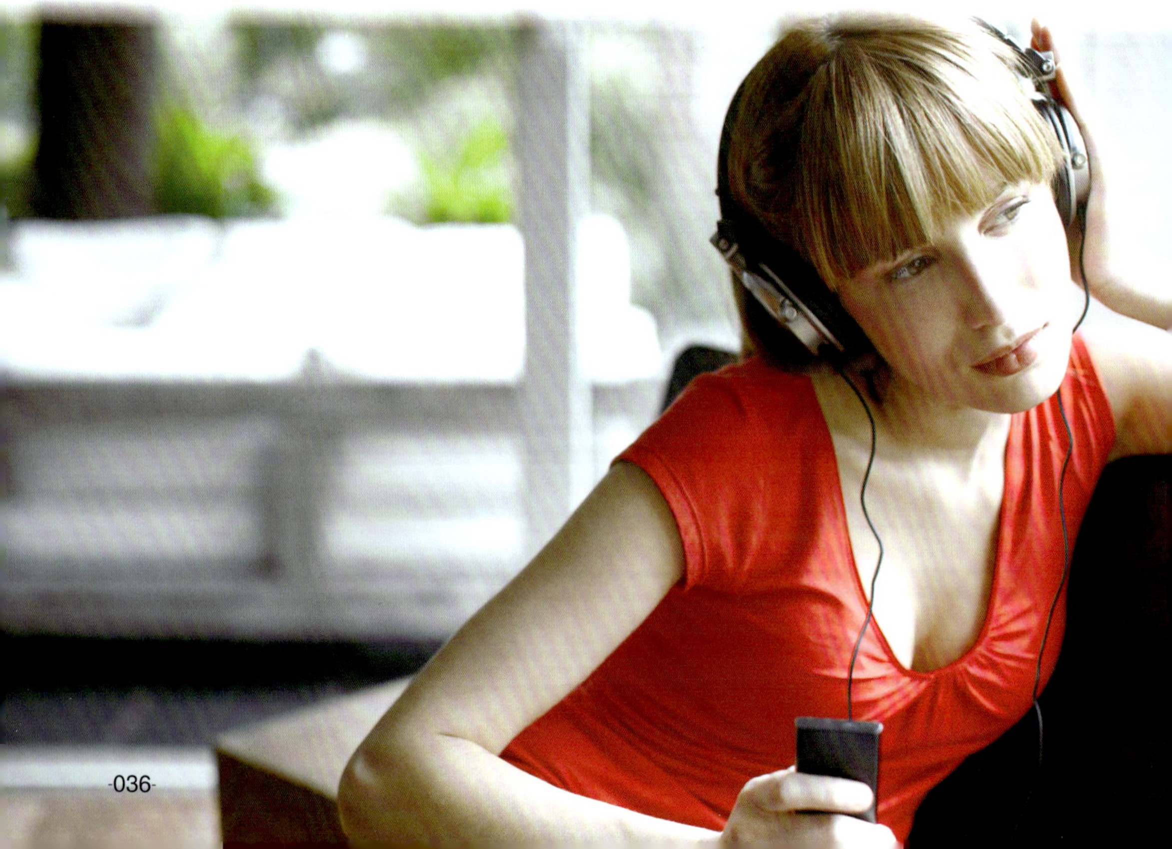

第二章 瘦身经

肥战斗中，尽管没有足够的银子奔赴日本享受"减肥丰胸音乐疗法"，但最新最快最流行的减肥怪招还是招架不住文萱对减肥的热忱。不知最近她又从哪个旮旯里打听到吹气减肥，于是风风火火地买回来10多个五颜六色的热水袋，准备大吹一场。近几年，人们的生存压力与日俱增，特别是全球金融风暴的来袭，更是让人们的日子雪上加霜，于是很多人心里都憋了一口气，特别希望找个地方使劲地撒撒气。吹气减肥既迎合了人们想要撒气的心理，又满足了胖子们瘦身的愿望，想必当初第一个无心吹气的胖子，怎么也不会预料到这无心插的柳竟真的成了荫。这个天天对着热水袋吹气的简便瘦身方法立马掠夺了无数肥胖者的欢心。文萱也紧跟潮流，坚持往热水袋里吹气，一个月后一称体重，天呀，果然瘦了3千克。有关专家解释说，进行吹气减肥时，不仅锻炼了身体，而且因为要不断地吸气、吹气，从而感觉胃中饱满，以致抑制了大脑的"饥饿中枢"，使食欲降低。然而，对于吹气减肥法的功效来说，文萱觉得远远不够，必须要多找几种时髦的减肥方法，数法并使才对得起"减肥达人"的称号。

在经过一番冥思苦找之后，文萱终于发掘出"毛巾减肥法""咖啡豆瘦身法"以及"吃醋减肥法"，她把这三种减肥方法一起使用，再配合先前的"吹气减肥法"，果然神速瘦身，在不到一个月的时间里就瘦下去4千克，周围的同事都惊呼她能折腾的同时，也不得不赞叹这折腾出来的减肥成果。文萱毫不吝啬，乖乖地告诉了同事们她千辛万苦搜罗来的三种减肥方法。

首先说说这"毛巾减肥法"吧：只要将毛巾折好，放在头上走路，就能够变瘦！当然走路时千万不要让毛巾掉下来，因为这样能让你紧张，带来压力，脂肪就能够分解。如果再配合一些小动作，效果会更加显著：第一步，两脚站立打开与肩膀同宽，双手自然下垂；第二步，把毛巾对折用双手抓住两端，然后将双手往上伸展，再向右移动，双手手肘弯曲，右手用力拉扯，将左手拉过来，使左手大手臂内侧肌肉有拉紧的感觉，停留片刻后再回到向上伸直的动作；第三步，与上个动作恰好相反，将双手向左侧移动，双手手肘弯曲，左手用力拉扯，将右手拉过来，使右手大手臂内侧肌肉有拉紧的感觉，然后再回到向上伸直的动作。反复做4遍，坚持

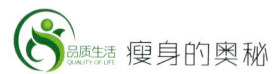 瘦身的奥秘

一周后，你就会惊喜地看到效果。

"咖啡豆瘦身法"：首先要准备30颗咖啡豆，然后将30颗咖啡豆握在手中，用右手使劲向上急速撒出，等30颗咖啡豆落地后，再用左手全部捡起来。反之亦然，用左手使劲向上急速撒出，再用右手全部捡起来。重复各做30次，七天内便可急速瘦身！之所以选择咖啡豆，而不用绿豆、黄豆、花生豆等豆子，是因为咖啡豆弥散出的气味在抛撒与捡起之间会有意无意地刺激你的嗅觉，让你在芬芳的咖啡香气中抛弃饥饿感。

众所周知，日本的男人下班后都喜欢进酒吧享受一下，对此日本女人很少公开反对，因此有人说日本女人不吃醋。其实日本的女人是最喜欢吃醋的，当然此醋非彼醋，因为她们认为吃醋能减肥。而事实上吃醋也确实可以减肥。据资料显示：吃醋不仅能调整体内酸碱值、消除便秘，还具有明显的减肥功效。当然，天然醋与化学醋的效果是大相径庭的：自然发酵的醋颜色比较深，而且从外观看有沉淀物质，拿起来摇几下，泡沫会缓慢消失；而化学醋的泡沫则会较快消失，所以想吃醋保健而减肥，先得"明察秋毫"，选天然醋为好。

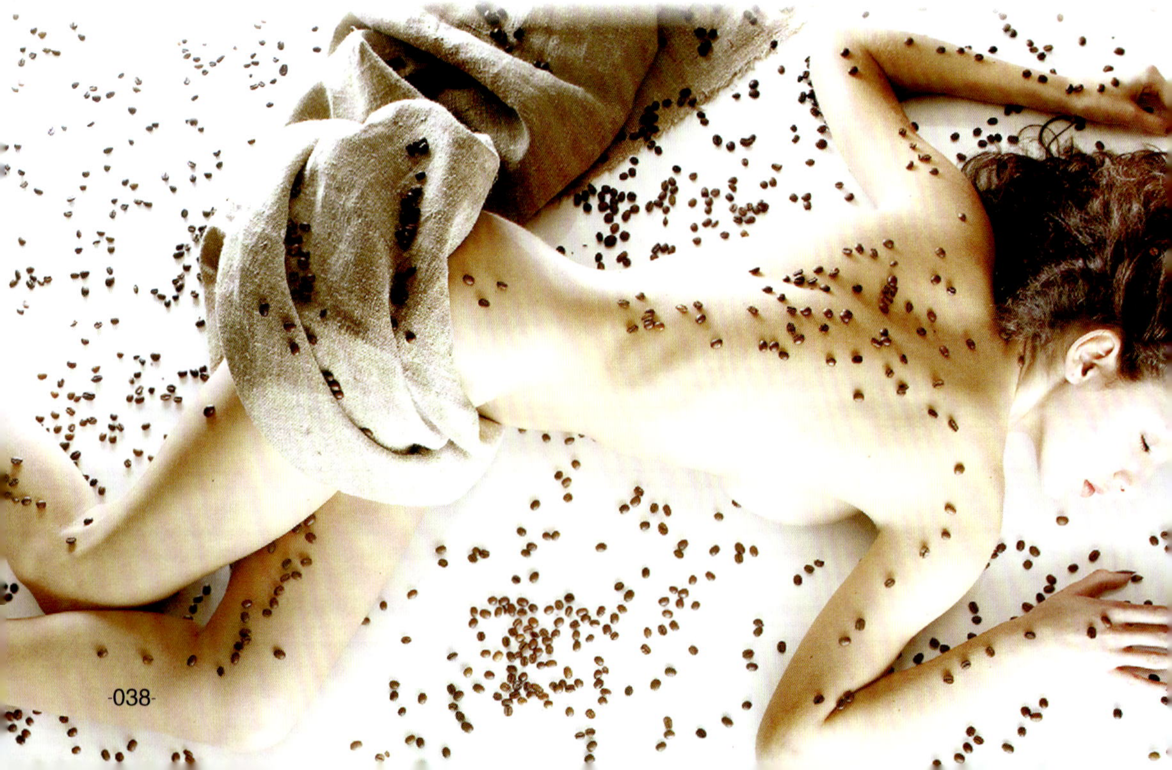

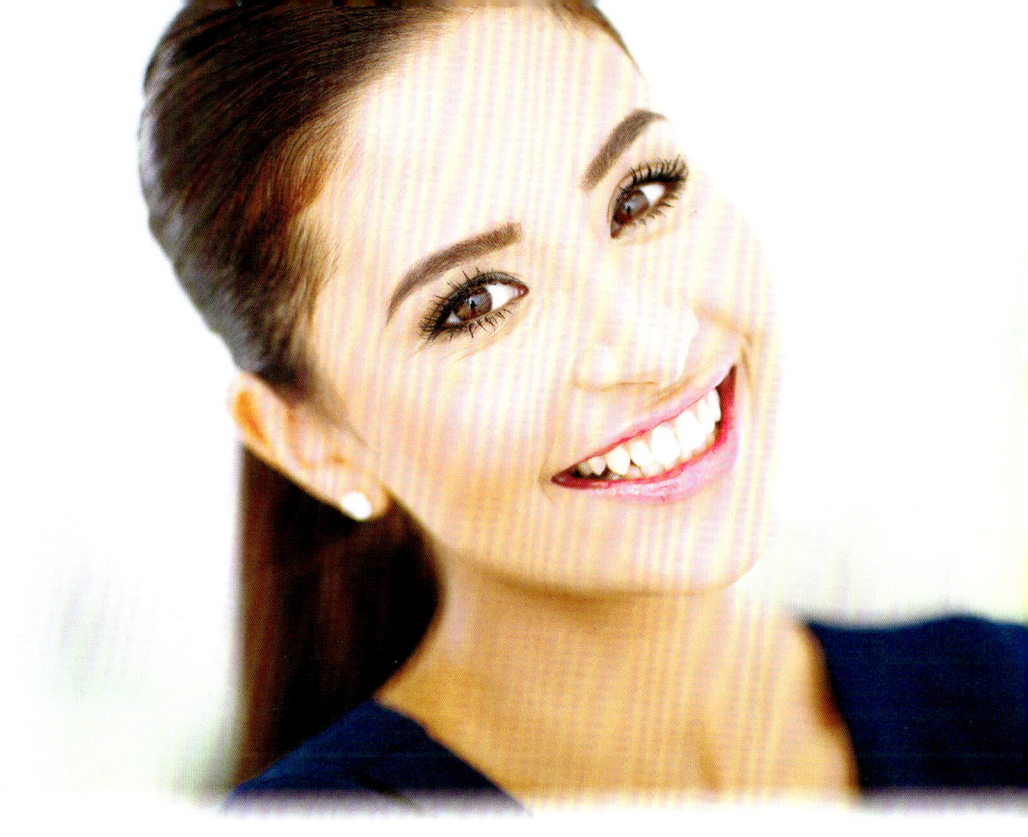

第五节 特别瘦身法

美国研究人员发现，10分到15分钟的开心微笑，可以"燃烧"掉人体内210千焦的热量，相当于一块大巧克力所含的热量。将90名志愿者安排在一个特制的房间里，这个房间可以检测出人们消耗的氧气量和呼吸排放出的二氧化碳量。这是测量人体能量消耗情况的最好办法。研究人员要求志愿者们不要说话，也不要走动，只能坐在椅子上看电视。最初给志愿者们看一些非常无聊的风光片。在此期间，测量了他们在休息状态下的新陈代谢率。此后，研究人员给他们播放了5段喜剧片段，每段持续约10分钟。喜剧片使志愿者大笑不止。同时给他们检测了心率、呼吸状态等，并与休息状态下的数据进行比较。结果发现，他们在大笑状态下比严肃状态下多消耗了20%的热量，这意味着每年就可以减肥2千克。

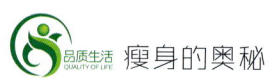

唱歌也减肥

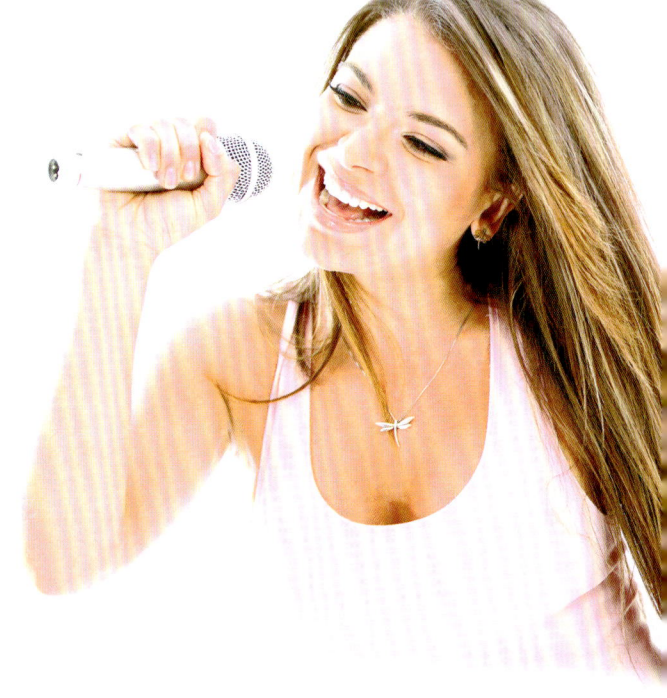

唱歌也是一种很好的减肥方式。歌唱时的呼吸与日常生活中说话的呼吸不大一样。平时,人们交谈时所需音量较小,气息浅,不需要很大的力度。而唱歌是为了抒发感情,是要唱给别人听的。因而要求声音既要有一定的音量,又要有一定的力度变化,并要求根据歌曲的需要,或长、或短、或强、或弱、或高、或低地有控制地输送气息。

唱歌减肥法的基本呼吸方法是腹式呼吸法。充分利用腹部肌肉的收缩效果,促进新陈代谢,同时也可结实腹部的肌肉。一个人唱完一首歌后的氧气消耗量和跑完一百米后的氧气消耗量相比较,两者的效果相当,这也就是说唱一首歌等于跑了一百米。比如,张惠妹的《三天三夜》,可以消耗80.8焦耳;迪克牛仔的《忘记我还是忘记他》,可以消耗80焦耳;陈慧琳的《Automatic》可以消耗54焦耳;席琳迪翁的《My Heart Will Go On》可以消耗56.5焦耳。

世界各地减肥小偏方

文莱:文莱人相信枇杷叶有瘦身保健的功效,且枇杷叶加水煎服有降血脂的作用。

印度:印度瑜伽功在全世界享有盛名。印度的肥胖病患者往往采用练瑜伽的方式来消除身体多余的赘肉。

墨西哥： 墨西哥人认为海藻和咖啡因是减肥产品的重要组成元素，两者配合可刺激机体排除多余脂肪，达到瘦身目的。

以色列： 据传盐浴的好处是可治疗肥胖症，因而死海每年吸引着成千上万的肥胖者来游泳，为的是还自己苗条之身。

阿根廷： 从辣椒中提取的辣椒素已被证实对溶解脂肪有奇效。阿根廷人喜欢用辣椒揉搓、按摩身体，以便使辣椒素进入身体来达到减肥目的。

菲律宾： 芦荟在被皮肤吸收后，可分解皮下脂肪或促进脂肪分解。因而菲律宾人非常信奉"芦荟减肥说"。

中医自制减肥药方

三花减肥茶： 玫瑰花、茉莉花、代代花、川芎、荷叶各9克，研末。每日服1包，80～100℃水冲泡，每日2～3次，早晚服，亦可早晚服1包，连服3个月。主治单纯型肥胖症。

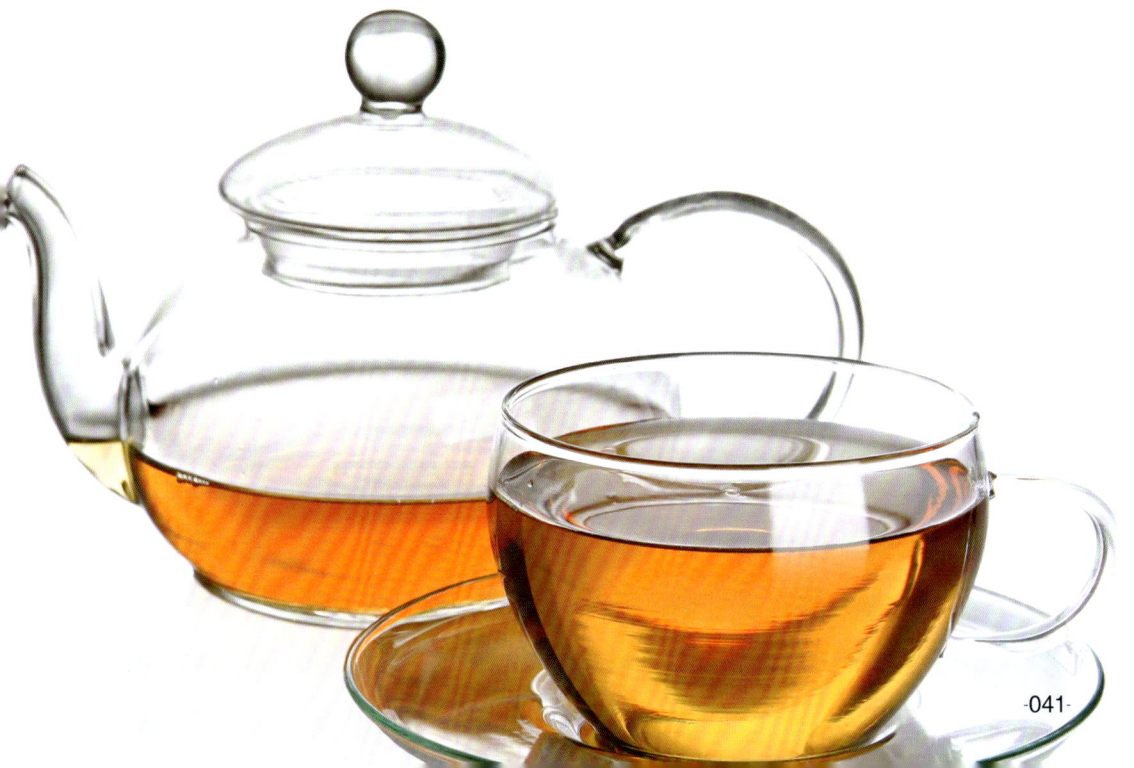

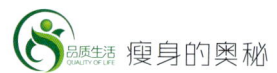

荷术汤：荷叶、苍术、白术、黄柏、牛膝、薏苡仁、黄芪、桂枝、木瓜、茯苓、泽泻、山楂、车前草、虎杖、夏枯草、甘草各等份，煎水服。主治高脂血症、高血压型肥胖症。

还童茶：槐角30克。开水冲服，每次1~3克，每日3~4次。主治年老体弱型肥胖症。

以上药方请务必在医生指导下服用。

"心理"快速减肥操

暗示：肥胖者可以在冰箱旁，贴上自己因体态臃肿而遭人嘲笑的漫画，或者将自己大腹便便的照片置于餐桌上，一边看照片，一边吃饭，让自己面临美味佳肴，正欲狼吞虎咽之时，马上受到厌恶的刺激，以抑制食欲。

奖励：肥胖者可利用奖励的办法来坚定自己减肥的决心。奖励的办法多种多样。其中一种做法就是体重每减轻一千克往空袋子里装上一千克沙或其他东西，并时常提提那个袋子，看看有多重，这重量就是以前你身上多余的肉。

戴上牙套不为正牙为瘦身

据报道，某歌手大曝娱乐圈内明星们的减肥奇招，戴上牙套箍牙减肥也是榜上有名。她本人就曾经尝试过箍牙减肥，但最终因为太疼了所以放弃。可是有的明星就通过了箍牙减肥成功了，瘦了很多。

与箍牙同理的另一种方法就是穿舌钉，有很多年轻人为了漂亮会在舌尖上戴钢钉，吃饭碰到的话同样很疼，会影响食欲，也就等于控制了饮食，从而使体重减少。

睡衣减肥

日本研制了一种轻薄柔软、无束缚感的自然减肥睡衣给女人穿，这样的睡衣当然很体贴。肥胖的女人穿上睡衣很受用，在美梦里总是阳光灿烂的夏日，在沙滩上用力地奔跑，大量的汗水流个不停，从而达到减肥目的。穿着这种睡衣睡觉，能保持常温33～37℃，这是发汗的最佳温度，能比普通健康的人在睡眠中排出的汗量多3～5倍，每天排出这么多汗，当然有减肥效果。

常喝豆浆巧减肥

人体中的中性脂肪增加，是引起肥胖的主要原因之一。豆浆中含有的大豆蛋白对血液中的胆固醇、中性脂肪均有降低作用。大豆蛋白是一种天然的优质植物蛋白，经常饮用鲜豆浆，可以起到激发人体内多种酶的活性，分解多余脂肪，增强肌肉活力的作用，既保证人体有足够的营养，又达到健康减肥的效果。因此，经常饮用豆浆对于减肥是十分有利的。

饮用豆浆要注意以下问题：首先，一次饮用的量不宜超过0.5千克，否则对于肠胃将形成负担。其次，不宜饮用过凉或者过热的豆浆。还有，很多人有豆浆里面打鸡蛋的饮用习惯，这样其实不宜于营养的吸收。

轻松消耗420焦耳热量

上楼梯： 只要7分钟，就可以消耗420焦耳热量，还可以锻炼心肺功能。

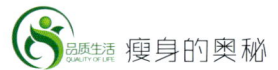 瘦身的奥秘

下楼梯： 只要14分钟，也可以消耗420焦耳热量。

种植花木： 在家中阳台种植一些花草，用来美化环境、赏心悦目。而20分钟的园艺工作，就能燃烧420焦耳热量。

准备三餐： 别再抱怨家人不帮忙准备三餐了，洗、切、煮、炒、蒸，只要39分钟，就可减少420焦耳热量。

拖地： 只要20分钟的时间，便能消耗420焦耳热量。

扫地： 用的时间也不必很多，只要25分钟，就能消耗420焦耳哦！

逛街： 不论是否买了东西，逛33分钟，就能达到消耗420焦耳热量的目标。

（上述均以60千克体重的人而言）

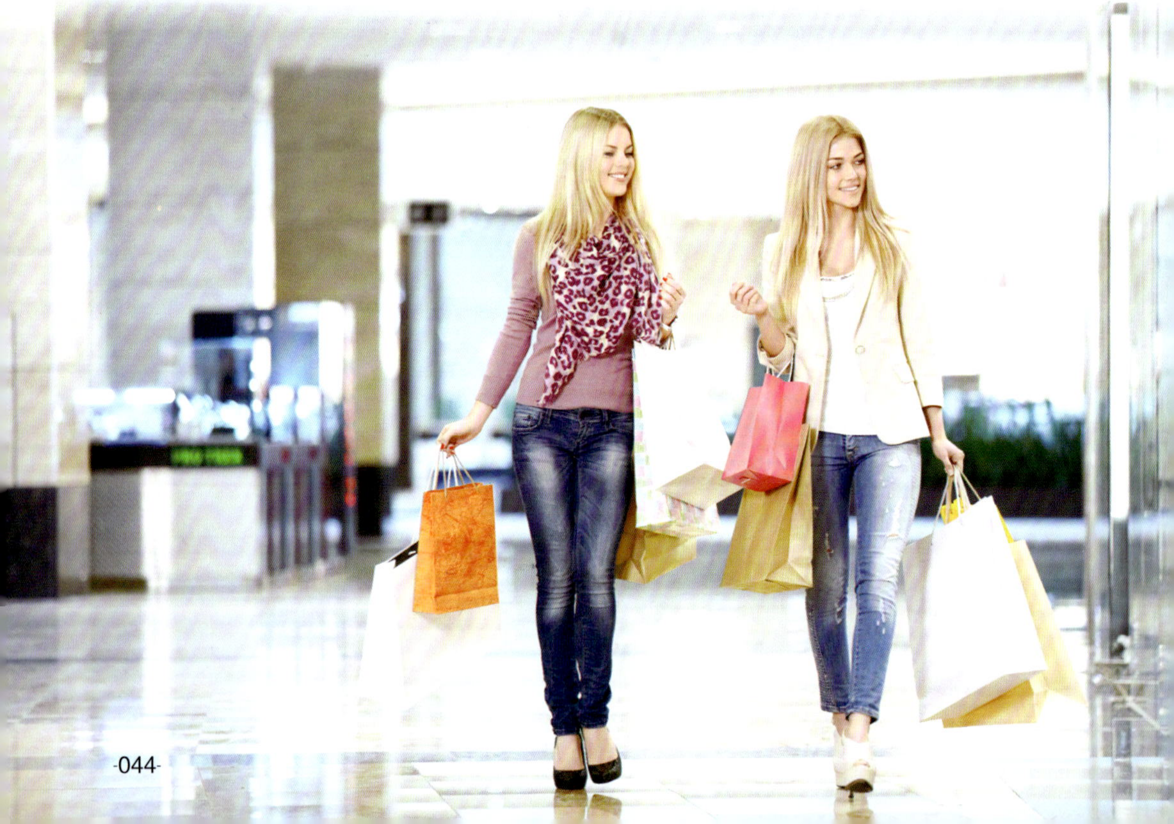

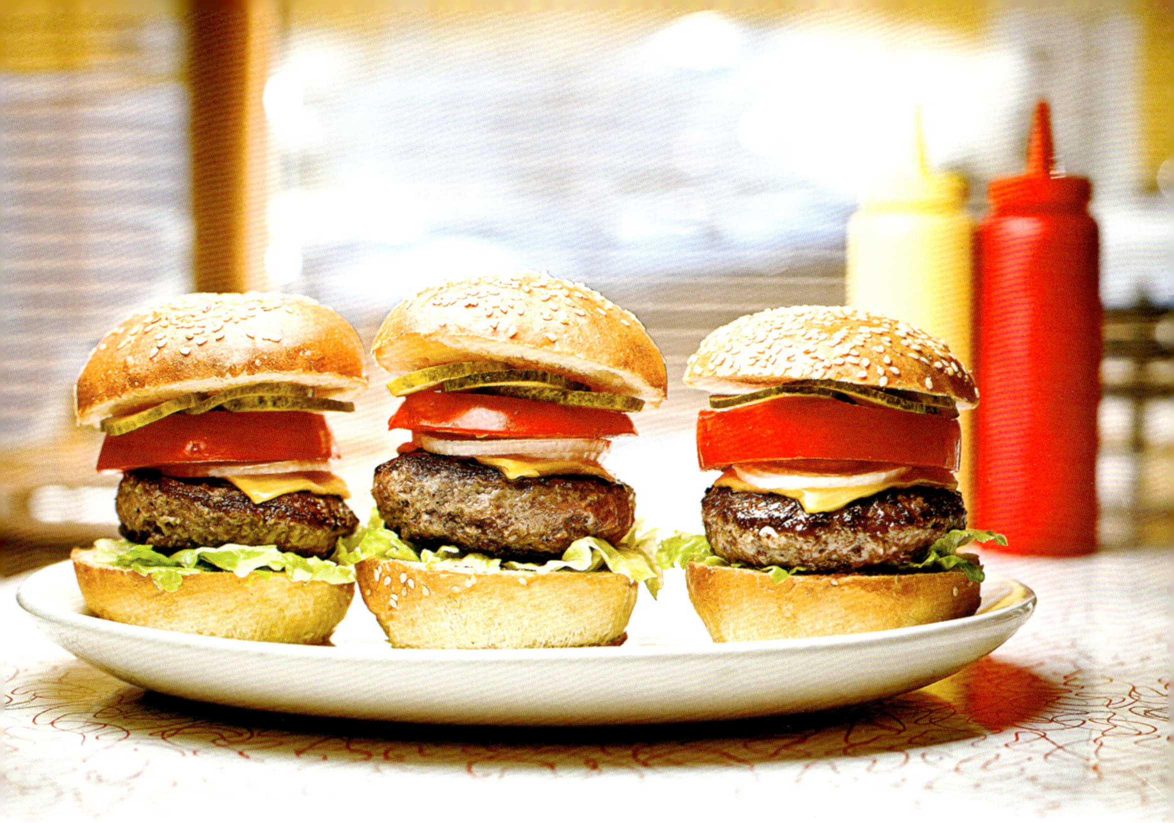

第六节 餐桌上的减肥奥秘

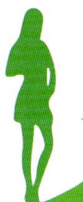

拥有纤瘦的身材是每一位女士的梦想，但是，挨饿和做运动却是一件不容易的事。以下四个招式，都是在"不知不觉"中进行的，无须刻意节食和长时间运动。

改变餐桌布置减胃口

要减肥，最好尽量避免用漂亮的色彩布置餐桌。改用灰色、泥土色等色系，产生不促进食欲的感觉就最好。

不过，转换吃减肥餐时，就要改变策略了。因为减肥餐味道单调，如果你吃不

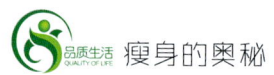

下的话,岂不前功尽弃?因此,此时就要改用暖色系布置,使自己胃口大开,完成任务,将胃部填满,不再有空间容纳其他杂食。

细咀嚼,吃饱便不吃

"噢!又吃得太饱了。"这是很多减肥者餐后的懊恼。你知道为什么每天都要重蹈覆辙吗?这是因为吃饱的讯号有两个:

1. 胃部感觉饱胀。

2. 血中葡萄糖浓度增高。饱餐一顿后,食物的葡萄糖被血液吸收,血中葡萄糖浓度增加,当这信号到达大脑时,就会产生饱肚的感觉。

问题是:胃部的尺寸如何收放自如,如果它发出的已饱的信号被忽视,那它就会大开中门,让你继续吃下去,直至血中葡萄糖浓度超标讯号发出为止。只有慢慢吃,才可以令胃与血中葡萄糖同步,这样你就会知"饱"而止。

餐前和餐中誓不饮酒

饮酒会发胖?可以这样说,但热量并非来自酒本身。例如啤酒,633毫升大瓶装热量约1.03千焦,不是很高,大概等于1杯汽水、半碗面左右的热量而已。那为什么啤酒会导致啤酒肚?

原来致肥"要犯"是:下酒小菜;因酒精而催化的食欲;因酒精而薄弱的意志力(或减肥决心)。

虽然营养学界公认,脂肪才是致肥真凶,但其实甜品也有嫌疑。因为大多数糖分本身含的是"空头热量",即热量多多,营养素近乎零,而且甜品中往往含有大量牛油、奶油、朱古力等成分。因此,餐后来个甜品,无疑冒着增肥危险。

成功减肥的秘密是：恒心+没有特效药+不能靠单一方法（如单靠少许运动，完全不调整生活习惯）。

怎样测量体围

胸围：胸围反映胸廓的大小和胸部骨肉与乳房的发育情况，是身体发育状况的重要指标。测量时，身体直立，两臂自然下垂。皮尺前面放在乳头上缘，皮尺后面置于肩胛骨下角处。先测安静时的胸围，再测深吸气时的胸围，最后测深呼气时的胸围。深吸气与深呼气时的胸围差为呼吸差，可反映呼吸器官的功能。一般成人呼吸差为6～8厘米，经常参加锻炼者的呼吸差可达10厘米以上。测量未成年女性胸围时，应将皮尺水平放在肩胛骨下角，前方放在乳峰上。测量时注意提醒被测者不要耸肩，呼气时不要弯腰。

腰围：腰围反映腰腹部肌肉的发育情况。测量时，身体直立，两臂自然下垂，不要收腹，呼吸保持平稳，皮尺水平放在髋骨上、肋骨下最窄的部位(腰最细的部位)。

臀围：臀围反映髋部骨骼和肌肉的发育情况。测量时，两腿并拢直立，两臂自然下垂，皮尺水平放在前面的耻骨联合和背后臀大肌最凸处。

为了确保准确性，测量"三围"时，一是要在横切面上，二是要在锻炼前进行。同

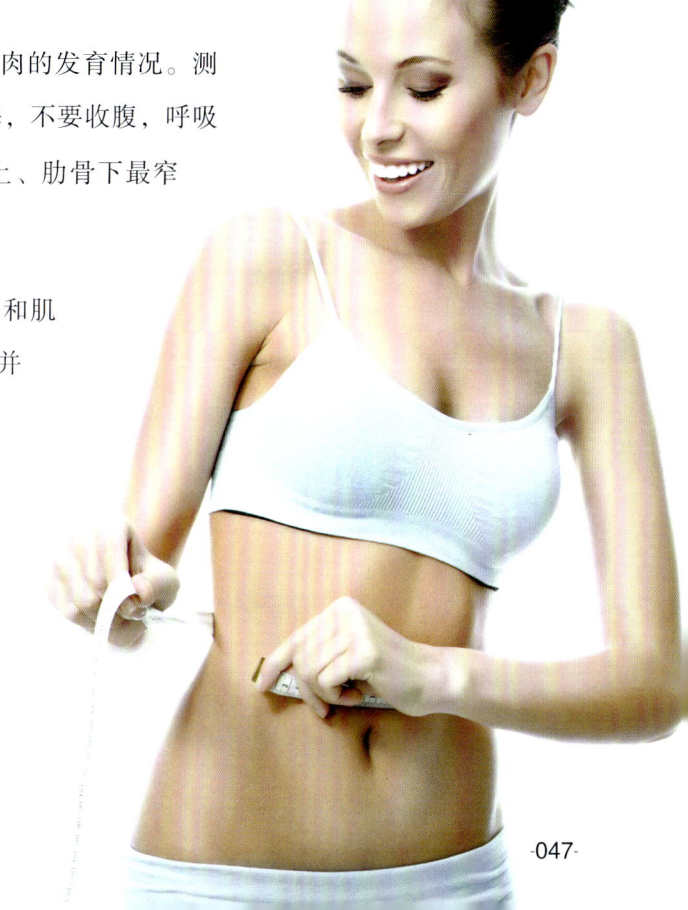

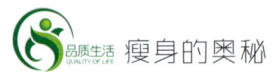

时要注意每次测量的时间和部位相同,测量时不要把皮尺拉得太紧或太松,力求仔细、准确。

第七节 树立良好的心态

接纳自己本来的、天生的体形。

树立正确的生活目标——锻炼健康的身体,树立良好的自我感觉,拥有充沛的精力,活得更加长久。

如果不小心超重了,也不要围着体重器上的数字团团转,因为健康并不仅仅体现在体重的变化上;有可能很胖,但却完全健康;胖而不失美丽,胖而不失优雅,胖或许还会给你带来成功。

深呼吸,尽情享受属于自己的那份健康、快乐的生活吧!

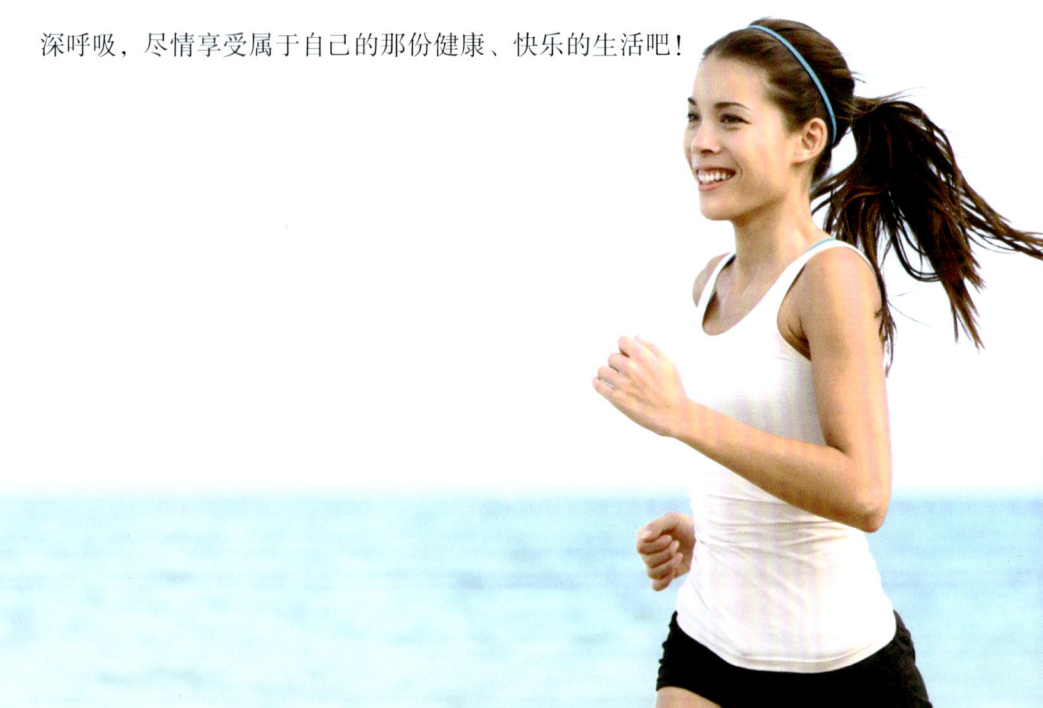

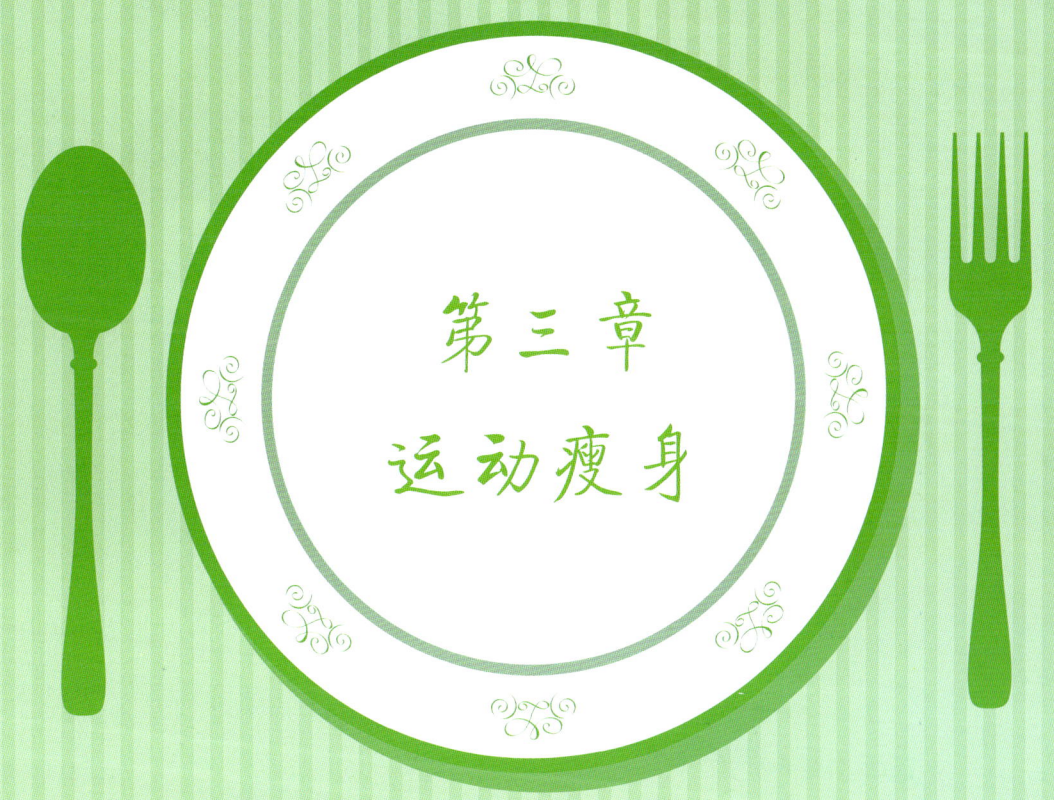

第三章
运动瘦身

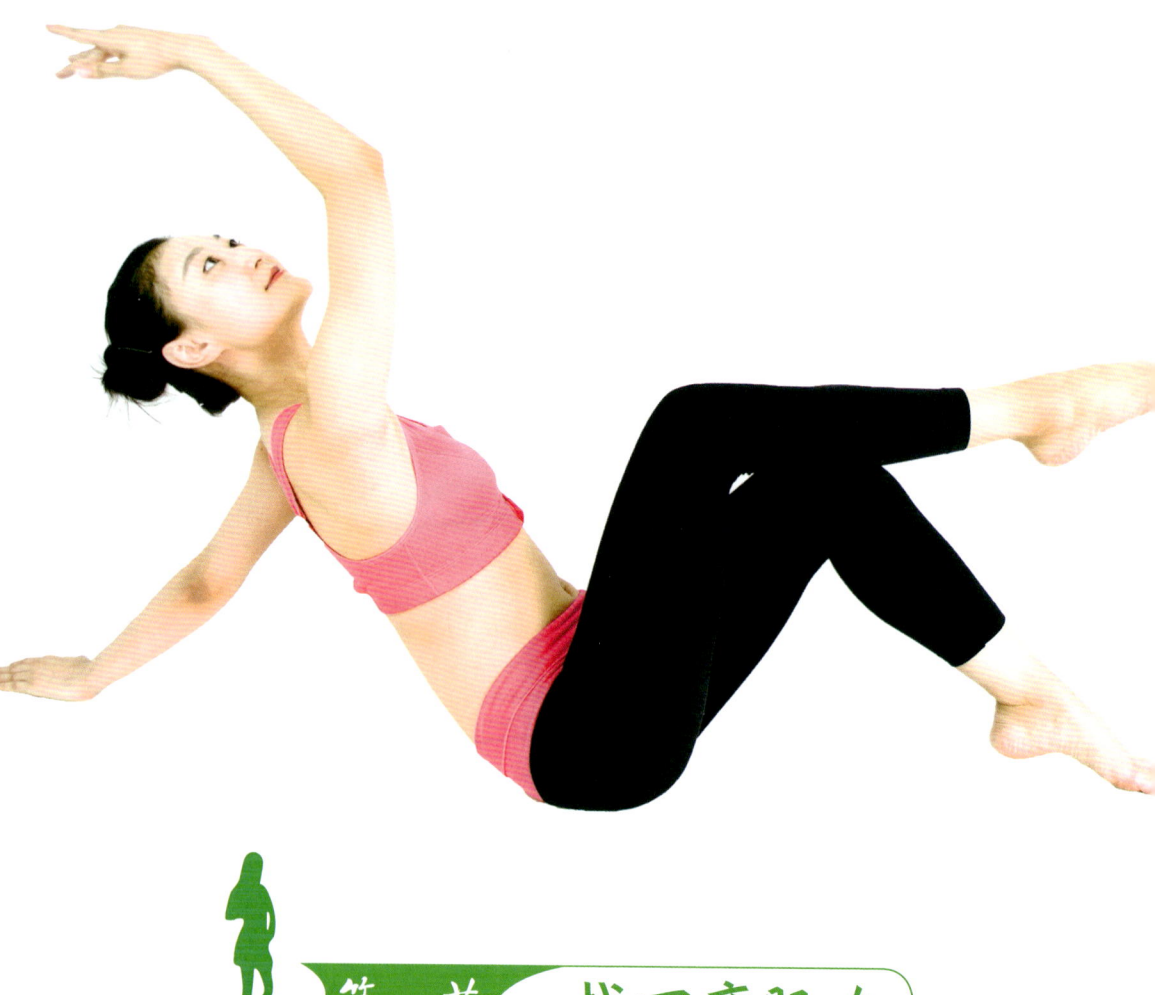

第一节　找回瘦肌力

　　想要"变瘦"好久了，用遍所有减肥方法，为什么还是没瘦下来？下定决心要减肥了，从只吃苹果的节食方法到绑弹力的奇葩塑身，辛苦了大半天，却1千克也没少？好不容易瘦了一点，但只要生活正常就复胖，甚至比之前还胖！其实，减肥总是失败的人是因为"突然改变生活习惯"，给自己太多压力，太刻意的结果就是"瘦不下来"，容易半途而废，最后自暴自弃，减肥大计又只能宣告失败！

瘦身不可或缺的力量——瘦肌力

　　一味地节食、减少热量的摄取，的确会瘦得很快，但只靠节食瘦身，就算瘦下来也没有曲线，身材看上去并不美丽！想要真正健康的瘦下来，靠的是瘦身所需的肌肉力量，也就是"瘦肌力"。"肌肉"不是运动员、健美先生的代名词，任何人身上都该有能帮助消耗热量的肌肉，想要瘦得漂亮、拥有曲线，就得找回"瘦肌力"！

锻炼出一定的肌肉群，就算只是躺着，都会比别人消耗更多的热量，再也不用担心"小肉肉的烦恼"啦！核心肌群变强，身体燃脂力相应更快速，真正就可以"躺着也能瘦"。这种"瘦肌力"并不是天生就有的，通过后天的锻炼让身体赶紧拥有"自瘦"的魔力吧！

提升肌肉量，躺着都会瘦

人会胖，除了吃太多外，多半都是因为"不爱动"，让瘦肌力逐渐消失。肌肉原本是为了让人类活动而存在，常常使用就能增加静止不动时消耗的热量，一天增加消耗400焦耳，一年就能消耗146千焦，相当于身体在"大口吃掉热量"。但是，只要不使用，就会变成体内不必要的部分，迅速衰退。肌肉一旦衰退，热量的消耗就会减少，也就是造成肥胖的原因，更何况，"肌肉"从30岁开始就会慢慢消失！

肌肉消耗的热量是脂肪的26倍，体积是脂肪的1/4。同样的体重，如果脂肪量比较高，身体体积看起来就会比较大，而肌肉量比较多的人，热量燃烧的机制是脂肪量高的人的26倍。如果你的肌肉量提升了，在睡觉或者内脏运作的时候你都在燃烧脂肪。身高和体重都相同的两个人，肌肉比较多的人和脂肪比较多的人看起来的视觉效果是完全不一样的，肌肉比较多的人身体看起来会比较紧实。

想变瘦，就要吃饭

刻意少吃或只做有氧运动的瘦身，一定会复胖！肌肉是身体的引擎，长期少吃，会让身体变成节约热量型的体质，只要一恢复饮食，就算只吃一点点也会复胖。因此，先将身体的基础打好，就能让

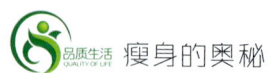

肌肉量增加、提高身体的代谢，体重也会快速下降。此外，误以为只要多做有氧运动，如慢跑、健走等，就能瘦下来的想法，其实是错误的。因为一天的运动量若没有达到2小时，就不必期待瘦身的效果会很明显，且只要一天没做运动，就没有效果。

伸展四肢，找回身体曲线

每天做10分钟拉伸运动，肌肉会因为运动而有弹性，让身体曲线变美，松垮的手臂、肚子、大腿都能因此而紧实，塑造梦寐以求的魔鬼身材。此外。也能让肌肉以正确的姿势支撑身体进而改善酸痛，连血液循环都能变好，再加上能促进生长激素的分泌，让细胞活跃，看起来自然变得年轻、有活力。

第二节　打造腰腹无肉体质

为什么说瘦身应从瘦腹开始

如果想要瘦下来，最重要就是瘦腰腹部。因为腰腹部是身体的支撑点，是身体最大的肌群，如果瘦身的时候能把腰腹部这个难题攻克掉，那么后面的任

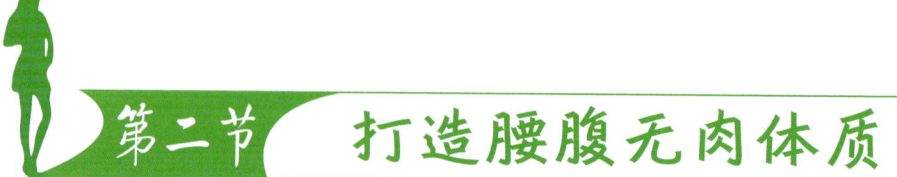

务会越来越容易。

有些人腰腹部的脂肪是内脏脂肪，比如有啤酒肚或者是小腹很凸出的人，因为这类人的核心肌群没有训练好。内脏脂肪是人体必需的脂肪，它围绕着人体的脏器，主要存在于腹腔中，用于保护内脏。但是内脏脂肪很容易在体内囤积过多，造成腹部凸出，形成中广型肥胖，这样的危害远远大于皮下脂肪的过量囤积。

瘦腹运动能强化核心肌群

瘦腹运动主要锻炼的是身体的核心肌群，而核心肌群的锻炼几乎是所有体育运动的重点，它不仅可以增强身体的肌耐力，更能加速脂肪的燃烧，帮助快速达到减重的效果。

锻炼核心肌群的运动推荐：

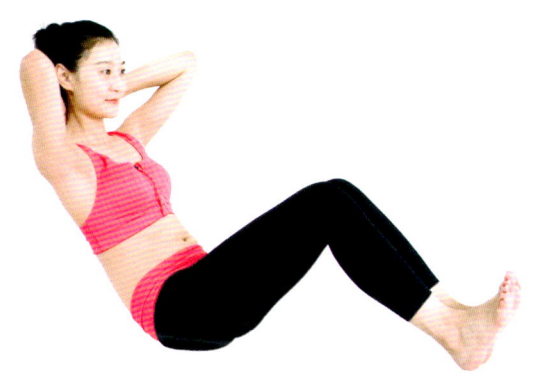

仰卧起坐：对于核心肌群的训练，一般是从腹肌开始，锻炼腹肌大多数人首先想到的就是仰卧起坐，这项运动除了锻炼上腹肌群的肌耐力，还可以锻炼身体爆发力。

平板支撑：平板支撑，类似于俯卧撑的一种简单肌肉训练，可以有效地锻炼腹横肌，被公认为训练核心肌群的有效方法，每天坚持两分钟就能让平坦的小腹重见天日哦！

仰卧举腿：主要锻炼腹肌下部，长期坚持可以练出诱人的"人鱼线"。下腹部练习对腰部的要求会更高一些，如果腰部力量太弱先不要进行此动作，否则会造成腰伤。还要注意腿部下落的时候，不要触地，否则会减少下腹的受力程度，影响锻炼效果。

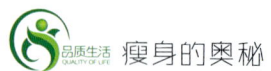

瘦腹不仅追求瘦，紧实也很重要

致使大腹便便，还有一个原因就是腹腔太大，那如何让腹腔变小呢？其关键就是增强腹部核心力量，让它更紧实。

腹腔是被最里层的腹部横肌包裹着的，而包裹在腹横肌之外的才是腹部肌群。所以腹腔会变大是因为包裹腹腔的腹横肌松弛无力。要把腹腔变小，那就要让腹横肌变强、变有力，可以控制腹腔的大小。

瘦腹前先减脂，再进而做针对性腹部运动

如果不先降低身体表皮下的油脂，就把腹肌练壮，那身体就好像穿着一件厚厚的"油皮大衣"，即使有结实的八块腹肌也未必明显。所以先降低全身的脂肪，这才是瘦腹、也是瘦全身的第一步！让身体的脂肪降低，同时也会降低身体中不好的血脂肪（三酸甘油酯），一举两得。

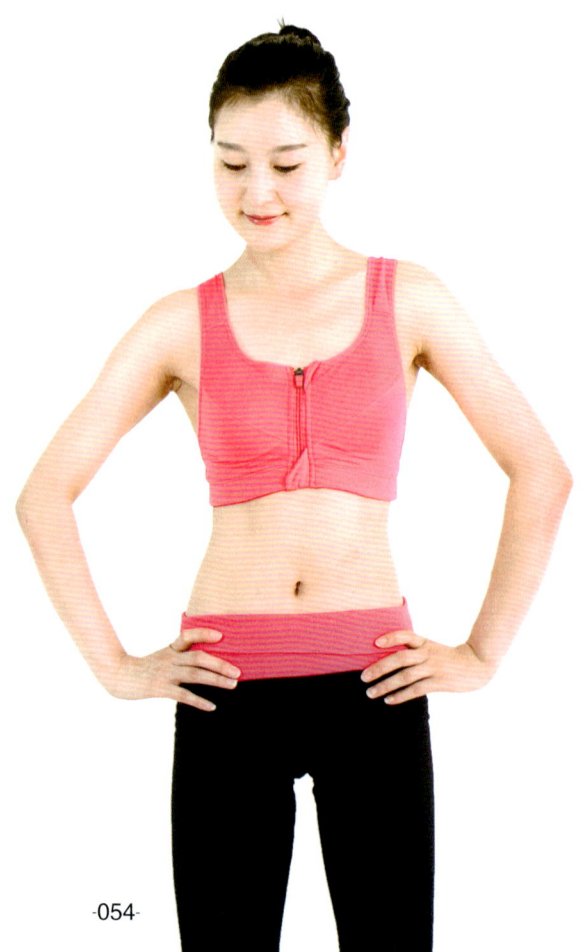

要降低全身的脂肪也没有捷径，所以市面上宣称可以降低体脂的药物、保健品，或是任何神奇的能量石、器具，甚至是抽脂手术，都不是好的方法。因为只要不是通过自己身体的运动而达到的降体脂，都不可能让你的体能变好，更不可能让身体从根本上增强代谢。

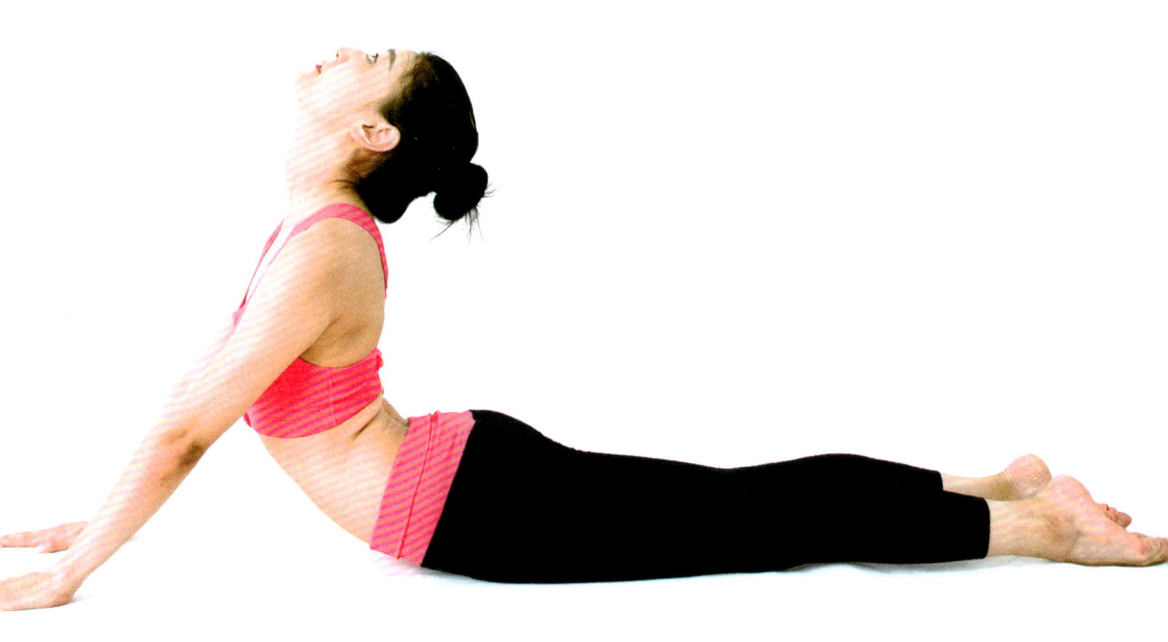

第三节　瘦身塑胸秘籍

对于一些钟情于减肥的女性来说，如果在减肥期稍不注意，就很有可能会出现当身体瘦下来时，胸部也跟着一起缩水的情况，尤其是采取节食减肥的女性更要注意，这样对胸部的伤害会更大。所以，瘦身成功的女性在后期一定要注意胸部线条的塑造哦！

完美胸线

拉开胸阔肌和后背斜方肌，加强上半身的灵活度，修饰锁骨与肩颈线条。

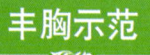

① 盘腿正坐，肩膀放松，双手伸直打开在身体两侧。

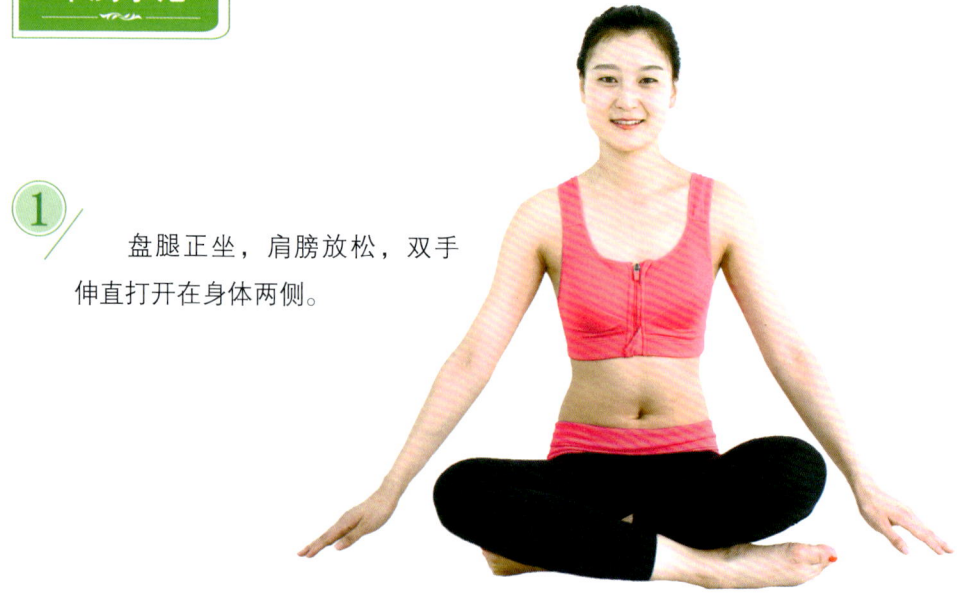

② 左手手臂轻轻撑住地垫，吸气，右手向左上方延伸拉长，头部自然地上扬。

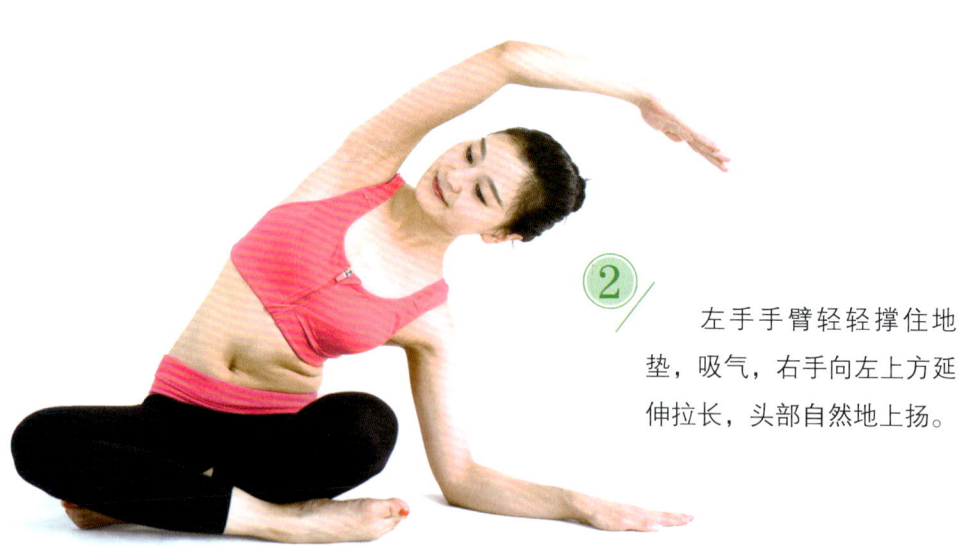

第三章　运动瘦身

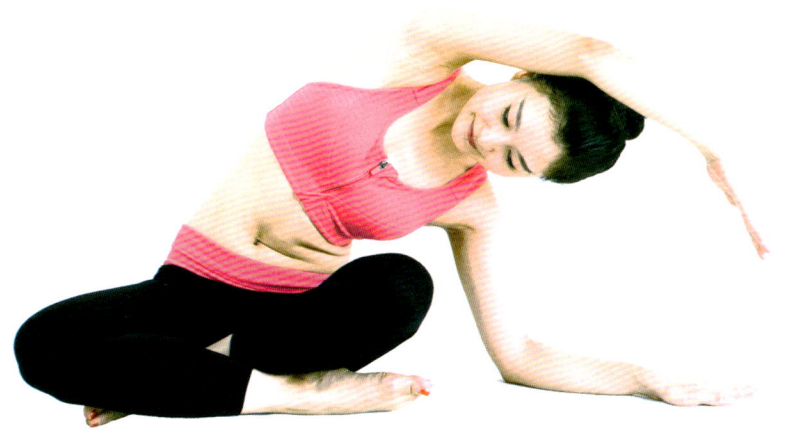

③　吐气，右手顺势向下画半圆，保持腹部内收，感觉侧腰和背部完全延展，头部一起向下俯。

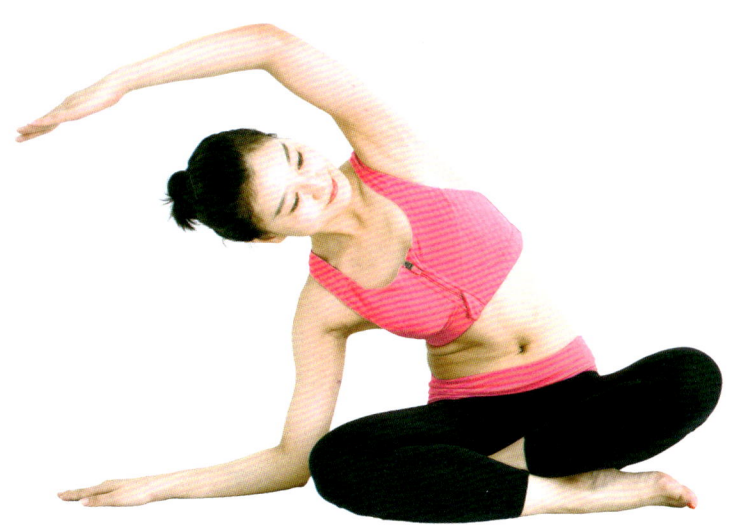

④　经过身体正前方时，吸气，改成以右手下臂撑地，左手继续向右上方画半圆延伸拉长，头部自然跟着上扬。

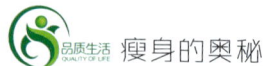

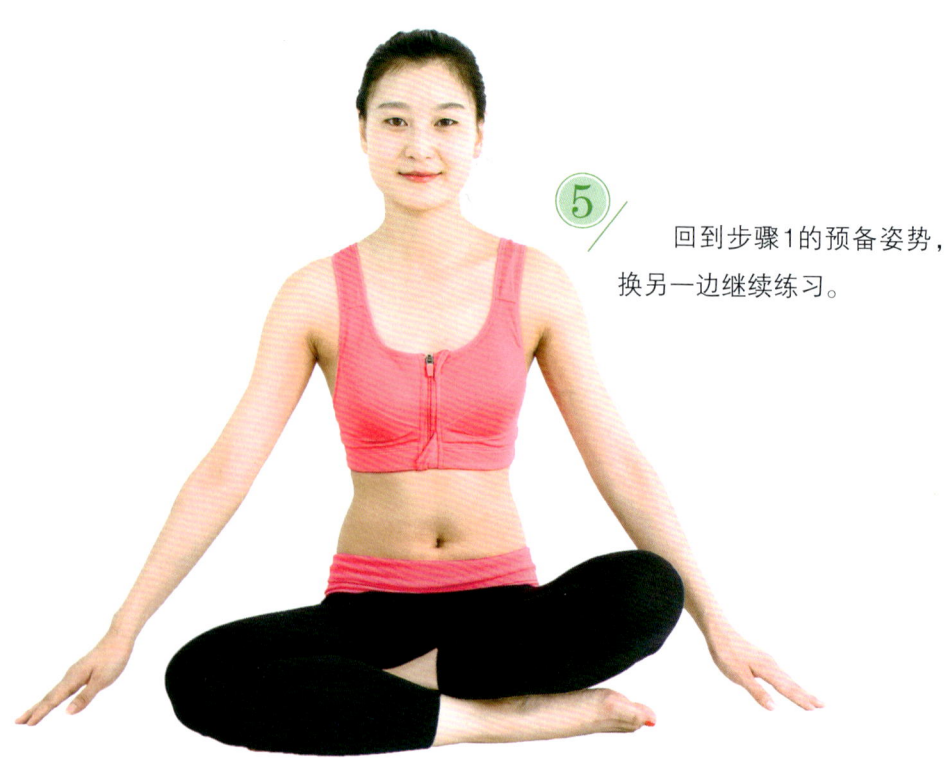

⑤ 回到步骤1的预备姿势，换另一边继续练习。

建议次数10次

美胸不NG

1. 全程骨盆持正，臀部不离地，注意不可以把重心压在撑地的那只手上。
2. 背部保持直挺，不要驼背。

第三章 运动瘦身

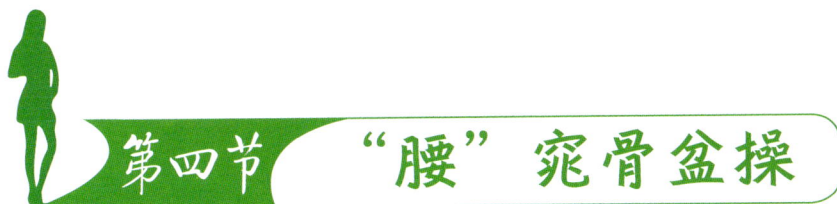

第四节 "腰"窕骨盆操

当第一束阳光射进房间里,第一声鸟鸣把你从甜美的睡梦中唤醒,亲爱的,你该起床了!这时别着急翻身下床,先坐起来伸个懒腰,在早晨清新的空气和舒畅的心情中给腰腹做一些伸展,让美丽的一天从神清气爽中开始吧!

完美胸线

使腰围变得平坦,甩掉腰部多余赘肉的同时,减去肋下赘肉,上半身曲线更加纤细。

细腰示范

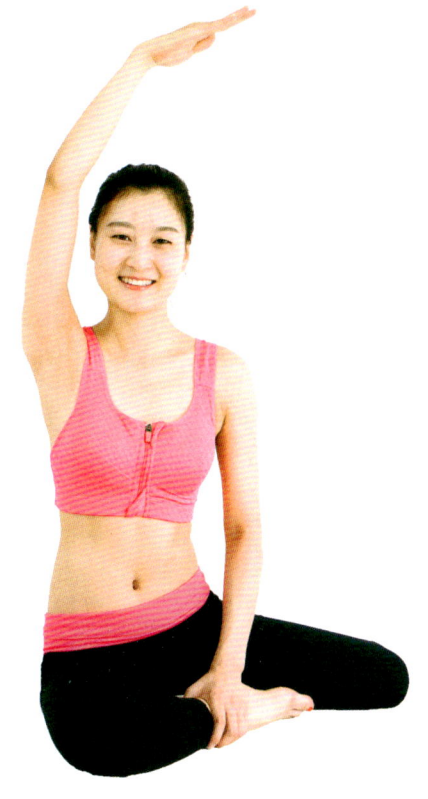

① 上半身保持直立,向上抬起右臂,右腿弯曲放于身前,右大腿与胯部呈垂直状态,左腿顺势置于身后,上半身保持重心稳定。

② 换身体另一边，左腿弯曲放于身前，左大腿与胯部成垂直状态，右腿顺势置于身后，上半身保持重心稳定。将左臂抬起，使其尽可能靠向左耳，右手放于左脚脚踝处。

③ 最大限度地伸展左侧肋部，感觉有一股力量在身体的右侧拉扯你的上半身，头部可以微微偏向右侧，双眼视线看向左上方。

第三章 运动瘦身

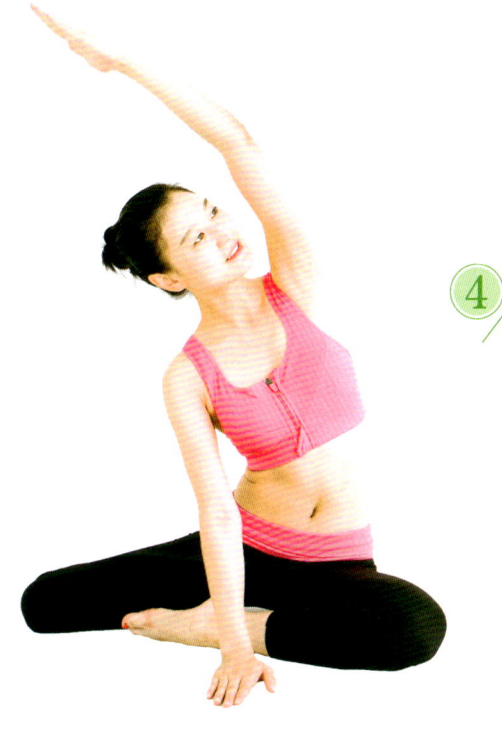

④ 将右手从左脚脚踝上转移到地垫上,进一步拉伸左侧肌群,上半身不要往前倾。

⑤ 左右腿交换,上半身保持直立,再来一次。同时右手可以撑在垫上,让身体重心保持直立。

建议次数10次

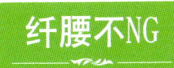
纤腰不NG

1. 可以在床上或者沙发上做这组动作,或者放一张地垫在身体下方。
2. 每一次拉伸保持5秒钟。

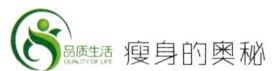

第五节 消赘肉，成"腰"精

赘肉是很多女性面临的困扰，它顽固不化，不容易减掉，有些女性抵住美食诱惑让它暂时"消失"，但稍不留神它又重新出现。女人最痛苦的莫过于看着自己的小腹一天天鼓胀起来，但又无可奈何。夏天不敢穿贴身的裙子或低腰的裤子；去海边时不敢穿性感的比基尼。其实，要减掉小肚腩没有那么难，忙里偷闲的小片刻也可以运动起来。

窈窕腰线

放松腰部、上臂肌肉，简单的律动让腰部肌肉不僵硬。

细腰示范

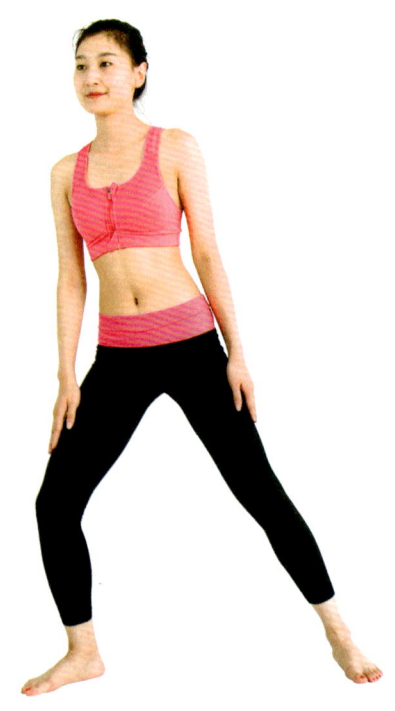

1 双脚分开站立，尽量收紧腹部，右腿向前迈一步，保持身体重心稳定，前后脚之间的距离宽于肩膀。

第三章　运动瘦身

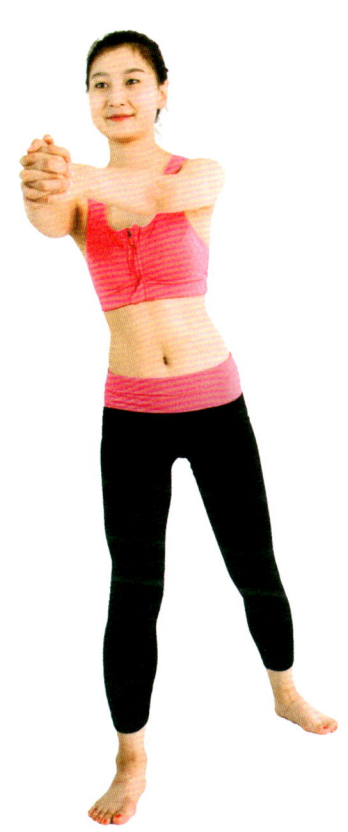

②　前后腿微微弯曲，使上半身都向下压，抬起双臂至胸前，手心相对交叉，胳膊向前伸直。

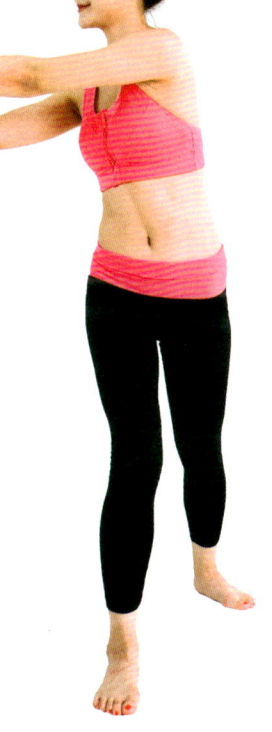

③　移动相握的双臂，同时向右转动腰部，最大限度地转动上半身，维持这个姿势10秒钟，保持匀速地呼吸。

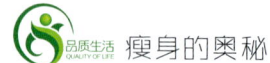瘦身的奥秘

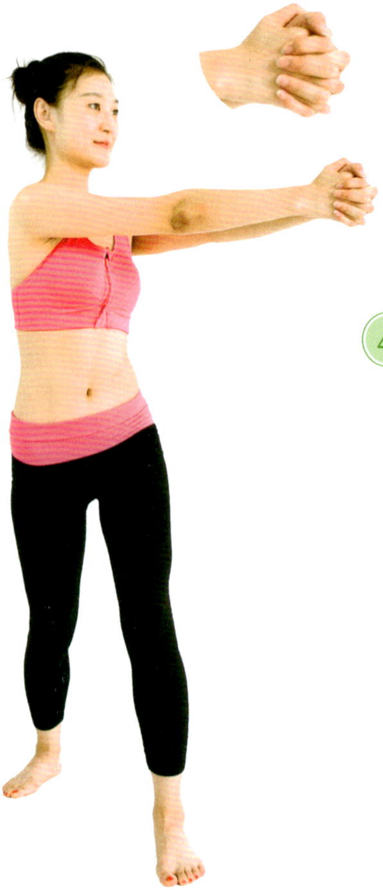

④ 放下双臂稍作调整，反方向重复一次。

建议次数10次

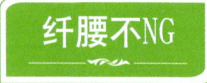

在转动腰部的同时，双臂伸直，不能弯曲，视线跟随手的方向，整个过程中不要弯腰。

第三章　运动瘦身

第六节　瑜伽跪姿，轻盈腰线

很多人会把女人的性感比做猫女的魅惑，猫咪在警觉时会把腰部拱起来，我们可以借用瑜伽姿势来模仿猫咪们的这个动作。瑜伽在美体塑形方面具有无可比拟的优势，安全健康自不必说，局部瘦身更是效果出众，在练习的同时还能起到养生的作用，尤其适合女性。推荐这套多效瘦腰瑜伽，不仅能消除腹部多余脂肪，而且还能减缓痛经、改善月经不调等现象，简单有效练出"S"形身材！

窈窕腰线

训练腹部肌肉、大腿肌肉，将背部和腰臀的性感线条修饰得更加立体。

细腰示范

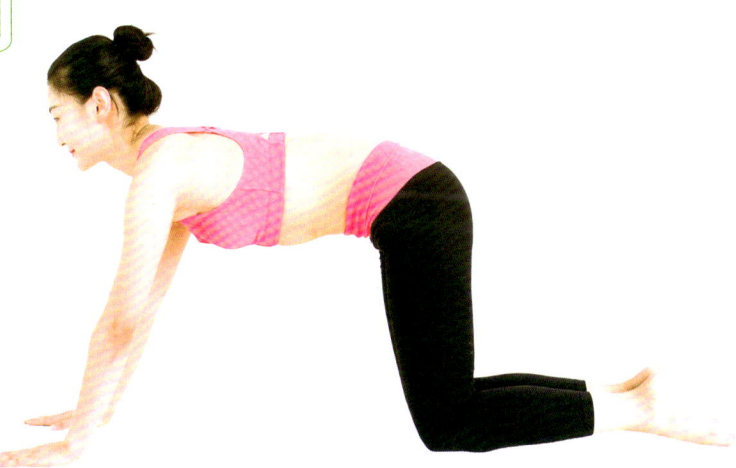

① 双脚打开与肩同宽，面向地垫做跪姿，脚背贴垫。双手与肩同宽、手肘打直，手指尖朝前平贴地垫。侧面看上去，手臂、背部和大腿互相垂直，像"门"字形。

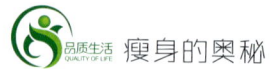

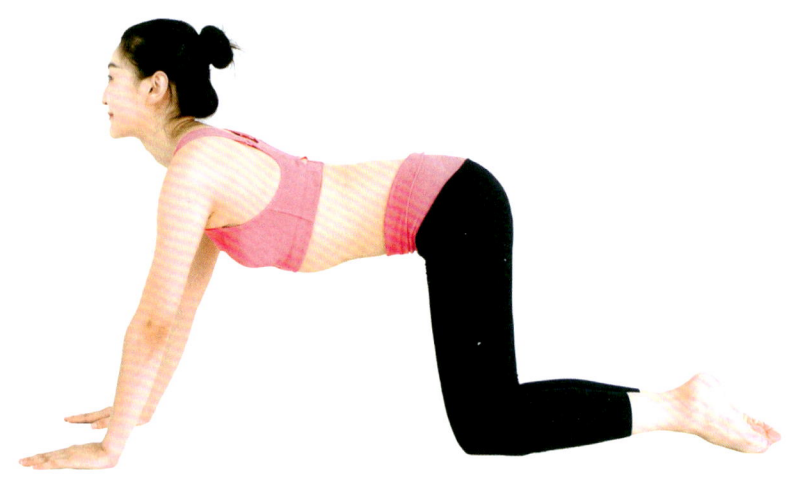

② 吸气时,背部向下拉伸,感觉一股力量沿着脊柱,从臀部、背部、颈部、头部缓慢一段段向下延伸。头部自然地跟着延伸的节奏慢慢抬起,双眼看正前方。

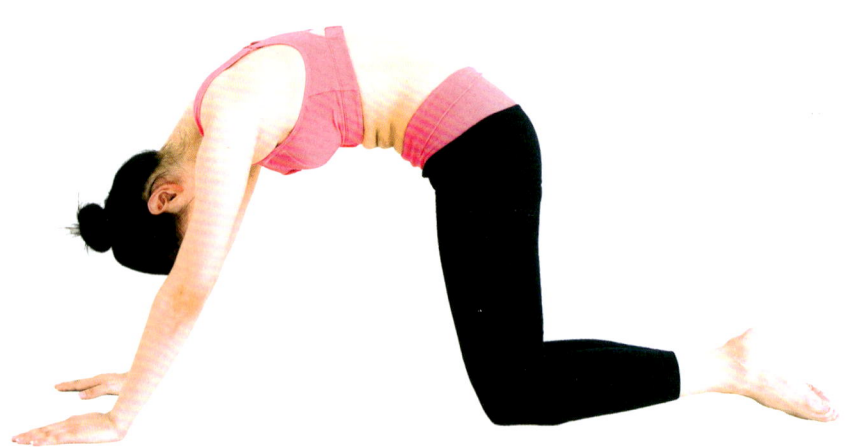

③ 吐气时,脊柱向上拱,肚脐向内收,沿着臀部、背部、颈部、头部一段一段地向内收。头部向下放松,使下巴尽量靠近锁骨。

第三章 运动瘦身

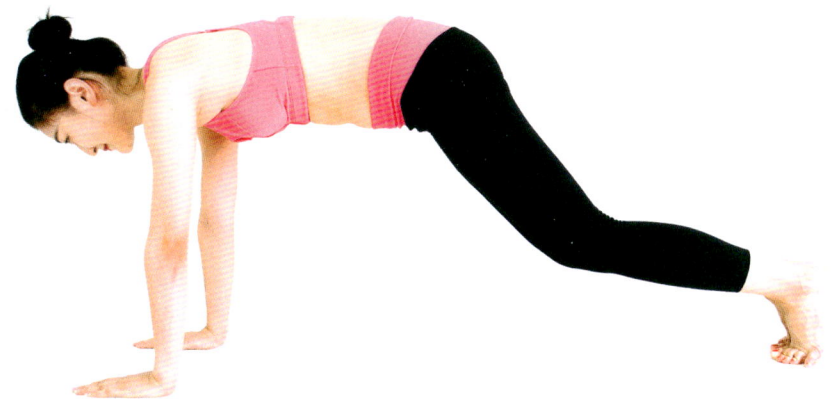

④ 吸气回到步骤1的起始姿势，双眼正视前方，脚尖慢慢踮起，膝盖、后脚掌离垫，做出准备起身的感觉。

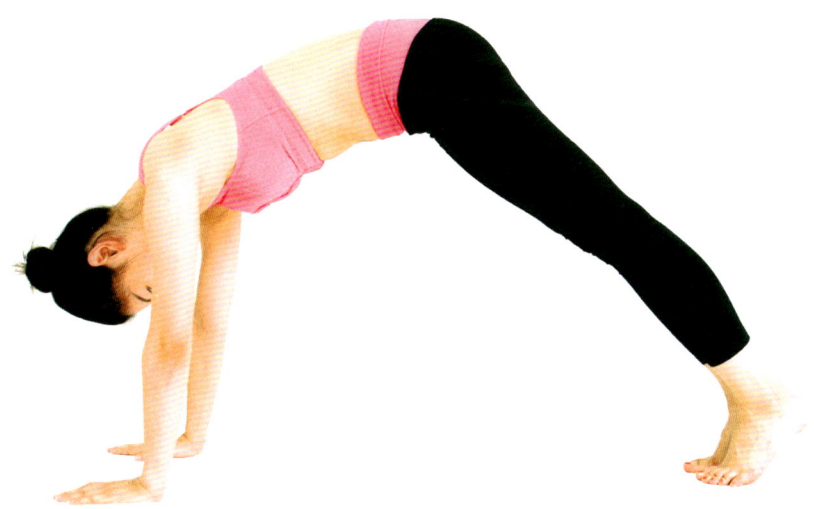

⑤ 吐气时，把臀部往天花板方向推高，膝盖伸直，脚尖踮在地垫上。背部尽量挺直，感觉背部肌肉延伸拉长。

建议次数10次

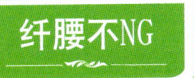
纤腰不NG

过程中保持腿部重心稳定不摇晃，背部挺直，上半身不要前倾或者后倒。

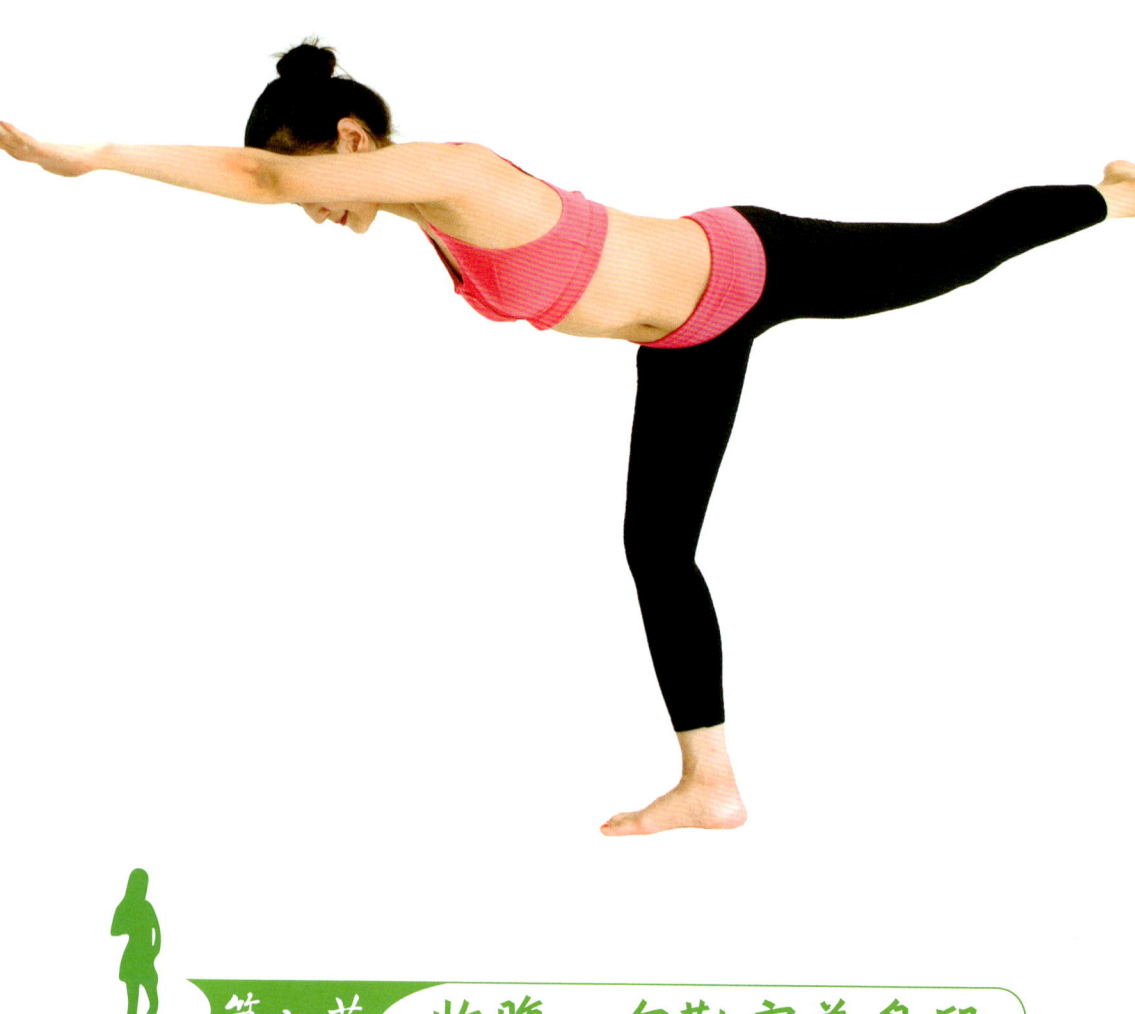

第七节 收腹，勾勒完美身段

　　小腹是身体中最容易堆积脂肪的地方，你是否总是感觉自己的小腹肿胀不堪？一坐下来的时候，小腹都能挤出"游泳圈"了？堆满赘肉的腹部会让你整个人看上去就像个肿胀的气球，毫无美感可言。身为时尚美女，你怎能纵容这种事情的发生？想要轻松塑造"S"身形、向"水桶腰"说不，快来试试这组拉伸练习吧！

窈窕腰线

　　锻炼上半身和胯部的稳定度，塑造美丽的腰背曲线，加强大腿内侧紧实度。

细腰示范

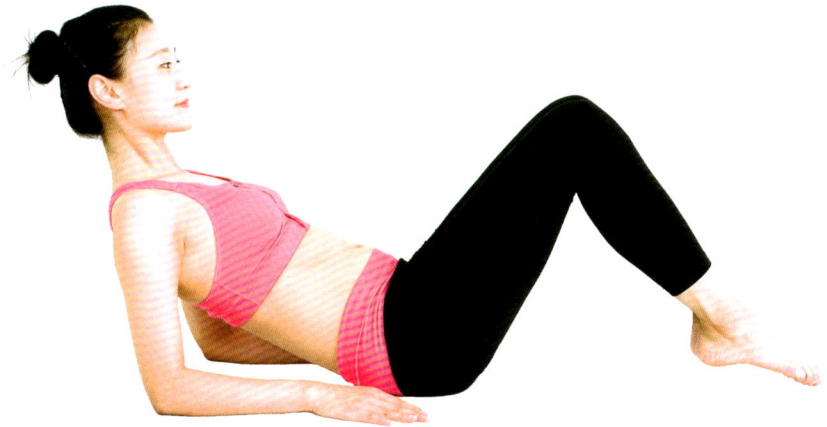

① 身体半躺,臀部坐在地垫上,将手肘撑在肩膀下方,与地面垂直,双手自然放于地垫上,手臂紧贴地垫。保持两肩和脖子放松,背部打直,不要让腰腹垮下来。双腿弯曲,膝盖并拢,脚尖踮在垫子上。

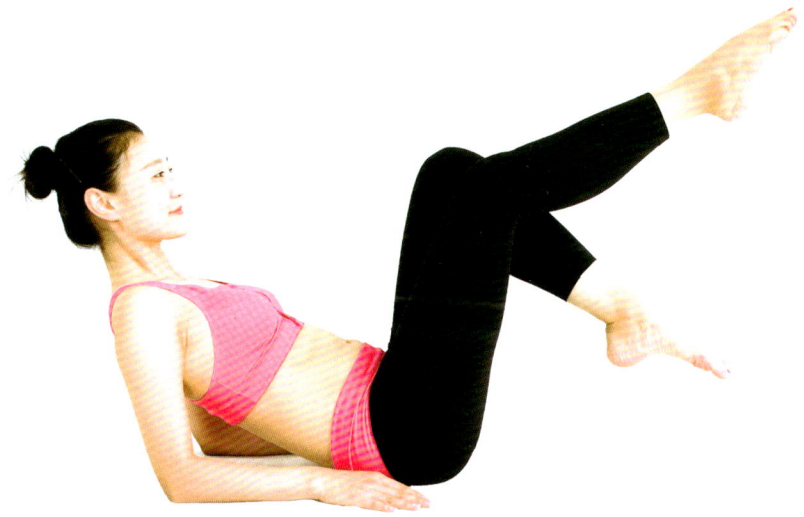

② 吸气时,腹部用力,将双腿抬离地垫,右小腿抬起打开,尽量做到最大限度,左腿保持悬在半空中。

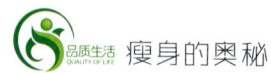 瘦身的奥秘

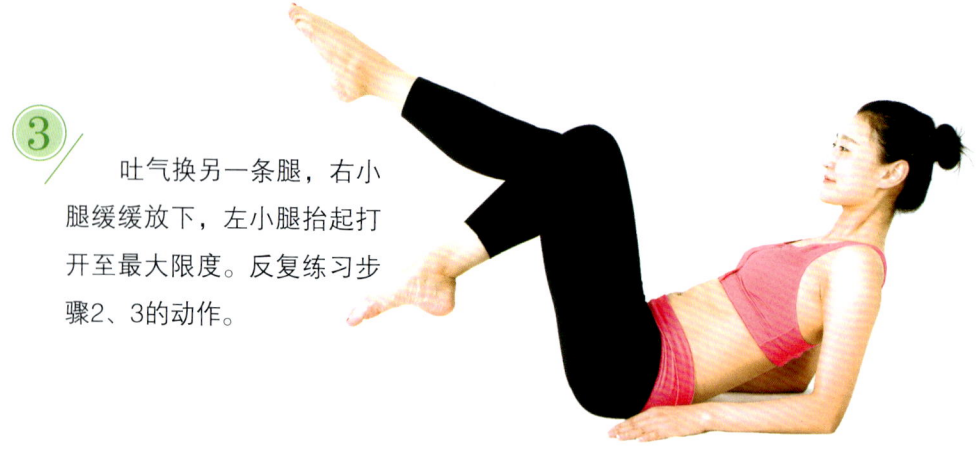

③ 吐气换另一条腿，右小腿缓缓放下，左小腿抬起打开至最大限度。反复练习步骤2、3的动作。

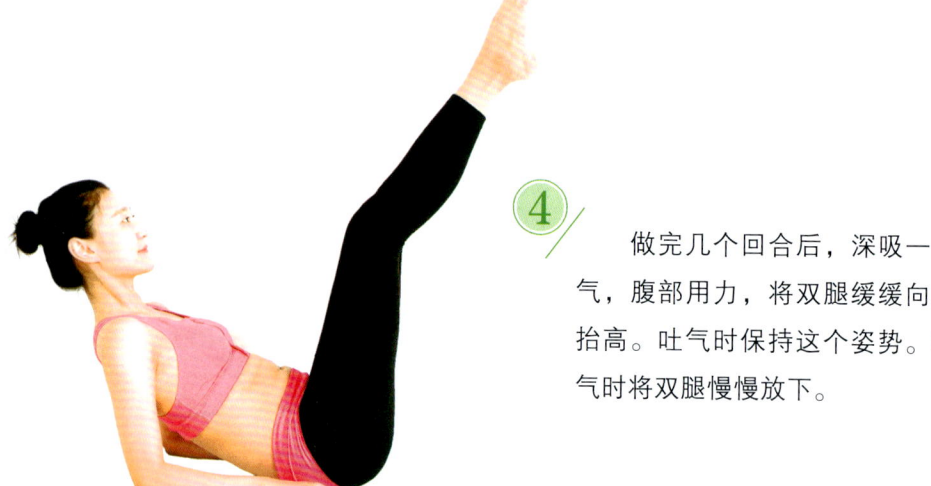

④ 做完几个回合后，深吸一口气，腹部用力，将双腿缓缓向上抬高。吐气时保持这个姿势。吸气时将双腿慢慢放下。

建议次数10次

纤腰不NG

1. 肩膀放松不要拱起，背部打直，注意腰腹要用力不要垮到垫子上。
2. 如果最后几步练习时身体撑不起来，可以调整上半身的姿势，用双手抱紧颈部，带动身体一起往上抬。

第三章 运动瘦身

第八节 消除臀部多余脂肪

很多女性都会因为自己的臀部太大或过分凸出，感到烦恼不已。其实臀部美丽与否的关键，并不在乎大小，而是它是否够挺。每个人的臀形不同，臀部之所以让人觉得肥大，除了有遗传因素外，大多是因为肥胖的缘故。理想的臀形，是臀部上方有肌肉，而下方至大腿处没有赘肉，形成优美的曲线，臀部若能微微挺翘则更好。想拥有如此优美的臀形并不太难，只要能持续做紧缩臀部肌肉的运动，便有希望拥有美臀背影。

紧实臀线

美化背部线条，并强化臀大肌，让胯部周围的肌群往内收，收到紧翘美臀。

提臀示范

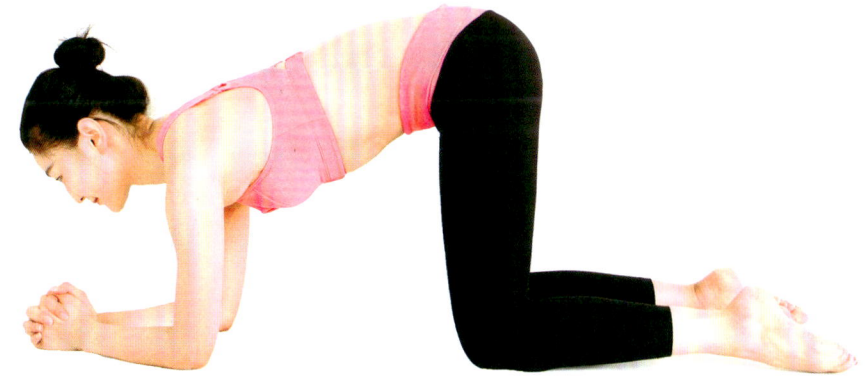

① 跪姿，双脚打开与胯部同宽，脚背打直贴在地垫上。双手手肘撑垫、手掌交互握住。保持手臂、大腿垂直于地面。

② 吸气，先将右腿向上方伸直延展，吐气稍作停留，尽量让抬起的小腿、大腿、臀部、背部在同一水平线上。

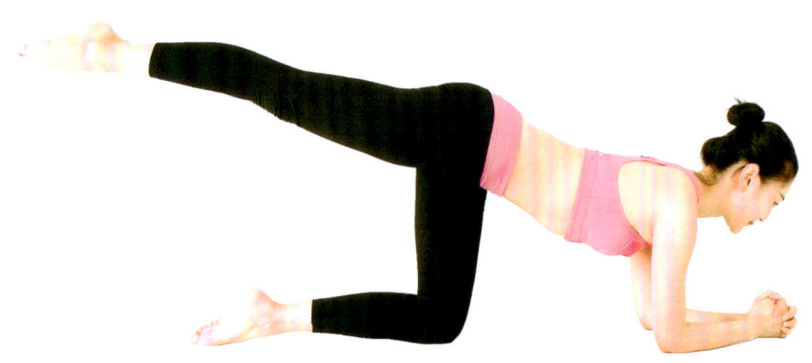

③ 吸气，右腿再继续向上抬高，至臀部无法再绷紧为止。反复练习步骤2、3的姿势。

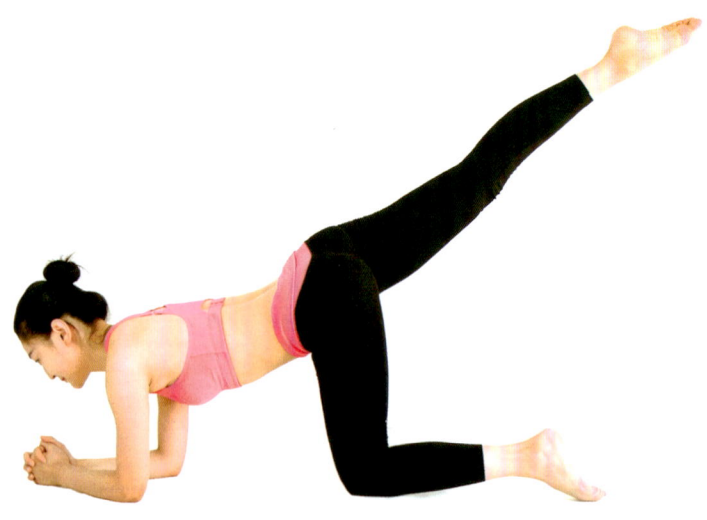

第三章　运动瘦身

将右腿慢慢放下，回到步骤3的姿势，换左腿继续练习。

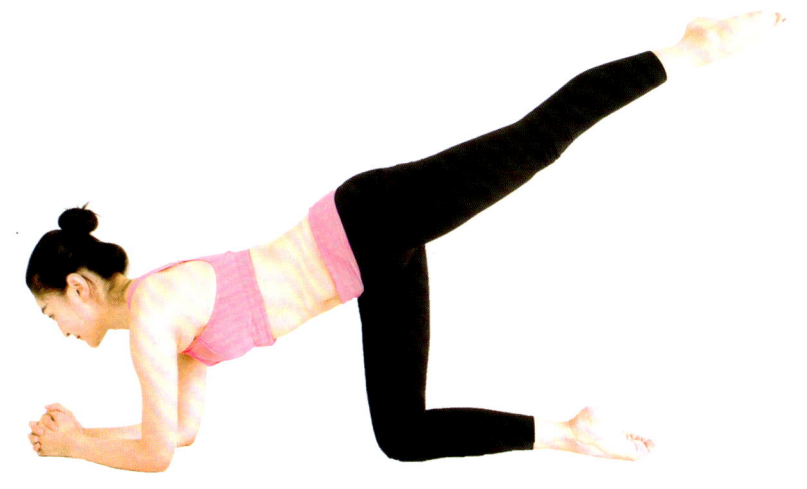

建议次数10次

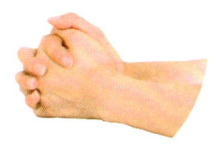

1. 负责支撑重心的腿稳定保持膝盖弯曲90°，腹部用力，身体不要左右晃动。
2. 抬高的腿保持伸直不弯曲，膝盖朝垫上，不外翻或内转。

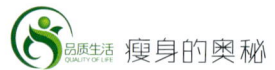

第九节　瘦腿提臀摆脱梨形身

对抗赘肉，让臀部更"有型"！塑造结实臀肌的关键是多种运动的结合，不仅仅要锻炼臀大肌，还要注意臀中肌。瘦腿提臀其实不需要花大钱，有时候只是改变一下坐姿，在沐浴时加入一点按摩手法，或趁着电视广告空当来几下紧臀的塑身伸展动作，一切就是这么简单！每周做4～5次有氧运动，按照下面5个步骤调整骨盆、消除水肿、放松肌肉、提臀、甩掉大腿赘肉，就能轻松拥有紧实翘臀。

紧实臀线

促进腿部血液循环，收缩小腿肚的同时塑造胯部、胸部以及背部线条。强化臀部肌肉，塑造富有弹力的翘臀。

提臀示范

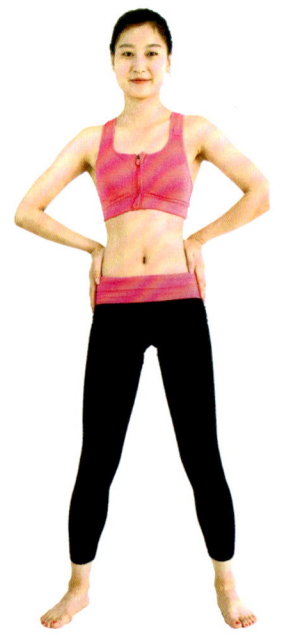

1 双脚分开站立，双膝微屈，双手放于胯部两侧，指尖朝下。用手掌轻轻向下推，让腰部得到伸展，保持10秒钟。

第三章 运动瘦身

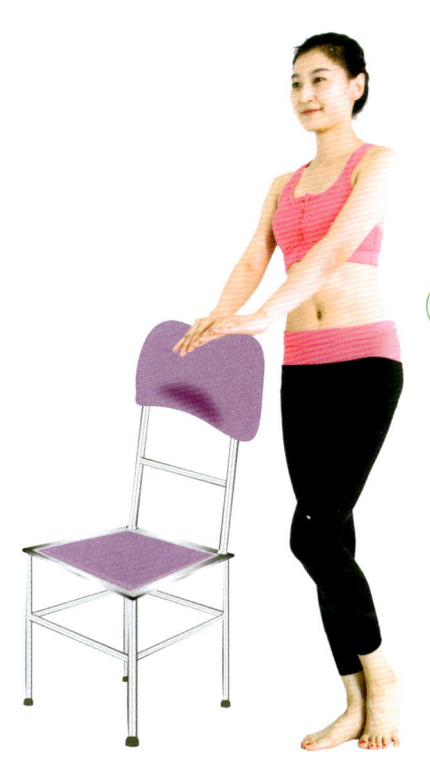

②　面对椅背站立，双手扶住椅背以保持身体平衡，左腿屈膝且将左脚尖踮于地面，沿顺时针方向旋转脚踝15次，然后逆时针方向旋转脚踝15次。

③　双脚分开站立，双手十指交叉置于脑后，将肩胛骨向中间挤压，使上背部产生紧绷感。做此动作时应让胸部往上伸展，同时感觉到臀部往上提拉。保持5秒钟。

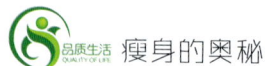 瘦身的奥秘

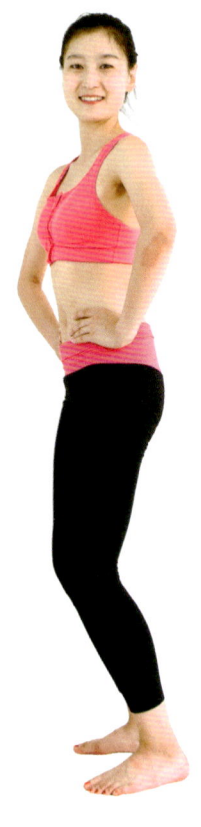

④ 双手叉腰，双膝微微弯曲，然后将上半身转向左侧，同时，眼睛向左肩方向看去。保持10秒钟，换另一侧重复练习。

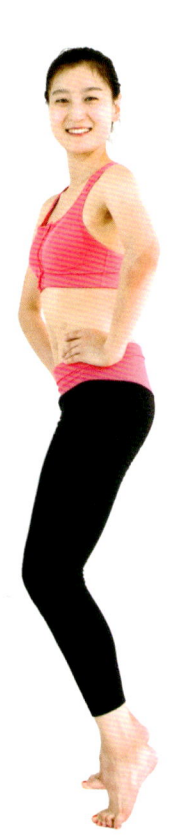

⑤ 在上一步的动作基础上，踮起脚尖，感觉力量集中于臀部。

建议次数10次

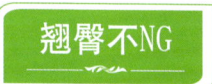

整个过程中身体扭转时要保持重心稳定，呼吸均匀。

第三章 运动瘦身

第十节　排毒减脂瑜伽

如今，大多数人的呼吸浅短而仓促，以为呼吸不过是维持生命的基本体征而已。实际上，深层的呼吸能充分调动肺部通气，增加体内供氧量，消耗体内多余的热量，还可帮助调节人体气血平衡，净化身心。

腹式呼吸

有利于肺部吸入大量的氧气，促进废气的排出。

为身体补充能量，使体内的各个器官恢复活力，产生良好的精神状态。

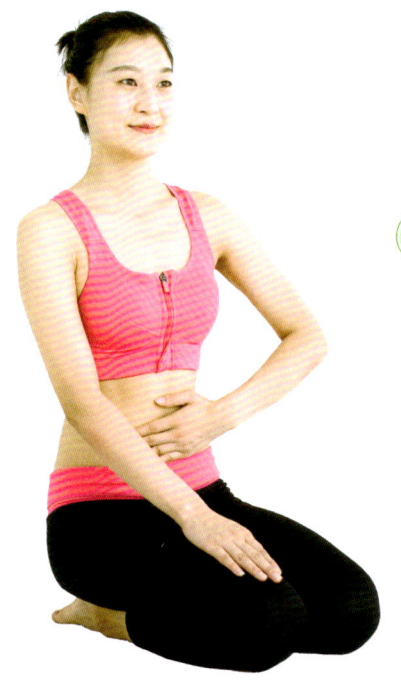

① 跪坐，臀部放在脚后跟上，挺直腰背。左手放在腹部，吸气时嘴巴紧闭，用鼻子将空气深深地吸入身体，进入肺的底部。随着吸气的加深，感觉小腹像气球一样向外鼓起。

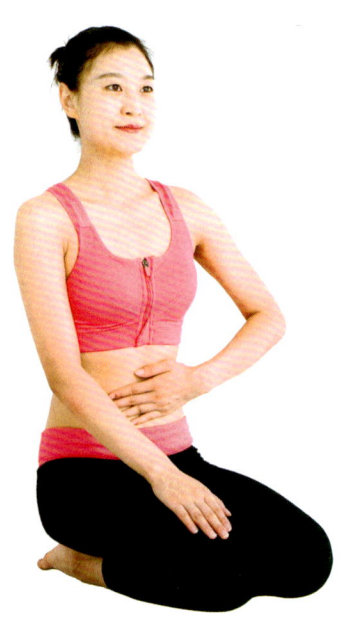

② 呼气时，尽量将气体呼出体外，感觉小腹朝脊柱方向收紧，将肺部的废气排空。

胸式呼吸

有增强胸腔的活力和耐力，增大供氧量，定心安神的功效。
净化体内血液，扩胸润肺，有助于消除不良情绪、缓解压力。

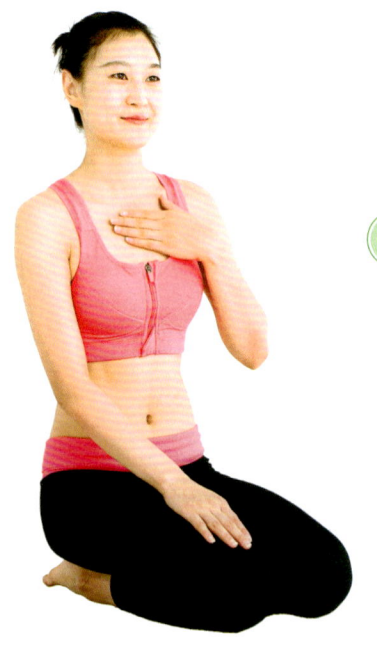

① 双腿跪坐在垫子上，左手放在胸部上方。用鼻子慢慢将空气吸入整个胸部区域，直到左手可明显感觉胸部肋骨在向外扩张和提升，而腹部保持平坦状态。

②　呼气，慢慢将体内的废气排出体外，让胸部随呼气慢慢向下回落，呈现自然放松状态。

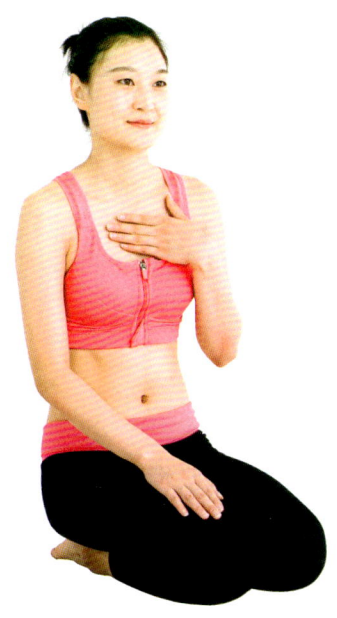

完全式呼吸

增加身体的供氧量，加强心肺功能，提高人体的免疫力，加快新陈代谢的速度，改善体质。

减少患咽炎、支气管炎、哮喘等呼吸系统疾病的风险。

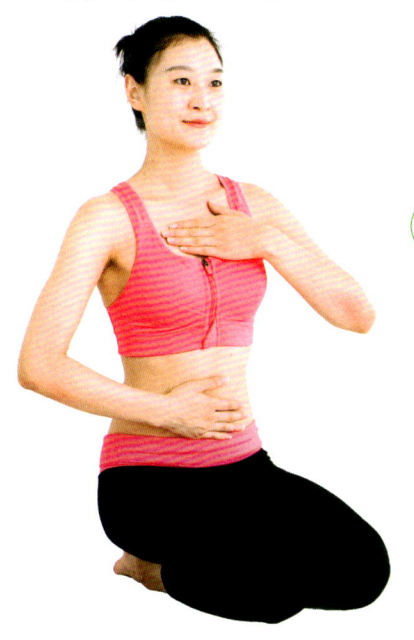

①　跪坐，臀部放在脚后跟上，挺直腰背。左手放在胸部，右手放在腹部。吸气，使腹部鼓起，将肩膀微微上抬，使空气进入胸部，胸部扩张。

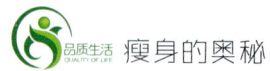 瘦身的奥秘

2 呼气,慢慢地放松肩部和胸部,再放松腹部,尽量收缩腹部的肌肉,将肺内的气体全部排出。

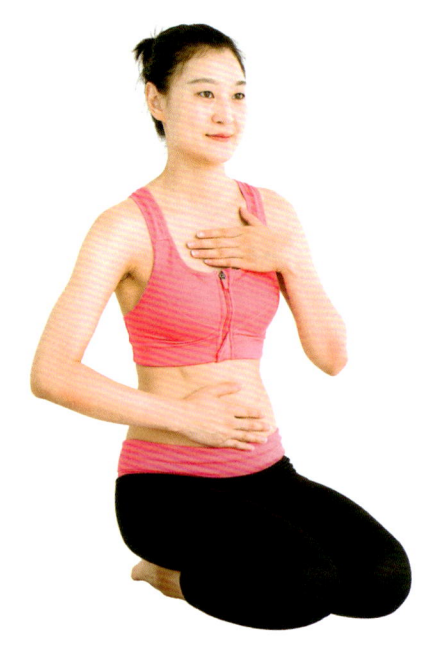

叩首式

促进脸部血液循环,加强脸部新陈代谢,有效去除水肿,改善肤色。减轻头痛、头晕眼花等头部不适症状。

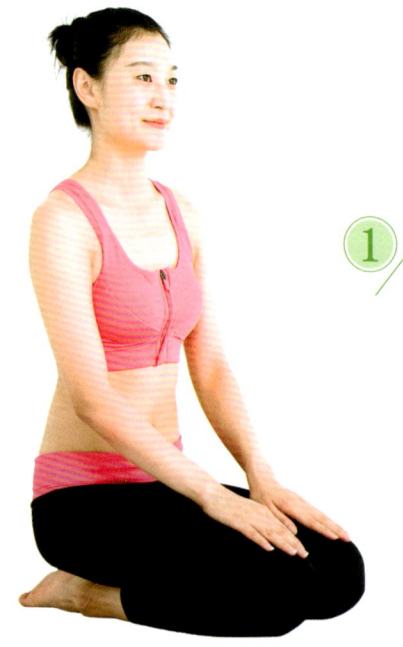

1 采取金刚坐姿,腰背挺直,双手自然垂放于大腿上,眼睛平视前方。

建议次数3次

第三章 运动瘦身

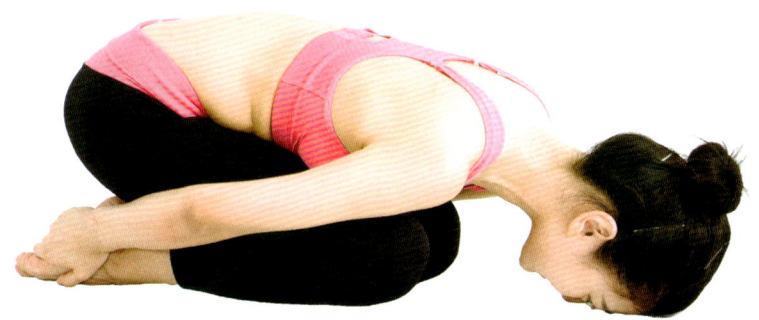

② 吸气,尽量使脊柱向上伸展。呼气,向前屈身,使胸腹部靠近大腿,额头贴于垫面,同时臀部不要离开脚后跟。双手轻轻扶住双脚脚后跟,手臂伸直。

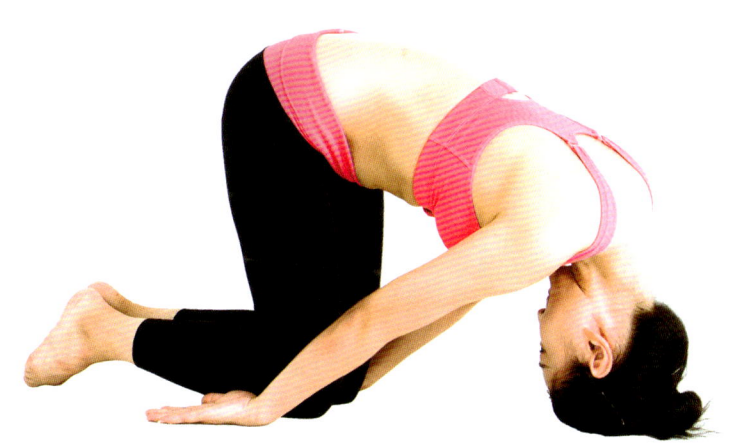

③ 深呼吸,手臂不动,慢慢向上抬高臀部,头部紧挨地面向前移动,头顶贴地,使大腿与地面垂直。双手从脚后跟处移至小腿肚或膝盖处为止。保持姿势30秒,慢慢回到初始姿势。

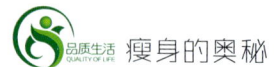

前屈式

身体前屈时血液倒流回脸部，使得脸部血液循环加快，能有效滋养面部，使人脸色红润。

拉伸双腿后侧肌肉，紧实双腿上的肌肉群，让腿部线条更显修长。

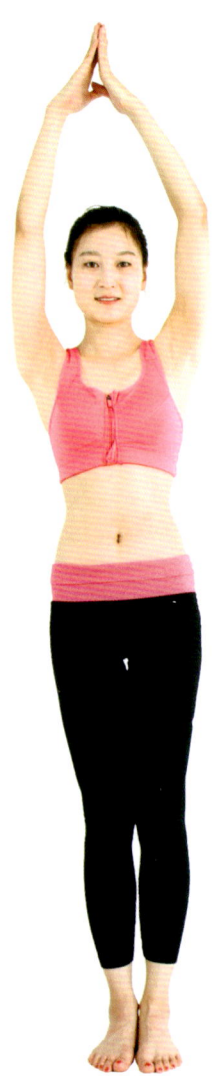

① 站立，双腿伸直、并拢，双臂向上伸展，双手在头顶合十，眼睛平视前方，调整呼吸。

建议次数3次

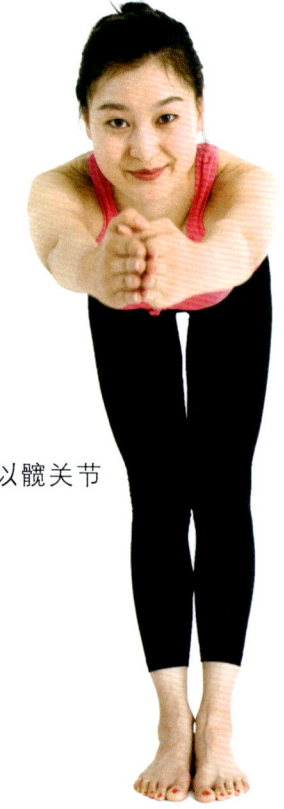

② 深呼吸，呼气时，以髋关节为轴，向前屈上身。

第三章 运动瘦身

③ 身体继续前屈，尽量使胸部和腹部靠近大腿，额头和下巴都贴在腿上。同时双手环抱住两脚踝。保持动作30秒，起身回到初始姿势，并尽力向上伸展脊柱，轻轻抖动双腿，放松休息。

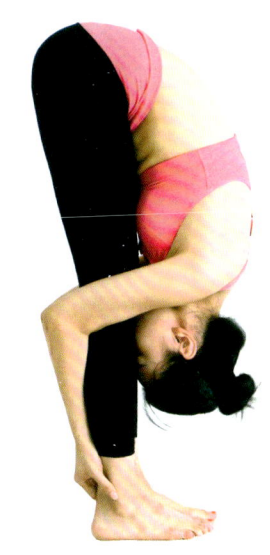

椅上骆驼式

拉伸和挤压颈部的肌肉，使颈部受到锻炼；同时，肩部和胸部得到扩张，伸展肩部的肌肉。

使胸部变得浑圆挺拔，纠正肩膀和脊柱的不良姿态。

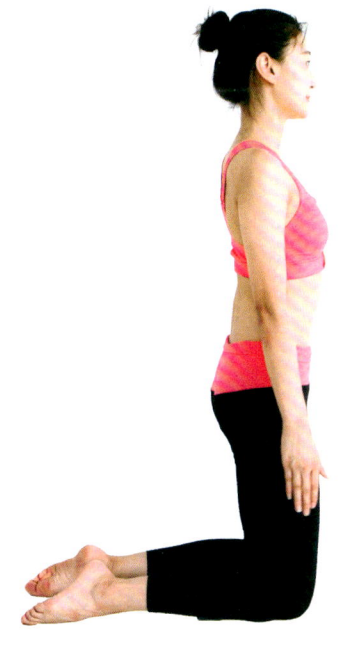

① 双腿跪立于地面，双膝微微打开，以两个拳头的宽度为宜，大腿保持与地面垂直，双手放于身体的两侧。

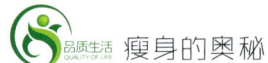

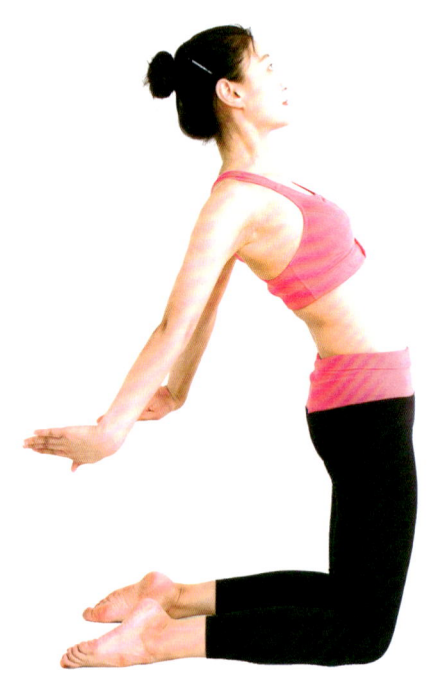

② 吸气，以髋部为轴点，从上背部开始慢慢向后仰，同时向后伸直双臂，使双臂尽可能地舒展。

建议次数2次

③ 推髋向前，屈背向后，直至背部几乎和地面平行，头顶触碰椅子。保持姿势30秒。呼气，运用腰腹的力量，使头部、双臂、上半身依次回到直立状态，放松全身。

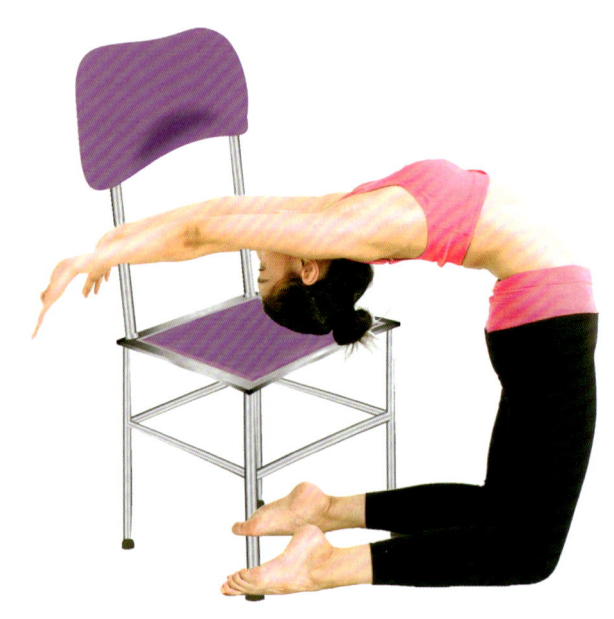

鸽子式

充分伸展颈部、胸部、腰腹部以及腿部的肌肉，滋养脊柱，使身姿更挺拔。促进全身的血液循环，同时加强新陈代谢，有助于缓解身体疲劳、恢复精神。

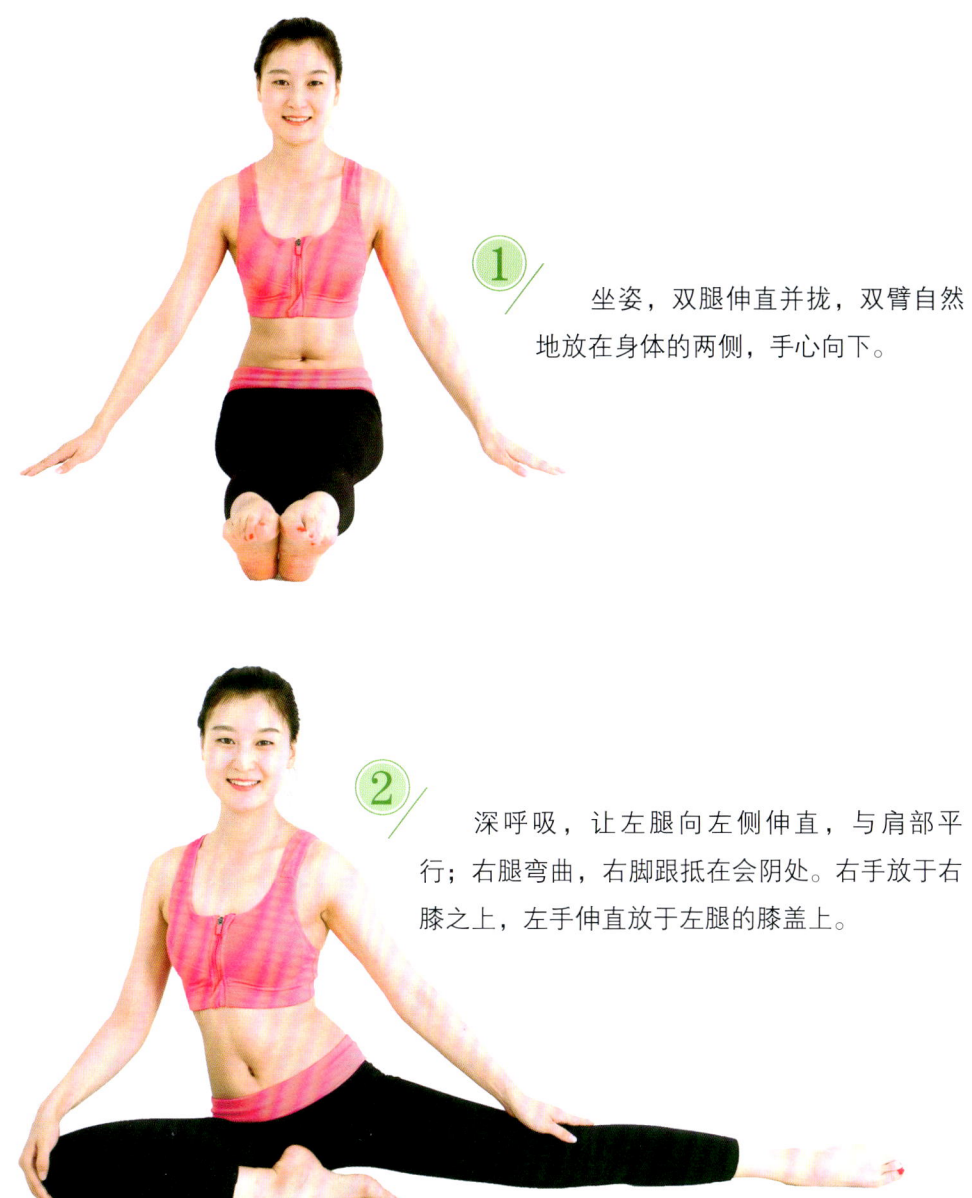

① 坐姿，双腿伸直并拢，双臂自然地放在身体的两侧，手心向下。

② 深呼吸，让左腿向左侧伸直，与肩部平行；右腿弯曲，右脚跟抵在会阴处。右手放于右膝之上，左手伸直放于左腿的膝盖上。

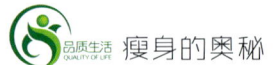

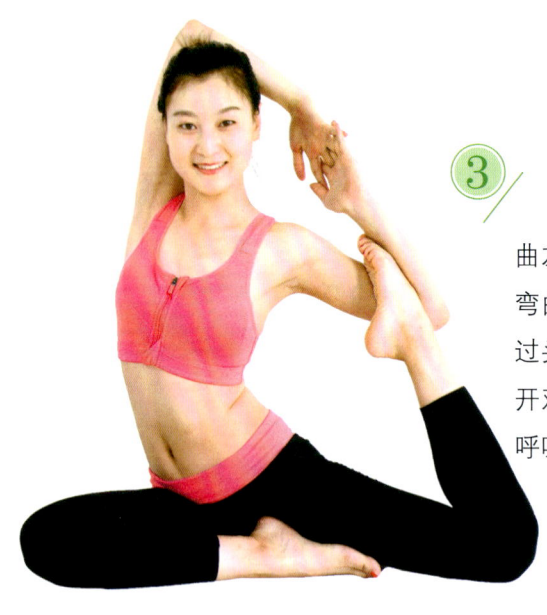

3 吸气,上半身稍微向右转。向上弯曲左腿,大腿前侧和膝盖着地,左手臂弯曲,用手肘内侧揽住左脚背,右手绕过头顶与左手相扣。保持姿势15秒。松开双手,慢慢地放下双手和左脚。调整呼吸,换另一侧重复动作。

> 左右腿轮换,重复3次

坐山式

扩展胸肌,有效防治胸部下垂、外扩等不良状况,有利于消除腋下堆积的赘肉,使胸部曲线更加迷人。

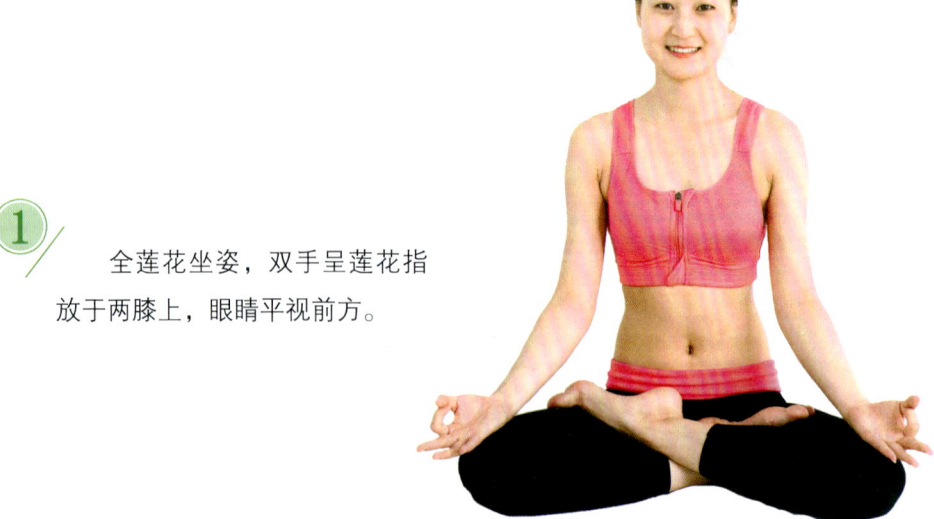

1 全莲花坐姿,双手呈莲花指放于两膝上,眼睛平视前方。

② 抬起双臂，十指在胸前交叉相握。吸气，双臂向上伸直，高举过头顶，手掌翻转，掌心朝上，将双臂向后、向上伸展。头部向后仰，眼睛望向手背。

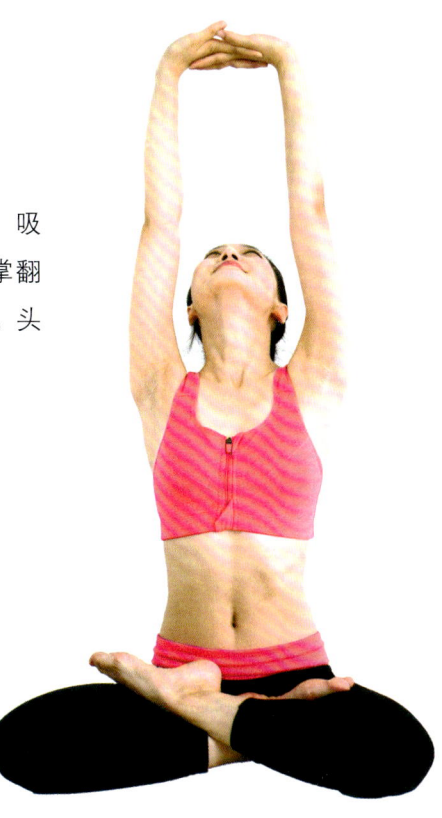

建议次数2次

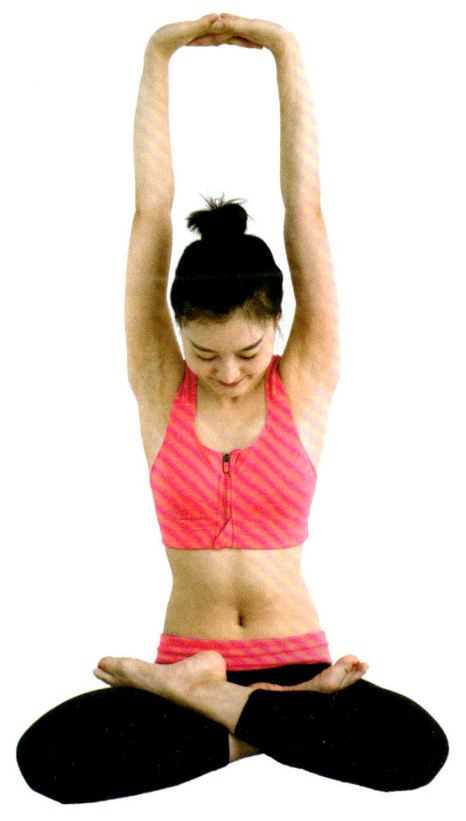

③ 呼气，低头，让下巴尽量靠近锁骨，保持5～10秒，均匀地呼吸，头部慢慢地还原，回到初始姿势。

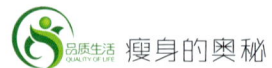 瘦身的奥秘

云雀式

胸部得到伸展和扩张，对于减少腋窝附近的赘肉和消除副乳均有一定功效。促进全身的血液循环，恢复正常的新陈代谢，改善手脚冰凉的寒性体质。

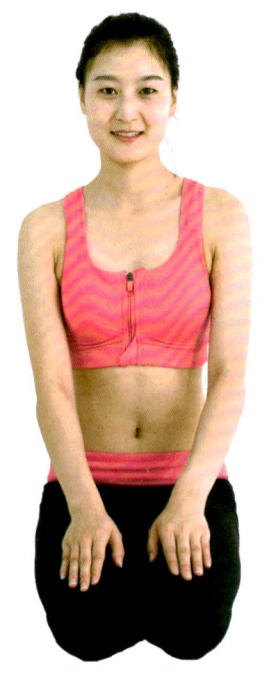

① 金刚坐姿，腰背挺直，双手自然地放在大腿上，眼睛平视前方。

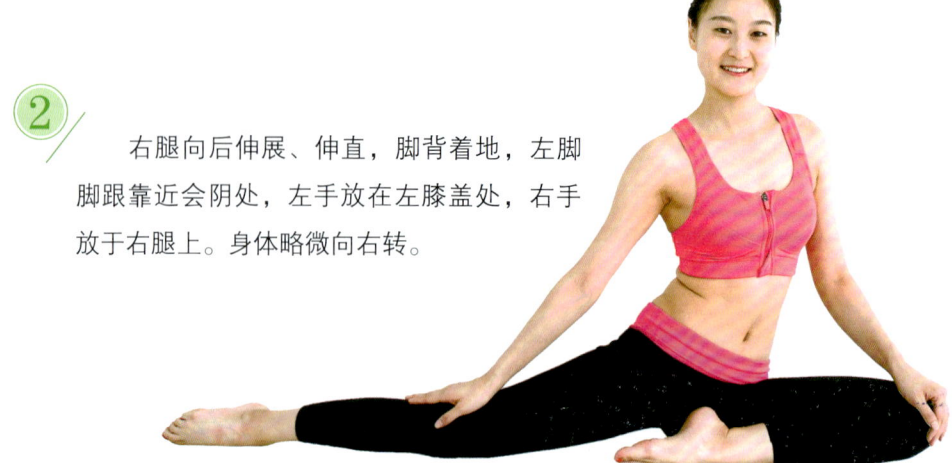

② 右腿向后伸展、伸直，脚背着地，左脚脚跟靠近会阴处，左手放在左膝盖处，右手放于右腿上。身体略微向右转。

第三章 运动瘦身

左右腿轮换，重复3次

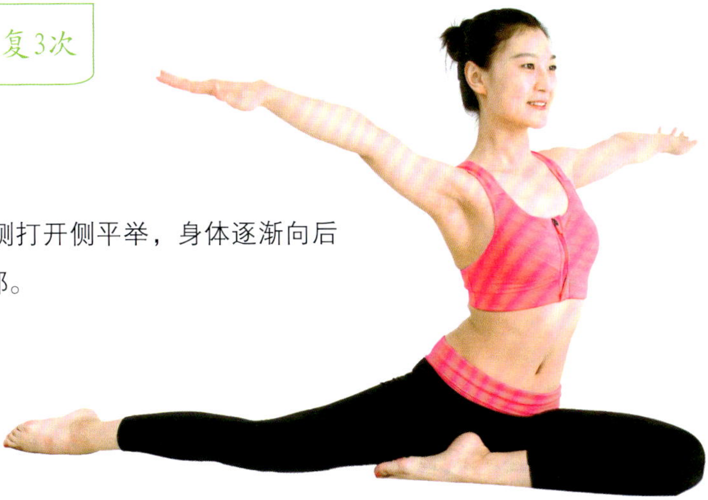

③ 双手向两侧打开侧平举，身体逐渐向后伸展，扩展胸部。

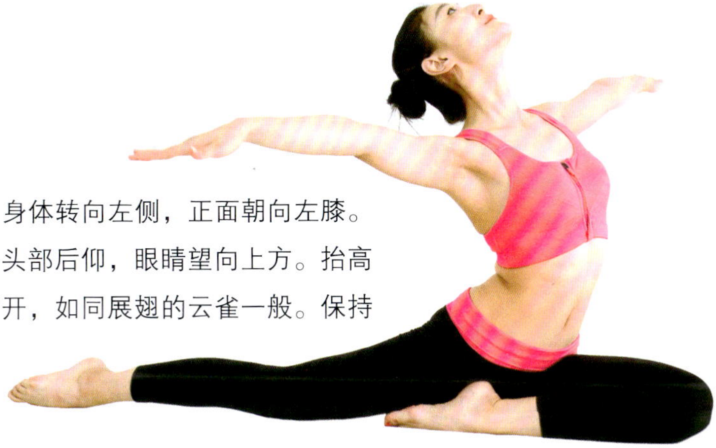

④ 调整呼吸，身体转向左侧，正面朝向左膝。将骨盆向前推，头部后仰，眼睛望向上方。抬高手臂尽量向后打开，如同展翅的云雀一般。保持姿势30秒。

⑤ 手臂慢慢还原，上半身渐渐向前倾，使胸腹部靠近左小腿。前臂交叠放于左膝前的地面，放松全身，换另一侧重复动作。

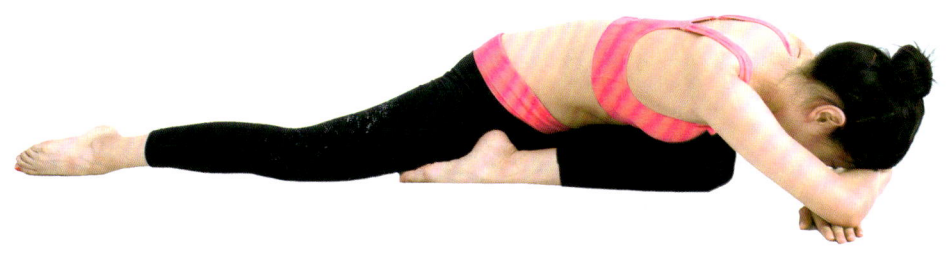

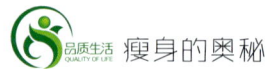

脊柱扭转式

柔软和滋养脊柱,加强脊柱柔韧性,纠正因脊柱歪斜而造成的腰背酸痛,以及弯腰驼背等不良体态。

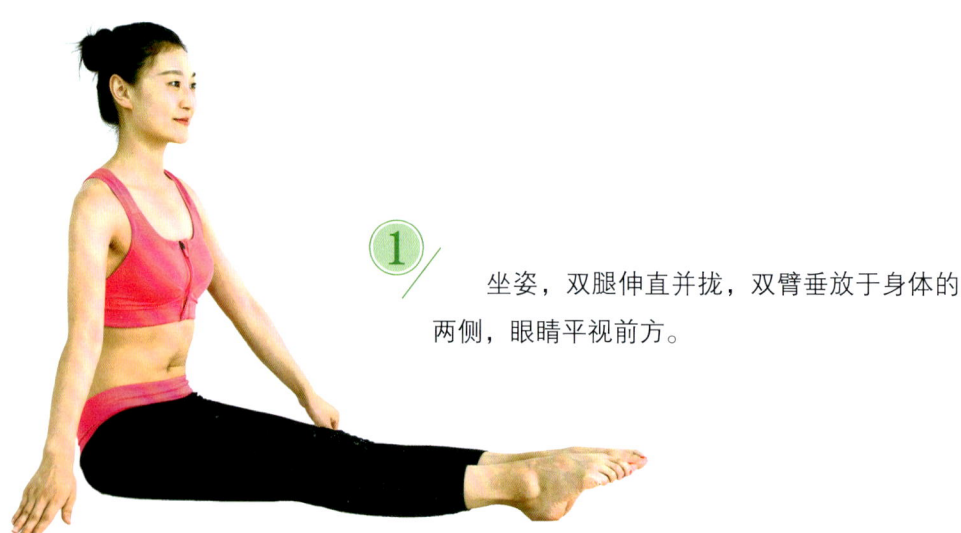

① 坐姿,双腿伸直并拢,双臂垂放于身体的两侧,眼睛平视前方。

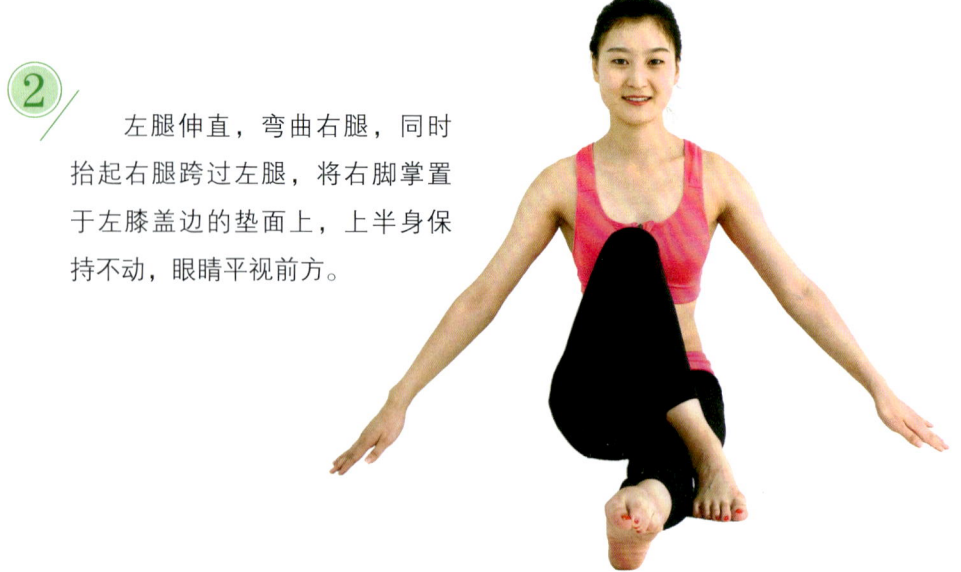

② 左腿伸直,弯曲右腿,同时抬起右腿跨过左腿,将右脚掌置于左膝盖边的垫面上,上半身保持不动,眼睛平视前方。

第三章 运动瘦身

两侧轮换，重复3次

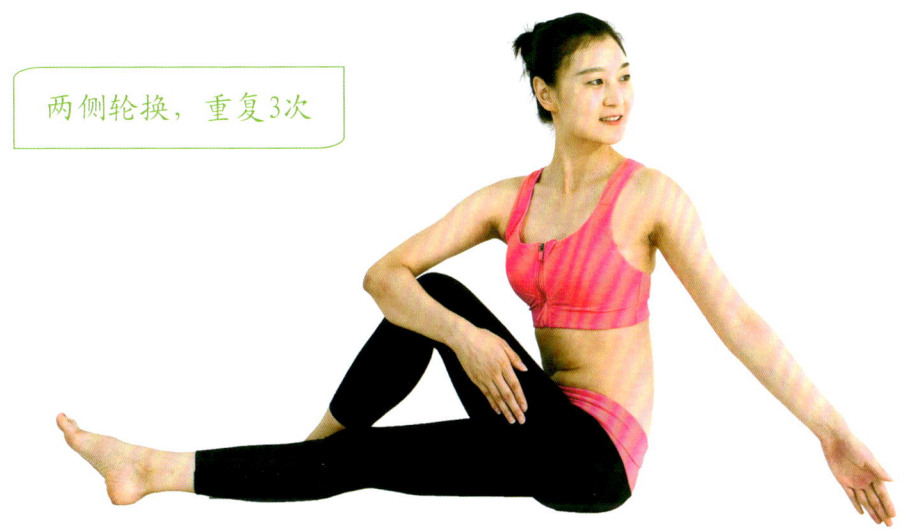

③ 吸气，抬高右臂，右手环抱左膝盖。移动左手到臀部后方左侧的垫面上，同时向左扭动头部，使眼睛望向左方。保持动作30秒。

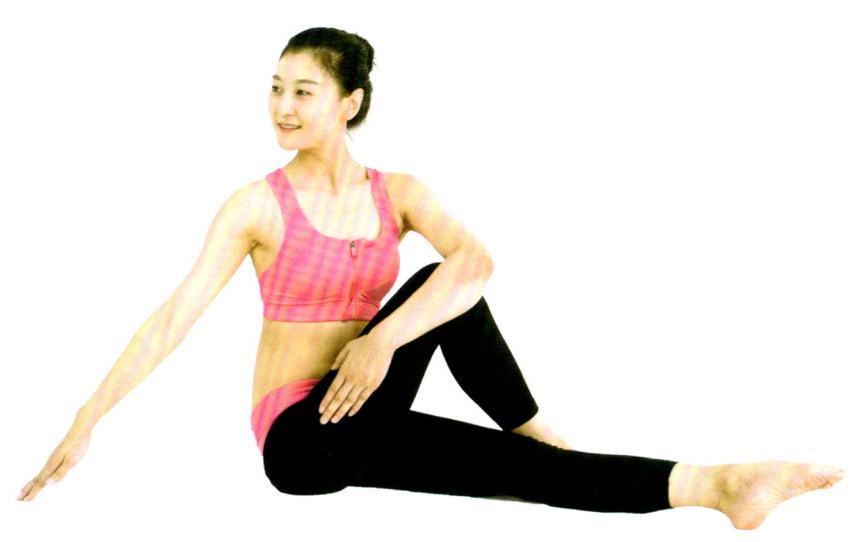

④ 松开双臂和左腿，慢慢回到初始姿势。换另一侧重复动作。

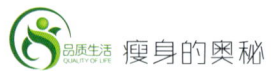

桥 式

有效拉伸脊柱，锻炼脊柱的柔韧性，缓解脊柱的紧张感和僵硬感。

刺激胃肠及肾脏的功能，排出体内多余水分，解决便秘问题，减轻水肿。

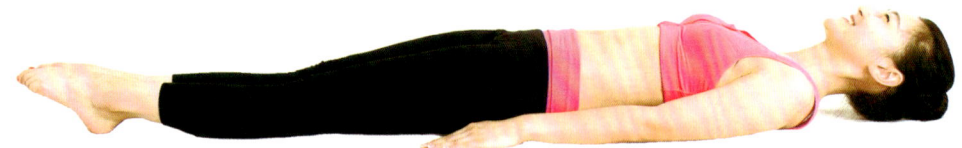

① 仰卧，双腿伸直并拢，双臂自然地放在身体的两侧，掌心朝下。

重复次数2次

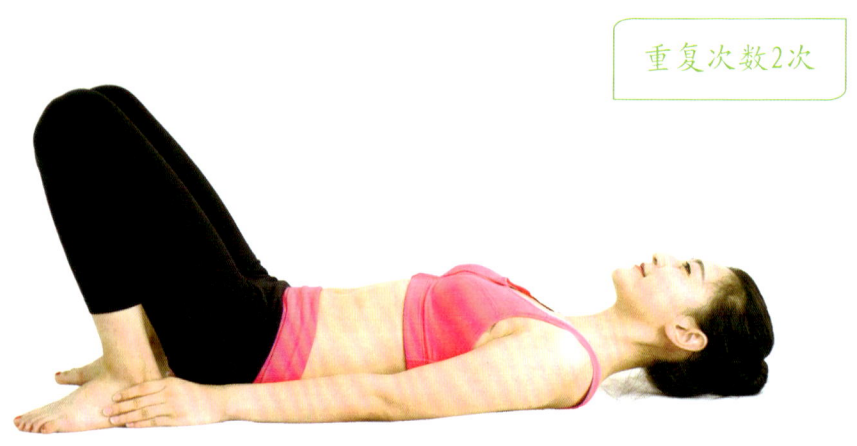

② 弯曲双膝，双脚脚跟尽量靠近臀部，保持呼吸均匀。

第三章 运动瘦身

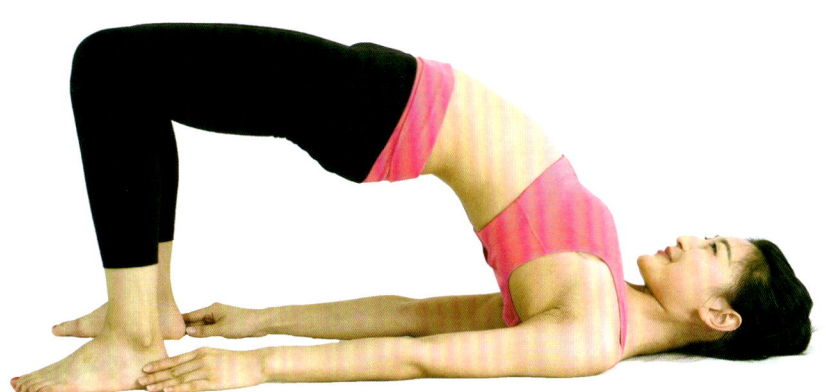

③ 吸气,双手握住双脚脚后跟,收紧腰腹部,依次抬高大腿、臀部、腰腹和背部,直至大腿和地面平行,整个身体呈拱桥状,头部不动。保持动作30秒。

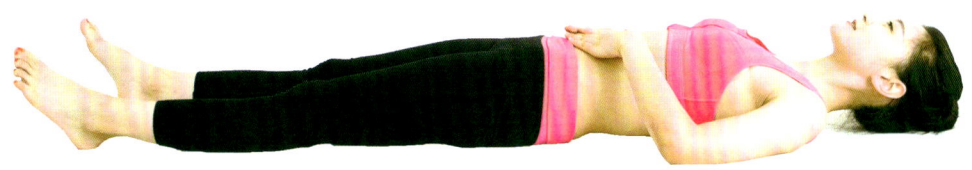

④ 调整呼吸,慢慢将腰背部和臀部依次放回地面,双手按摩腹部,放松全身。

重复次数2次

单腿交换伸展式

加强腹部的血液循环，强化腹腔内脏器的功能，促进新陈代谢，清除腹部代谢废物。

拉伸和紧实背部和腿部的肌肉。

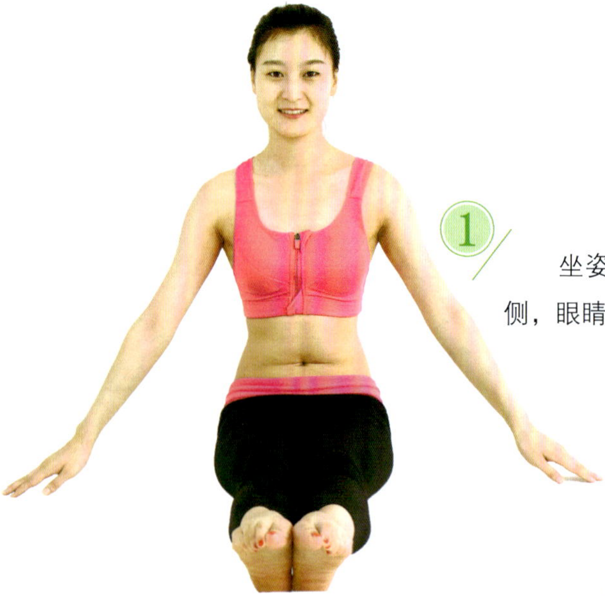

① 坐姿，双腿伸直并拢，双臂垂于体侧，眼睛平视前方。

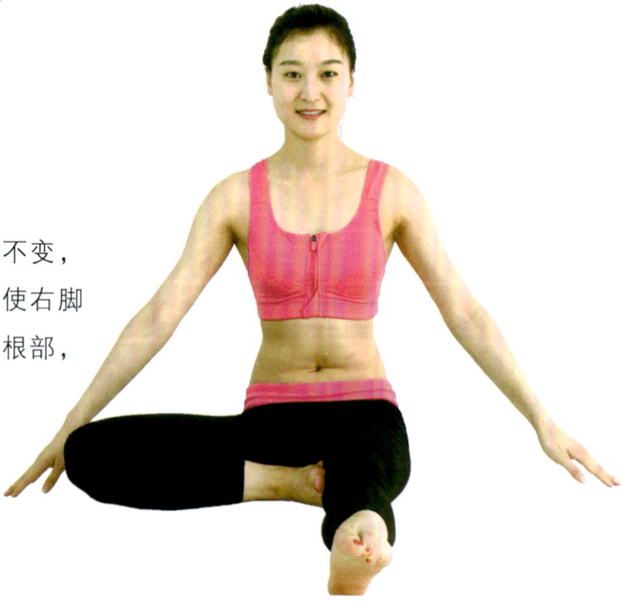

② 左腿保持伸直姿势不变，右腿弯曲与地面平行，使右脚脚心靠近左大腿内侧的根部，保持身体平衡。

第三章　运动瘦身

左右腿轮换，重复3次

③ 吸气，双臂向上伸展，双手在头顶上方合十，调整呼吸。

④ 呼气，上半身缓慢地向下俯，依次让腹部、胸部、下巴和额头都贴在左侧大腿上。双臂伸直放于左腿两边的垫面上。

⑤ 保持姿势30秒，依次恢复上身，放松腿部，轻轻揉捏腿部、按摩腰腹。之后换右腿重复练习。

双腿背部伸展式

按摩腹内器官，对肠胃、肾脏及生殖器官都有强化作用，促进消化功能，改善便秘状况。

拉伸腿部，加强膝关节柔韧性，缓解压力和紧张的情绪，尽快恢复精神和活力。

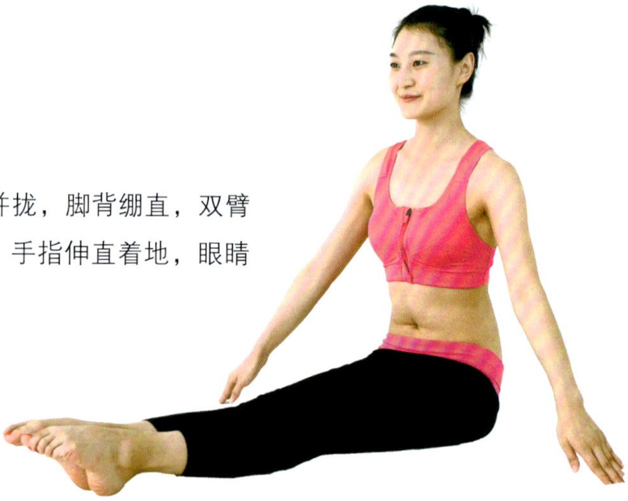

① 坐姿，双腿伸直并拢，脚背绷直，双臂伸直斜放于身体两侧，手指伸直着地，眼睛平视前方。

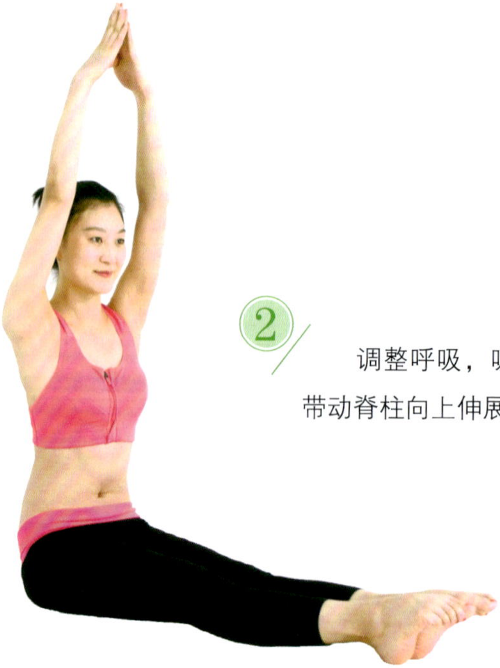

② 调整呼吸，吸气时，将腰背挺直，双臂向上伸直，带动脊柱向上伸展，双手在头顶上方合十。

第三章 运动瘦身

③ 呼气,向前俯身,放下双臂,双手分别抓住两脚的脚尖,眼睛看向脚尖。

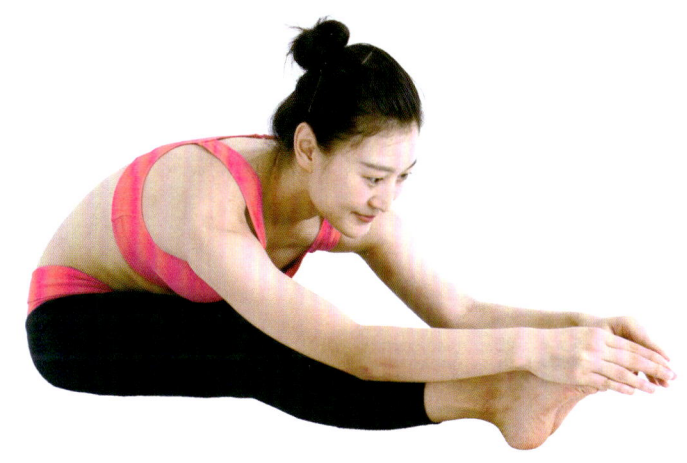

④ 吸气,弯曲双肘,肘关节朝外。呼气时,上半身向腿部靠拢,伸直颈部,使脸部、胸部和腹部尽量贴到腿部,双手分别从脚的外侧抱住脚掌。保持姿势30秒。缓慢抬起上半身,恢复到初始姿势,放松全身。

重复3次

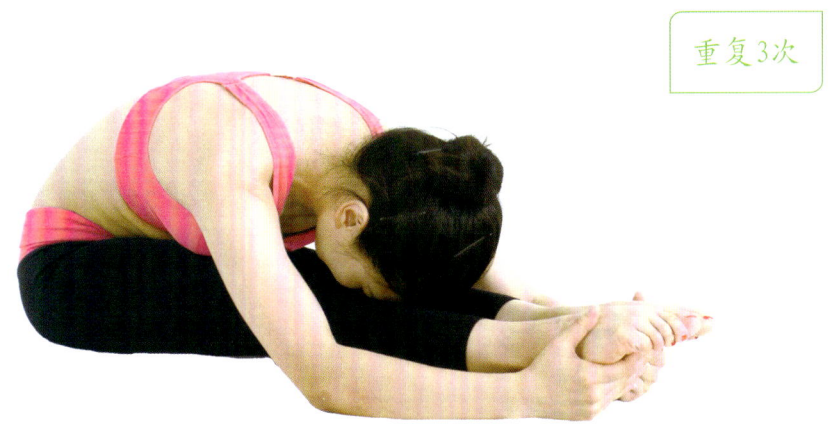

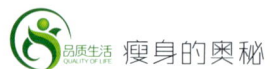

风吹树式

消除腰部两侧多余的脂肪,有效地收紧侧腰,使腰部的线条更加纤细。对手臂有一定的拉伸作用,能够增加身体的平衡性和关节的柔韧性。

① 站立,挺直腰背,双臂自然地垂放于身体两侧,眼睛平视前方。

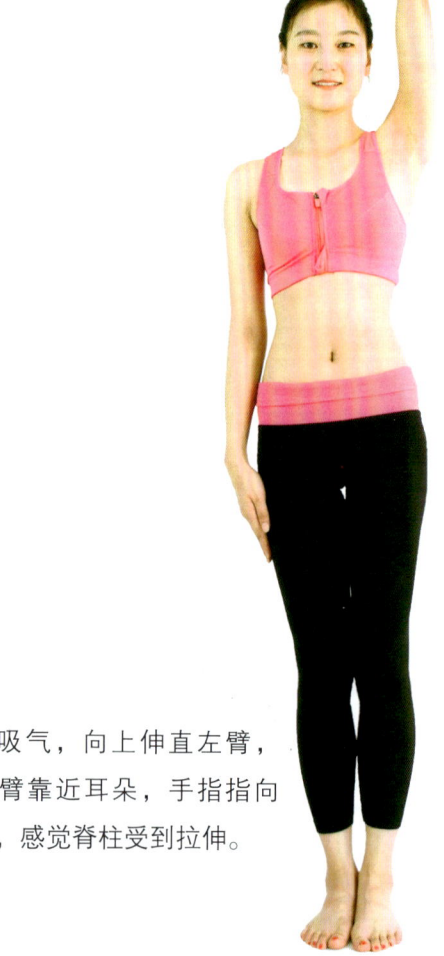

② 吸气,向上伸直左臂,左上臂靠近耳朵,手指指向天空,感觉脊柱受到拉伸。

第三章 运动瘦身

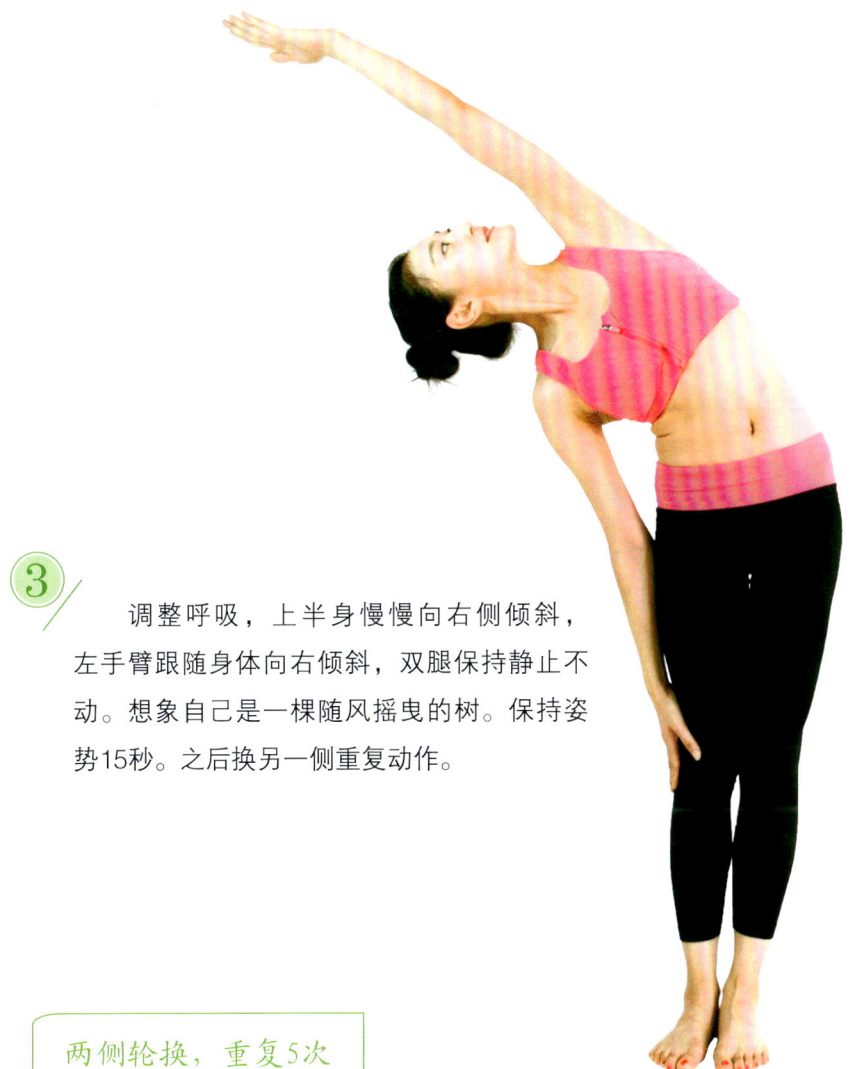

③ 调整呼吸，上半身慢慢向右侧倾斜，左手臂跟随身体向右倾斜，双腿保持静止不动。想象自己是一棵随风摇曳的树。保持姿势15秒。之后换另一侧重复动作。

两侧轮换，重复5次

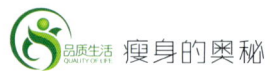

加强侧伸展式

拉伸、挤压腹部，减少腰腹的赘肉；紧致脊柱附近肌肉群，让腰背部曲线更加明显。

扩张胸腔，使胸部变得更为强健，有效预防胸部下垂，纠正不良体态。

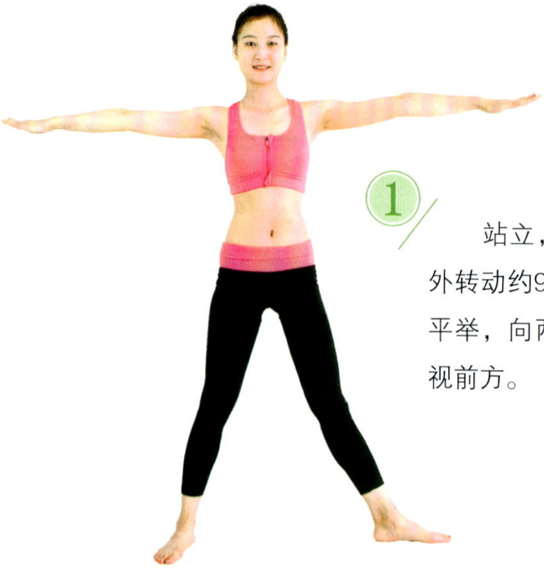

1. 站立，双脚分开至两肩宽。左脚脚尖向外转动约90°，右脚脚尖稍微内收。双臂侧平举，向两侧尽量伸展，掌心向下，眼睛平视前方。

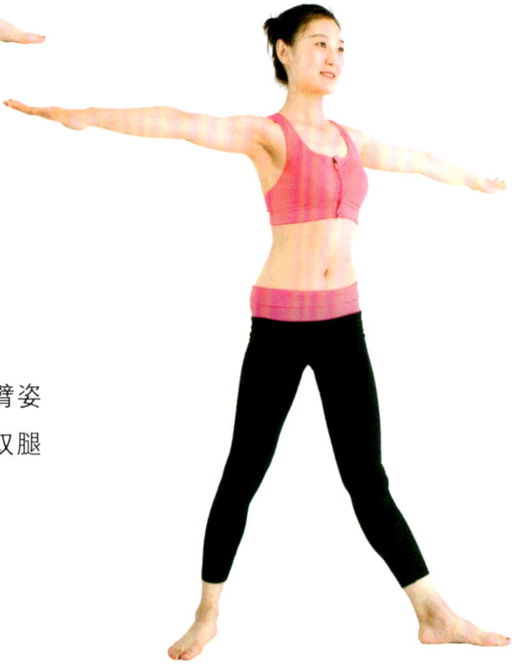

2. 上身向左转动90°，手臂姿势随身体转动，挺直腰背，双腿保持绷紧的状态。

第三章　运动瘦身

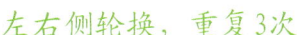

左右侧轮换，重复3次

③ 双肘向后弯曲，双手在背后合十，贴于背部，指尖朝上，上半身慢慢向前倾。

④ 呼气，上半身继续俯身向前，直到头部完全贴合在膝盖上，胸部和腹部也贴于大腿。

⑤ 保持动作30秒，松开双手，移动双腿恢复山式站立姿势，轻轻抖动双腿休息。之后换另一侧重复动作。

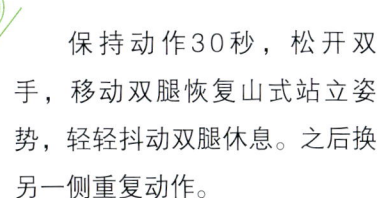

第十一节 魔术纤体瑜伽

深呼吸，让你轻松自在地舒展身体；坐、卧、躺充分燃烧腰腹部脂肪，让你由内而外地拥抱健康；伸展练习，充分舒展关节、拉伸肌肉。

鹅鱼式

促进脊柱区域的血液循环，消除身体的疲劳感，恢复神清气爽的精神状态，为身体重新注入活力。

拉伸背部肌肉群，有效矫正脊柱关节的错位现象，让身姿挺拔。

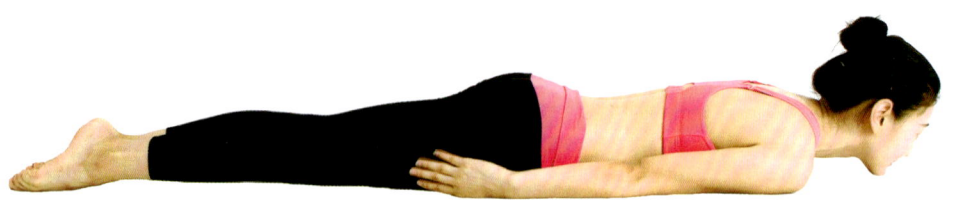

① 俯卧，双腿伸直并拢，脚背着地，双臂自然放于身体的两侧，下巴点地。

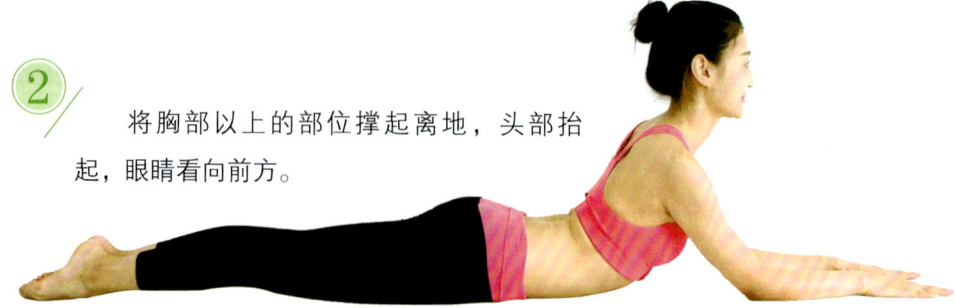

② 将胸部以上的部位撑起离地，头部抬起，眼睛看向前方。

③ 深呼吸几次，呼气时，弯曲双肘，双手撑住胸部两侧的地面，保持20秒。

重复3次

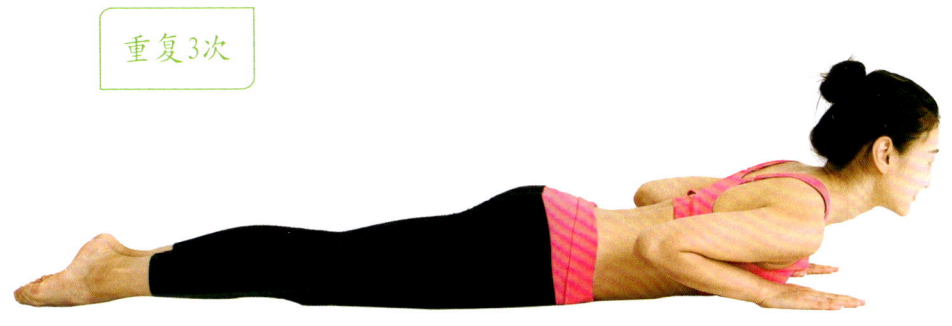

④ 腿部保持不动，吸气，手肘在胸前并拢着地，两手腕相对，两手手掌尽量向两侧分开，将下巴枕在手掌之间，调整呼吸，放松全身。

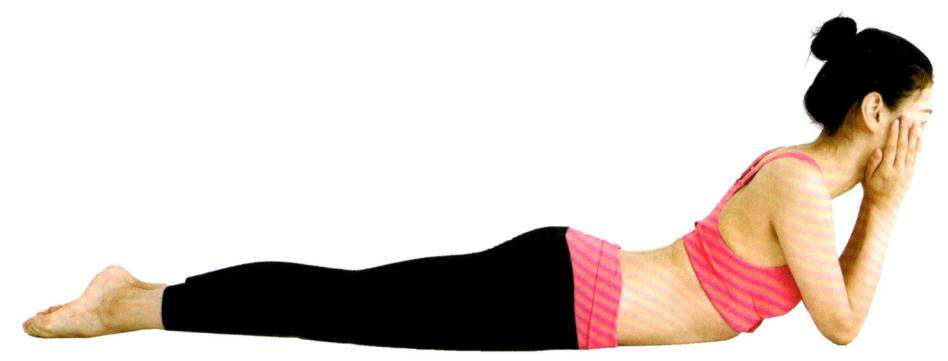

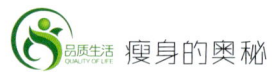

倒立三角式

促进血液循环,滋养全身,紧致肌肉,增强活力。
滋养头皮和发根,改善发质,防止脱发。

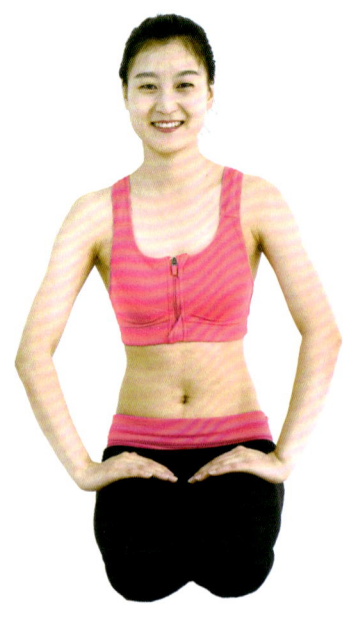

① 跪坐,双脚并拢,臀部放于脚后跟上,双手自然地放于大腿之上。

重复2次

② 调整呼吸,上半身向前俯身,前额触地,双肘弯曲,双手置于头部两侧,手掌撑地。

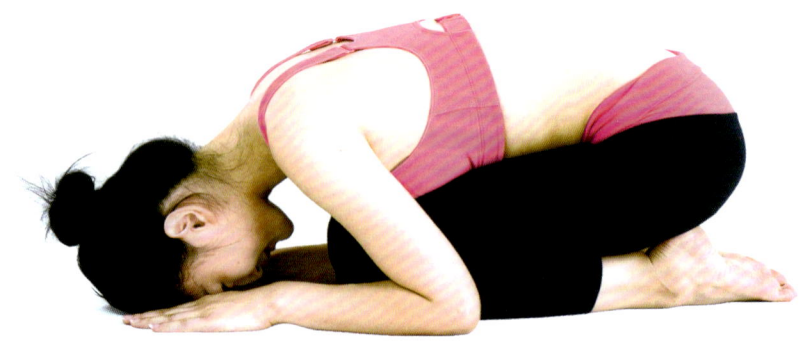

第三章 运动瘦身

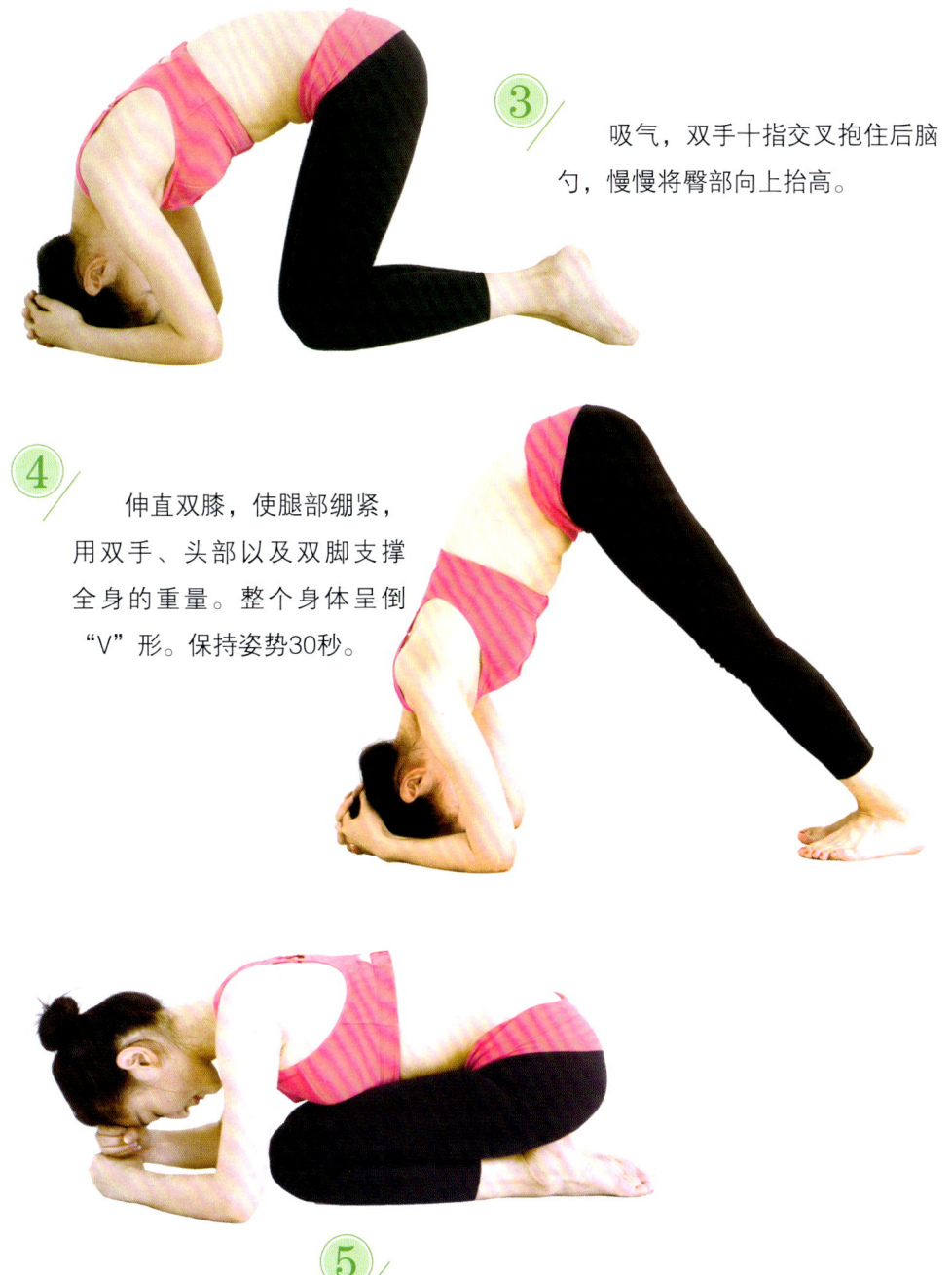

③ 吸气,双手十指交叉抱住后脑勺,慢慢将臀部向上抬高。

④ 伸直双膝,使腿部绷紧,用双手、头部以及双脚支撑全身的重量。整个身体呈倒"V"形。保持姿势30秒。

⑤ 弯曲双膝,臀部坐回到脚跟上,双肘及前臂着地,双手握成空心拳,上下叠放在一起。将额头枕在拳眼上,放松全身,并慢慢回到初始姿势。

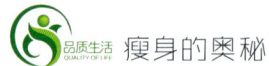

品质生活 瘦身的奥秘

脚尖式

锻炼全身的多个部位，消除包括小臂、腿部在内各部位的脂肪，使体态变得优雅。

通过刺激脚底穴位，促进全身的血液循环，滋养神经，对面部有养护作用。

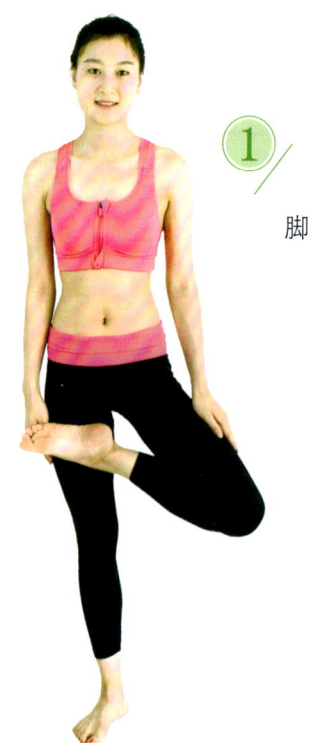

① 挺直站立，弯曲左膝，左脚置于右大脚外侧的根部，脚掌朝外。双手自然垂放在身体两侧，眼睛平视前方。

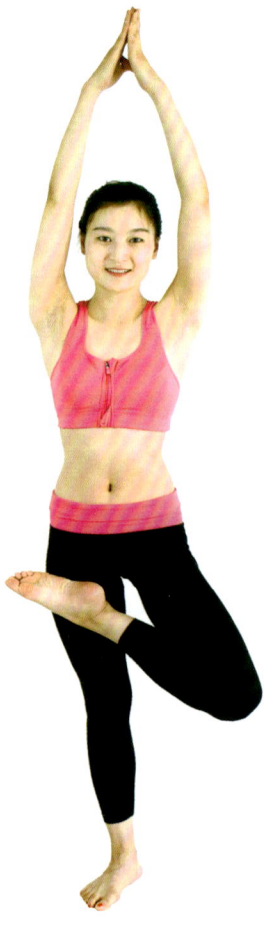

② 双臂向上伸展，双手在头顶合十，挺直腰背，使脊柱得到拉伸。保持姿势呼吸2次。

第三章 运动瘦身

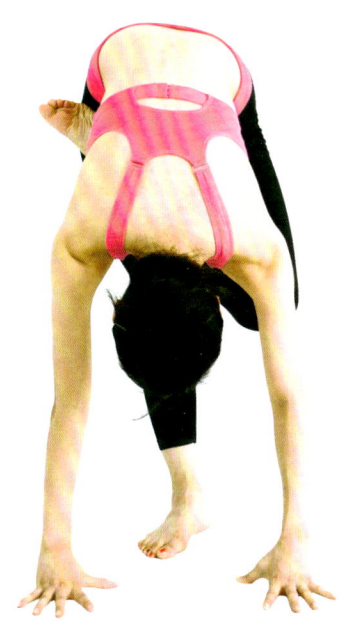

③ 双手松开,上半身向前弯曲,双手落在右脚前的地面上,十指张开撑地。

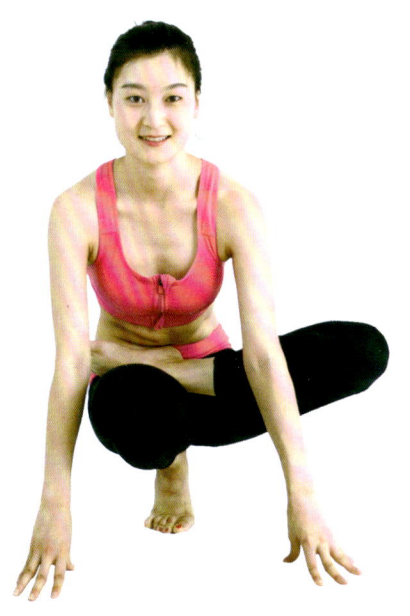

④ 臀部慢慢往下蹲,直到弯曲的左腿与地面平行,踮起脚尖。调整呼吸,寻找身体的重心,保持平衡。

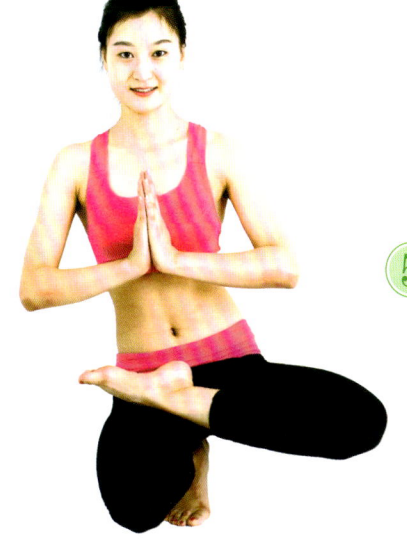

重复2次

⑤ 双手在胸前合十,保持3~5个呼吸的时间,放松全身。换另一条腿重复动作。

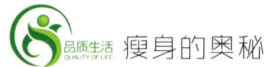

球上美人鱼式

可有效伸展腰腹部、胸部、颈部和肩膀处肌肉群,提高全身细胞代谢率。按摩腹腔内的脏器,提高肝脏和肾脏的排毒功能,提高身体平衡性。

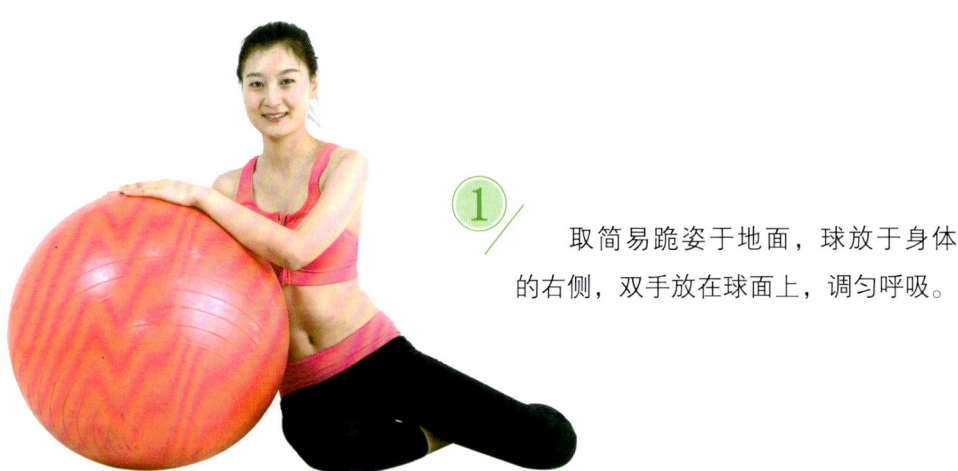

① 取简易跪姿于地面,球放于身体的右侧,双手放在球面上,调匀呼吸。

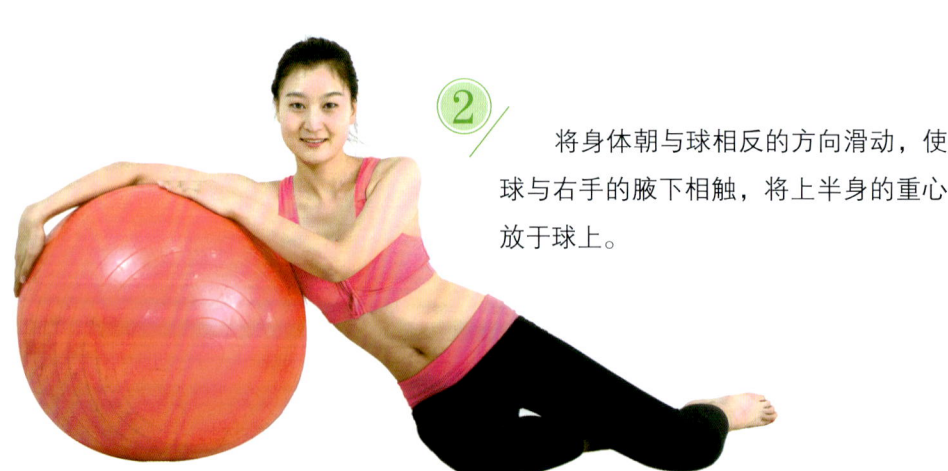

② 将身体朝与球相反的方向滑动,使球与右手的腋下相触,将上半身的重心放于球上。

第三章 运动瘦身

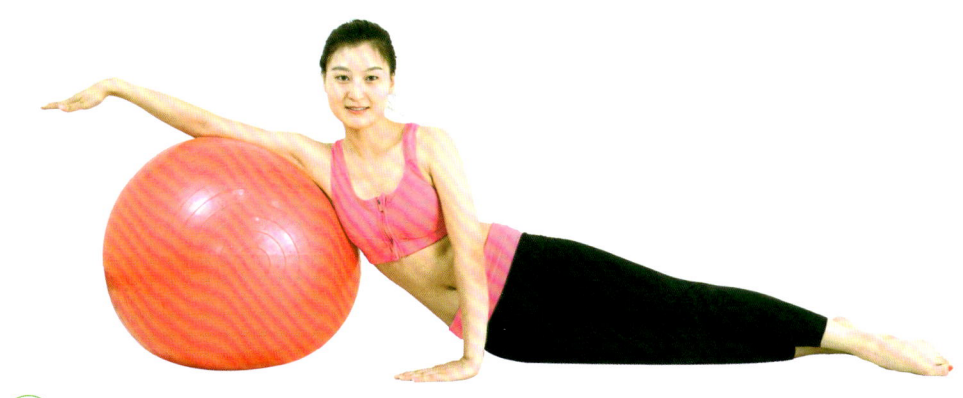

③ 吸气,将右臂伸直,左手放于腹前的地面上,双腿绷直并拢。保持动作10秒。

重复3次

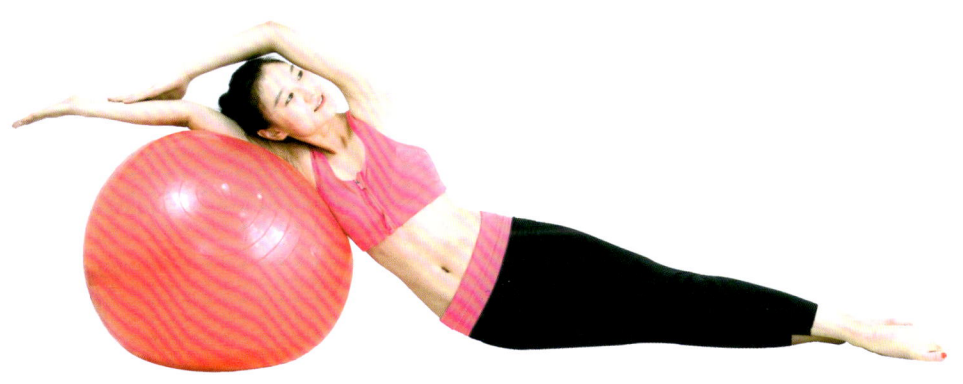

④ 呼气,左臂向上伸展,用左手去触碰右手,右上臂和腋下位置支撑在球上,使颈椎、胸椎得到彻底的锻炼。将下巴抬高,眼睛望向上方。保持动作30秒。

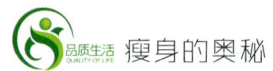 瘦身的奥秘

后仰式

脊柱得到伸展，增加脊柱关节的柔韧性，使身姿挺拔纤直，仪态更加优美。有效地拉伸面部和颈部的肌肉，紧致双臂和双腿，有助于美化四肢。

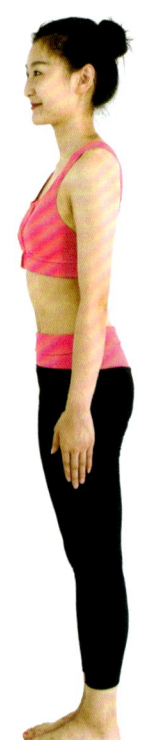

① 山式站立，双腿并拢、伸直，挺直腰背，双手自然地垂放在身体的两侧，均匀呼吸。

② 头部向后仰，尽量使后脑勺触碰到颈椎，保持30秒。

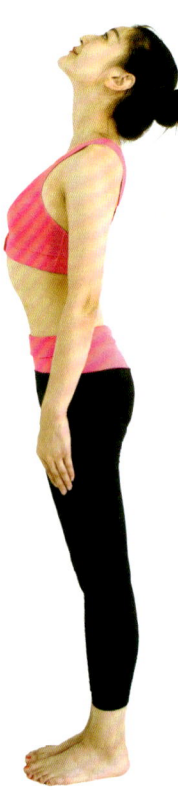

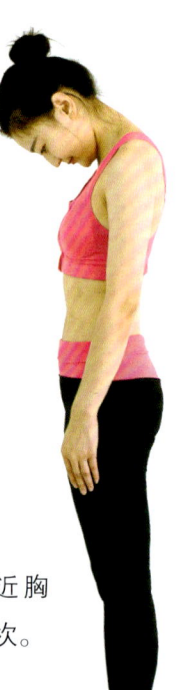

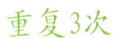
重复3次

③ 向前低头，用下巴去靠近胸骨。重复后仰前倾头部的动作3次。

第三章 运动瘦身

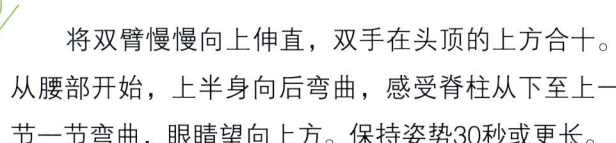

④ 将双臂慢慢向上伸直,双手在头顶的上方合十。从腰部开始,上半身向后弯曲,感受脊柱从下至上一节一节弯曲,眼睛望向上方。保持姿势30秒或更长。

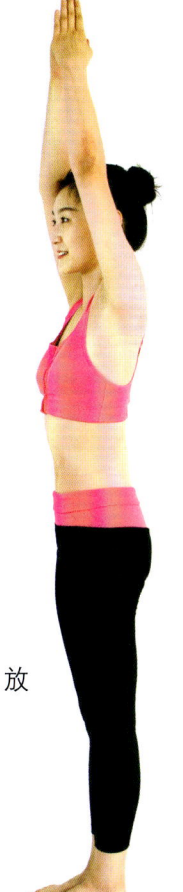

⑤ 从腰部开始,将脊柱一节一节收回,回到初始姿势,放松全身。

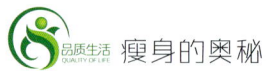

清凉呼吸

加强脾脏和肝脏的活动,帮助清除毒素,同时提高消化功能。

肺部的废气被尽量地排出,具有降温、提神、醒脑的作用,心绪因此而变得宁静。

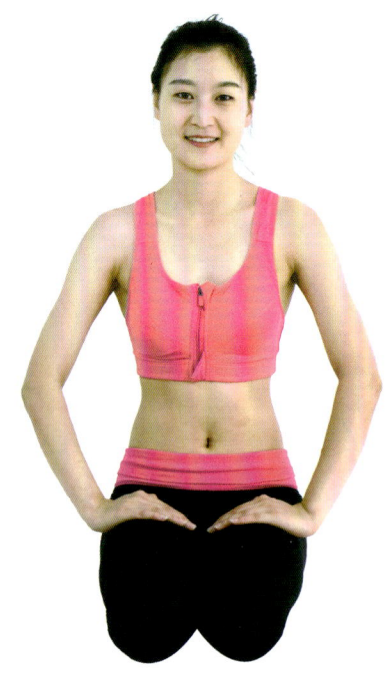

① 金刚坐姿,保持腰背挺直,双手自然地放于两腿上。

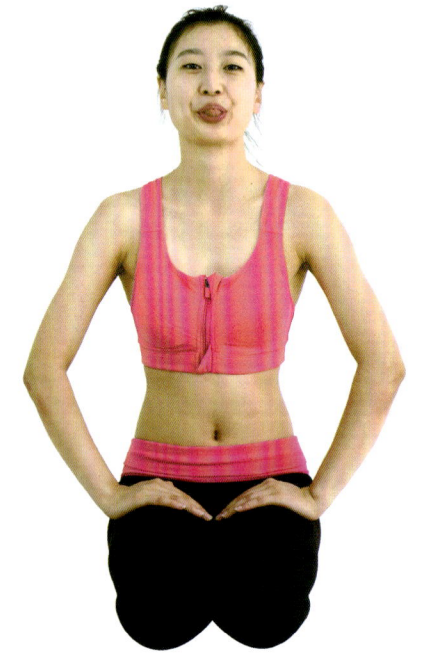

② 微微抬头,将嘴张开,吐出舌头,舌头卷成管状。

第三章 运动瘦身

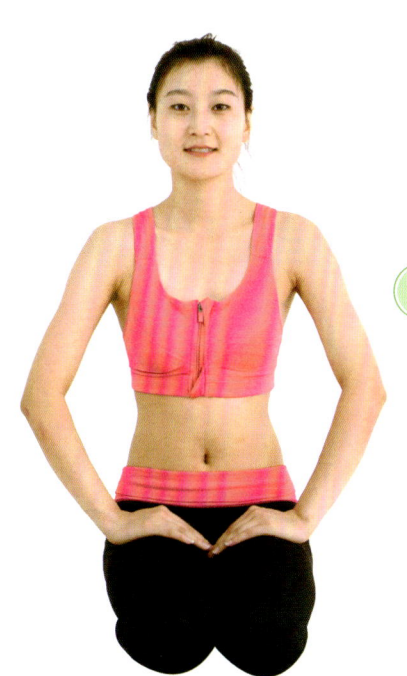

③ 吸气,让空气流经舌头,沿着气管向下吞送。收回舌头,发出"咝咝"的声音。

④ 稍稍低头,闭上嘴巴,屏息几秒。闭上眼睛,通过鼻腔缓慢而均匀地呼吸。反复进行25～50次,慢慢地放松全身。

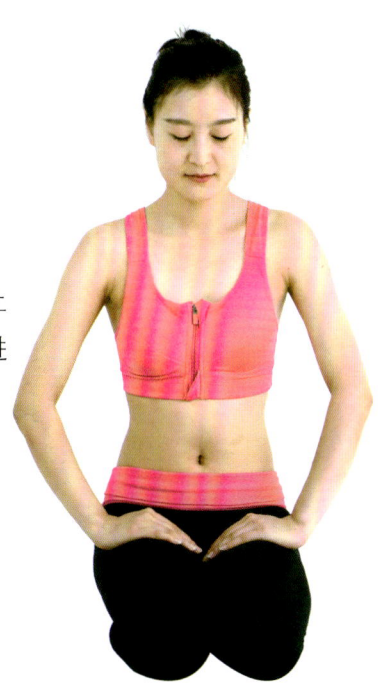

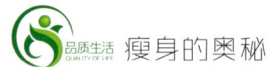

龟 式

调节自主神经,缓解精神紧张和烦躁不安,提高身体代谢率。

促进脸部血液循环,增加肩关节的柔韧性,消除颈肩部位的僵硬,预防颈椎病的发生,消除腹部多余脂肪,收紧腹部。

① 坐姿,双腿伸直、并拢,双手自然地放在身体的两侧,挺直腰背,均匀呼吸。

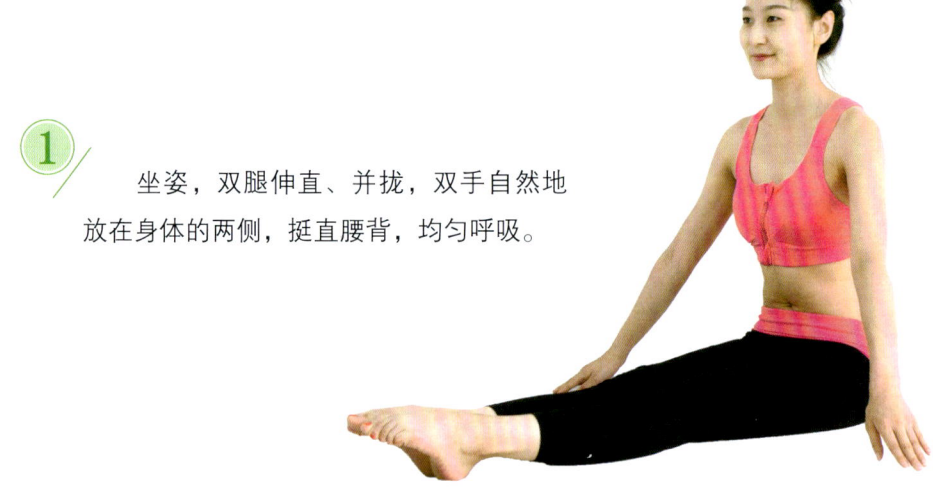

② 双脚保持并拢,弯曲双膝,双腿向外侧打开。右臂从右腿内侧向外伸出,左臂从左腿内侧向外伸出,分别握住双脚脚踝。

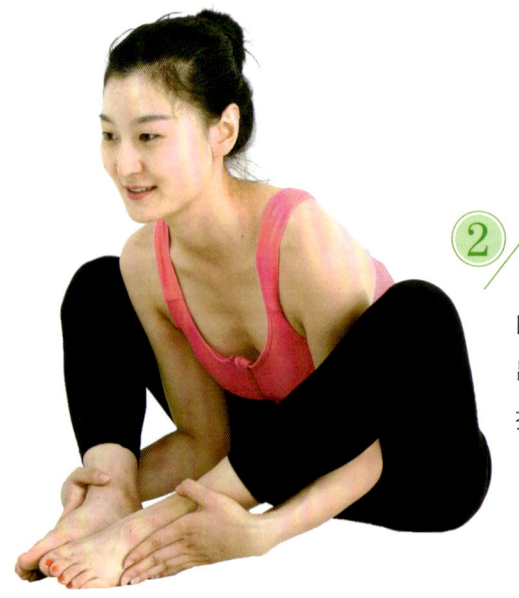

第三章 运动瘦身

 上身向前倾,头部触碰双脚脚跟部位,挤压颈部。保持姿势10秒。

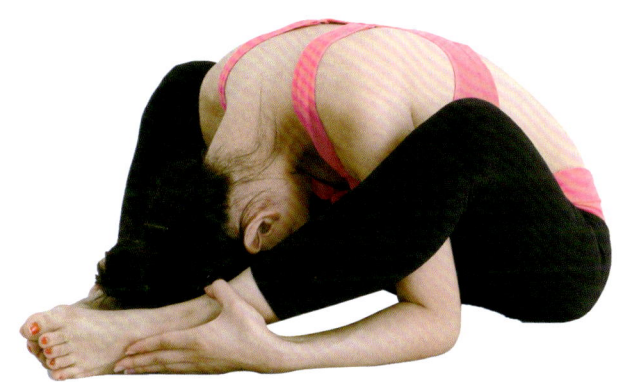

重复5次

 双手松开,伸直向两侧伸展,身体尽量向下俯,下巴靠近地面,拉伸颈部。保持姿势10秒,起身回到坐姿,放松全身。

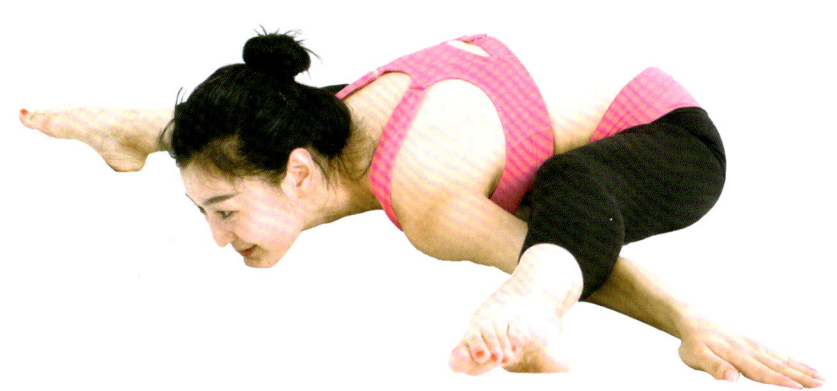

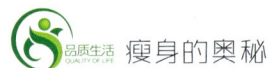

球上前屈式

半折叠身体的动作,可帮助伸展后背肌肉,有效滋养脊柱,加快体内血液和淋巴系统循环,提高身体排毒速度。

坐在球上做这个动作,可挤压腹部,帮助盆骨向前倾斜,纠正不良坐姿引起的盆骨后倾及盆骨狭窄等问题。

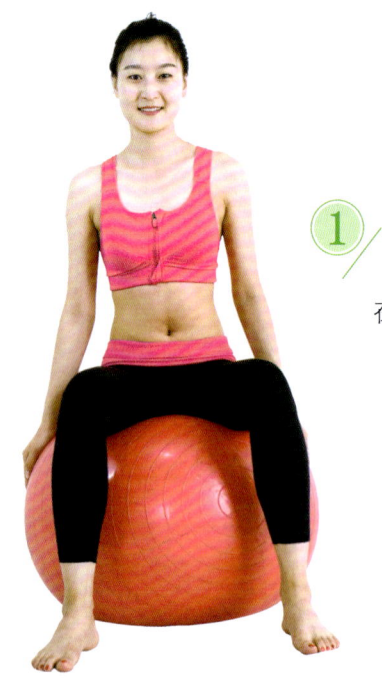

① 坐在球上,双腿伸直分开与肩同宽,双手平放在臀部两侧的球面上,眼睛平视前方。

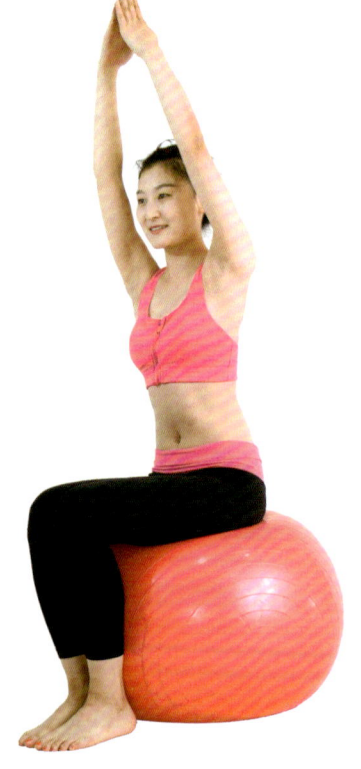

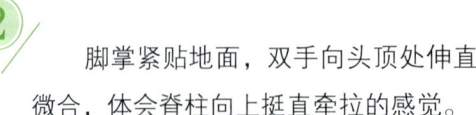

② 脚掌紧贴地面,双手向头顶处伸直微合,体会脊柱向上挺直牵拉的感觉。

第三章 运动瘦身

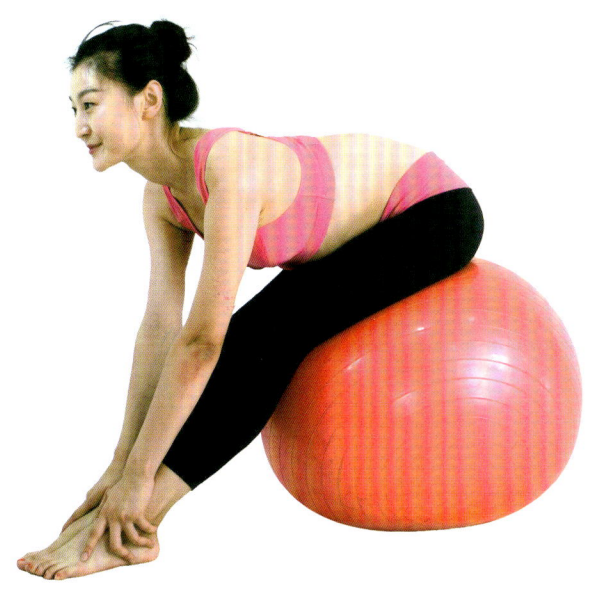

③ 双腿向前伸直,以臀部为支点,将上身向前弯曲,让两手掌滑到腿部脚踝处。

重复5次

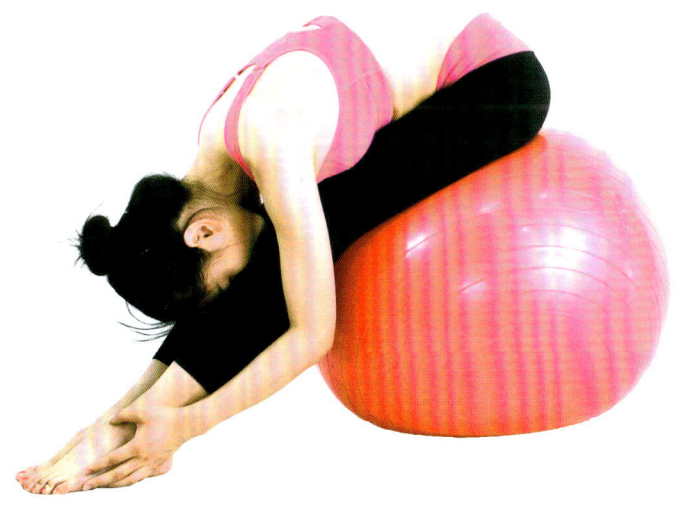

④ 身体继续向前弯曲,直到胸部和腹部与双腿完全贴合,额头触碰腿部。保持动作1分钟,回到初始动作,坐在球上休息。

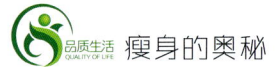

蜥蜴式

反向拉伸背部，促进背部的血液循环，紧实背部的肌肉，有效消除背痛。矫正弯曲歪斜的脊柱，使身姿更挺拔，气质更优雅。

1 俯卧，双腿伸直并拢，双臂自然地放在身体的两侧，掌心朝上，均匀呼吸。

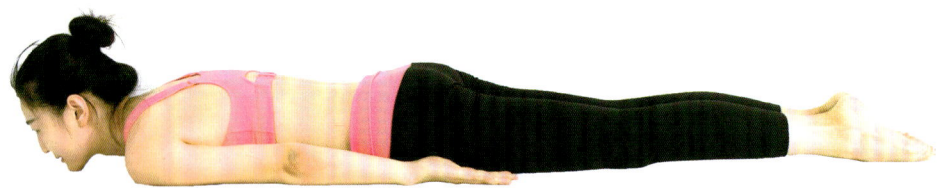

2 将双手手肘弯曲，一只手抓住另一只手的手肘部位，双肘撑地，支撑头部和胸部抬离地面。

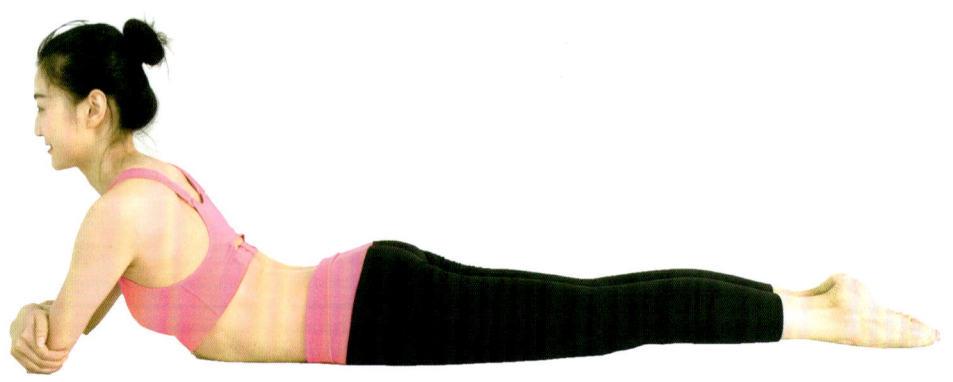

第三章 运动瘦身

③ 吸气,弯曲双腿,保持小腿贴地,大腿与小腿垂直,依靠双臂、小腿等部位支撑身体。慢慢向上抬高臀部,使整个上半身离开地面。

重复2次

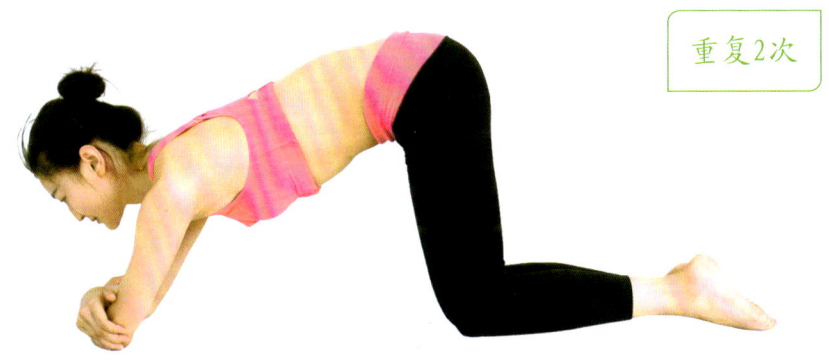

④ 呼气,身体向下倾,下巴贴在前臂上,胸部靠近并贴于地面,臀部翘起,使背部呈凹形。保持姿势30秒,放松全身。

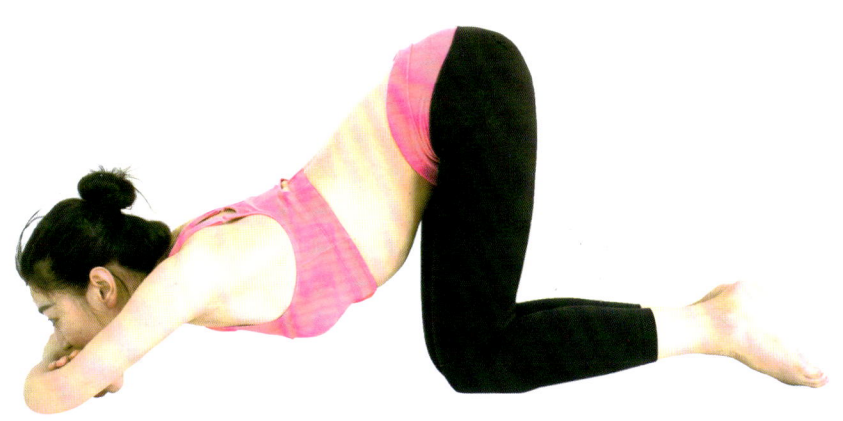

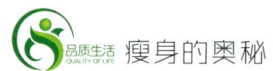

球上车轮式

恰如其分地伸展背部曲线,并且使臀部、腹部、胸部和肩膀都能得到相应的牵拉和锻炼,对提高身体柔韧性很有帮助。

提升腿部和背部协调性,使人姿态优美、步伐轻盈。

1 端坐在地面上,让下背部都能接触到球,同时弯曲双腿,大腿和小腿呈垂直状,双手平放在身体两侧。

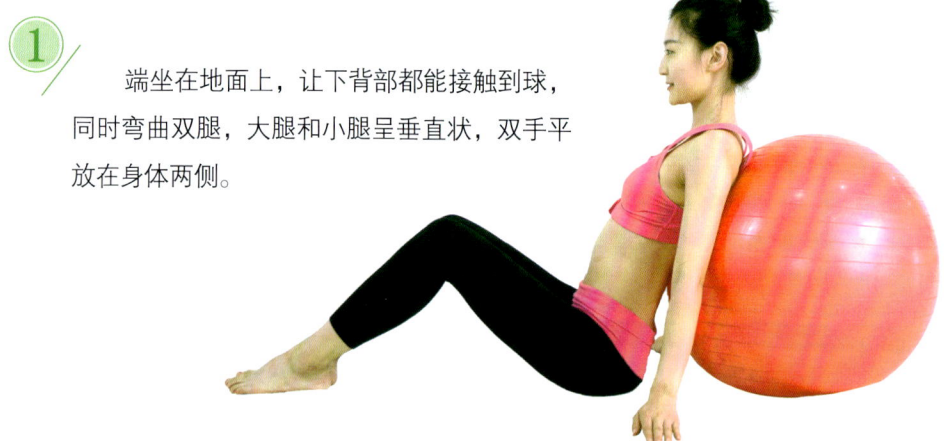

2 张开双腿,与肩同宽,双手移至腿部后方的球面上,并顺着球面的曲线将双手滑至球后面的垫面上,同时上半身向后下方仰靠。保持动作30秒。

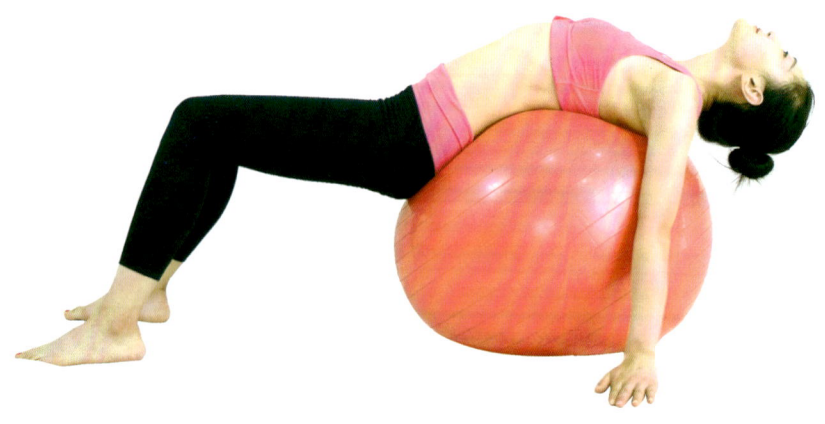

第三章 运动瘦身

③ 身体继续向球后方滑动,直到头部着地,双手放于头部两侧,手掌撑地,指尖指向双脚方向。

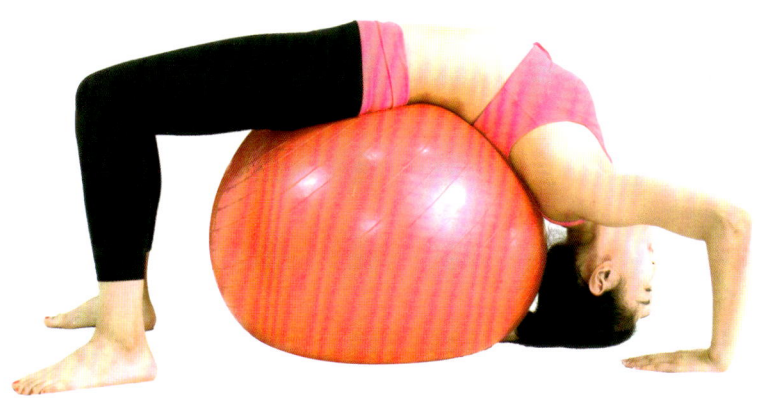

④ 保持双腿、双手的动作不变,努力向上挺直胸部、腹部和腰部,直至将支撑部位从位于球面上的臀部处,转移到支撑身体的双手双脚处。保持动作30秒。

重复4次

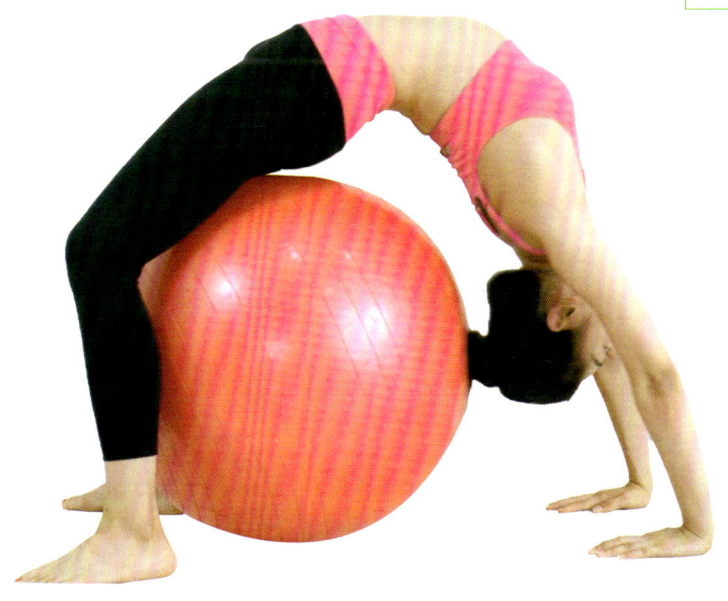

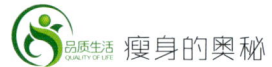

摩天式

拉伸两臂和肩背部的肌肉群，扩张胸肌，并使肩关节肌肉得到紧实。改善肠胃问题，清除体内的毒素，对解决便秘有很好的效果。

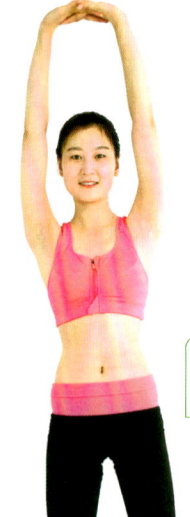

① 站立，双腿与肩同宽。双臂向上伸展，在头顶上方双手手指交叉，翻转手掌，使掌心向上，眼睛平视前方。

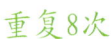

重复8次

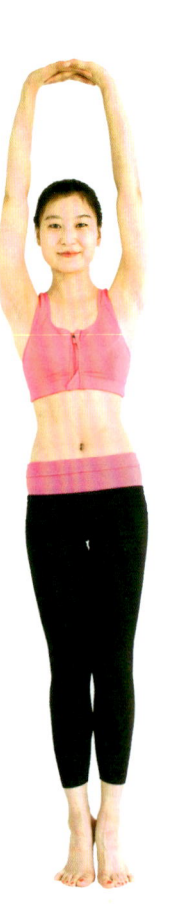

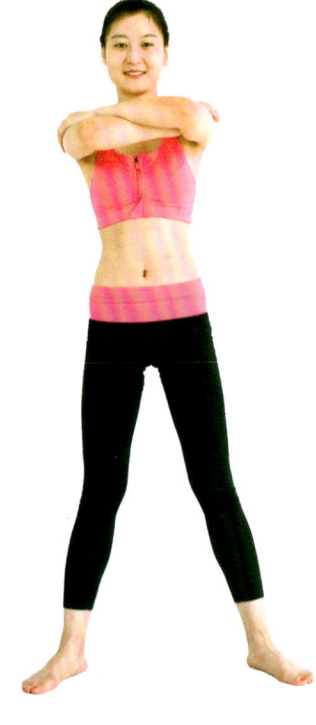

② 吸气，双腿并拢双脚脚跟向上提起，脚尖点地，将双手用力向上拉伸，带动脊柱向上伸展。

③ 双脚脚跟落回地面，轻轻揉捏手臂，放松全身。

第三章 运动瘦身

球上战斗式

通过拉伸腿部肌肉群，激活身体动脉系统，去除体内多余脂肪，雕塑美好身体曲线。

强化心肺功能，缓解肩痛、背僵、腿胀等症状。

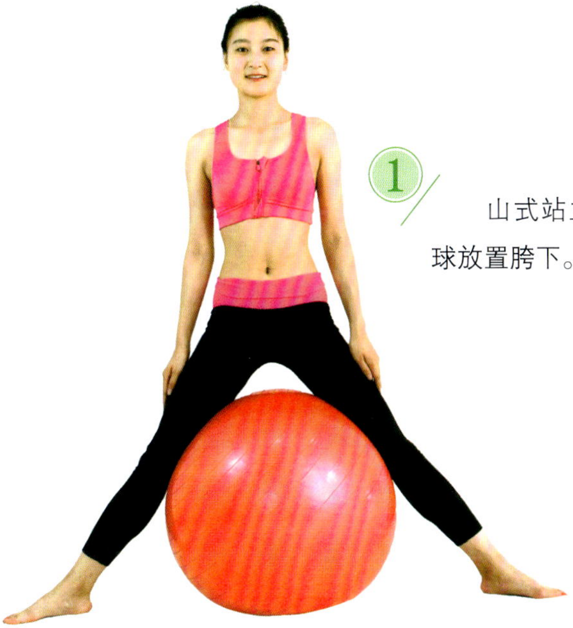

① 山式站立，双腿分开约两肩宽，将瑜伽球放置胯下。

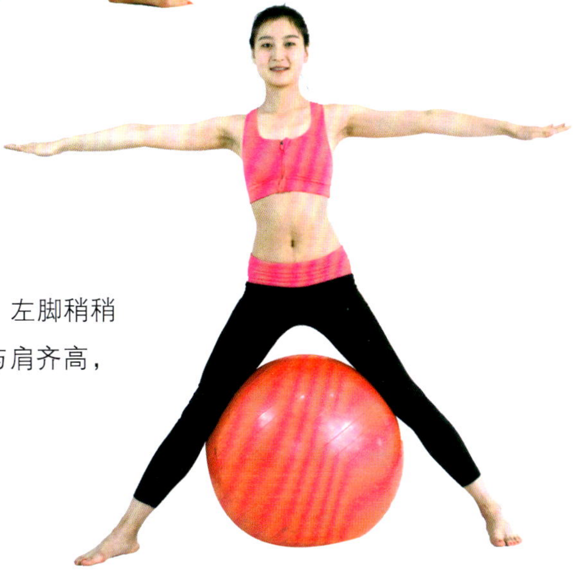

② 右脚向右侧旋转90°，左脚稍稍内扣，两手臂向两侧抬高与肩齐高，掌心向下。

③ 深呼吸,慢慢弯曲右膝盖,左腿伸直,让瑜伽球顶住右大腿内侧和左大腿外侧,保持上半身挺直,保持此动作30秒。

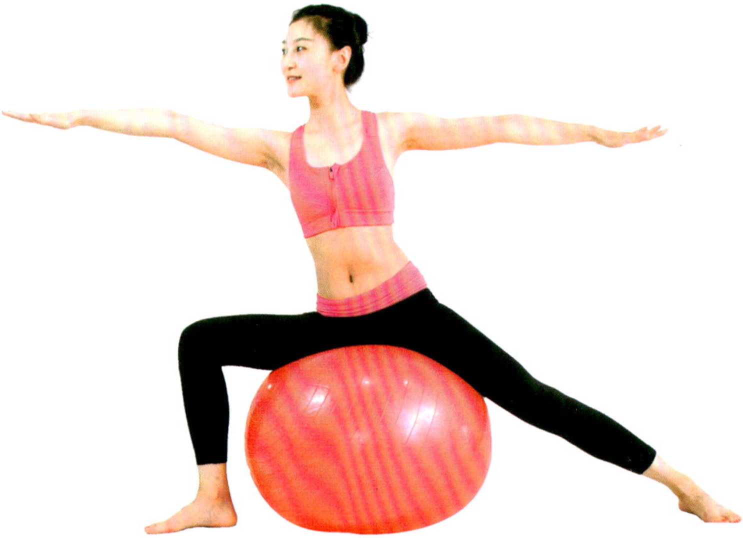

④ 恢复山式站立休息片刻后,换另一边重复练习。

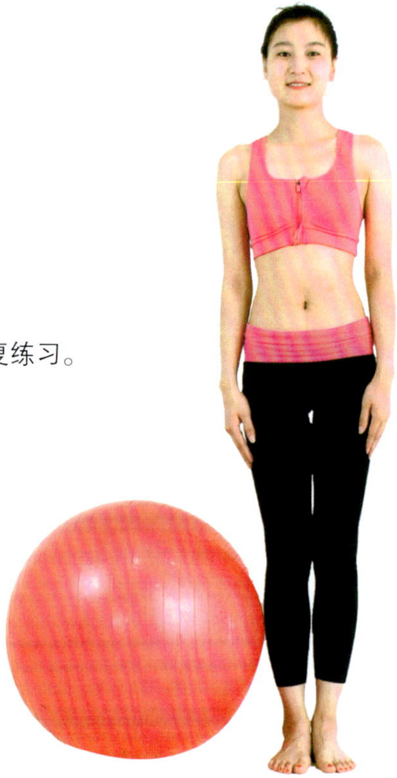

重复8次

剪刀式

有效锻炼大腿内侧的肌肉，收紧腿部线条，塑造优美纤直的腿形。
增强腹部的力量及腹部的弹性，使腰身曲线自然显现出来。

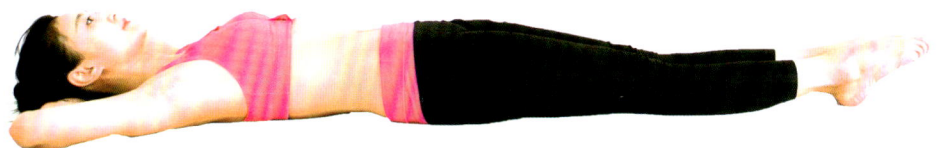

① 仰卧，双腿并拢伸直，双手在胸前交叉，放于脑后，让头枕在手心里。

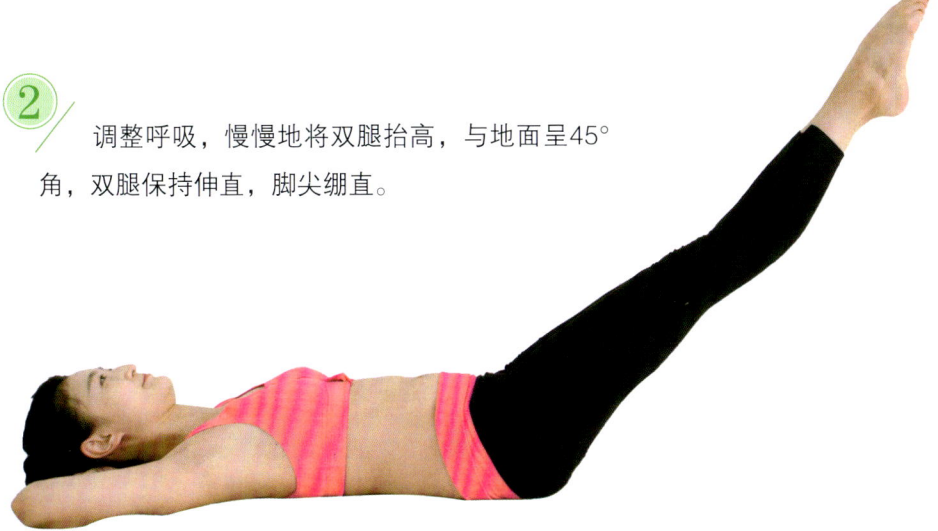

② 调整呼吸，慢慢地将双腿抬高，与地面呈45°角，双腿保持伸直，脚尖绷直。

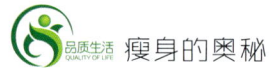

③ 吸气,双腿向两侧打开,呈"V"字形,高度保持不变。呼气,保持动作30秒。

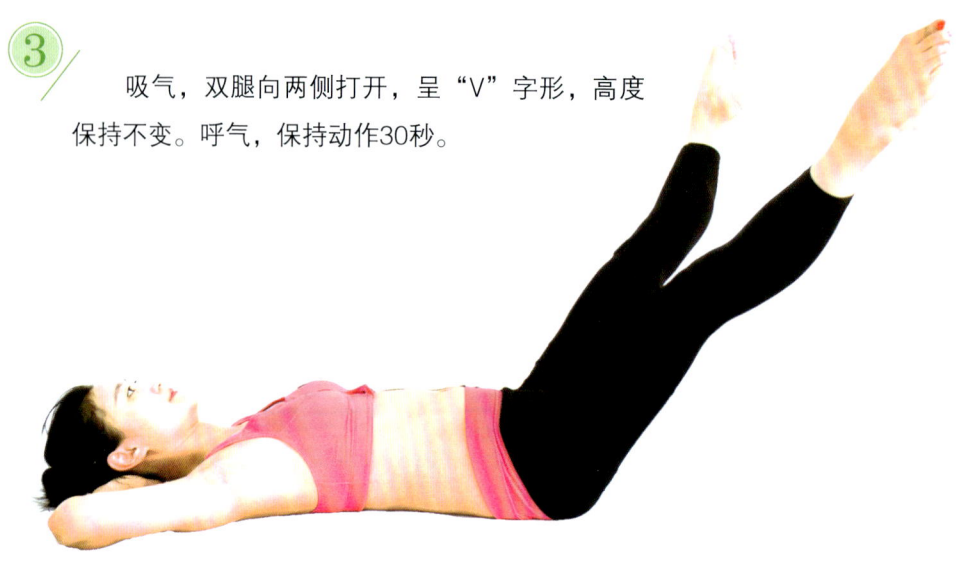

④ 深呼吸,并拢双腿,再次吸气,让双腿向两侧尽量地打开,幅度更大,感觉大腿内侧被拉伸,上半身保持不动。呼气,双腿慢慢并拢,全身放松,双腿落回地面。

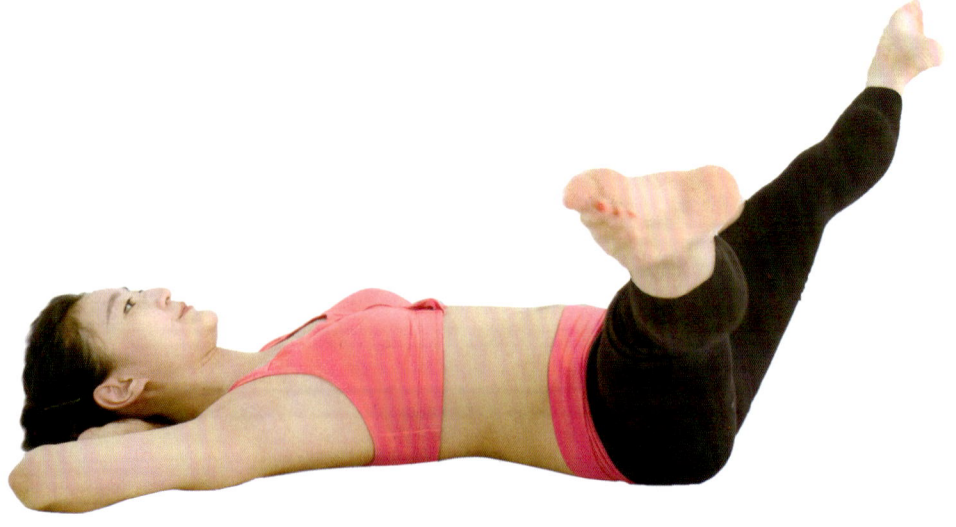

第三章 运动瘦身

颈部旋转式

放松和拉伸颈部肌肉,缓解颈部的酸痛感,减少和淡化颈纹,塑造优美的颈部线条。

对放松脊柱非常有效,还有助于纠正虎腰驼背的不良习惯。

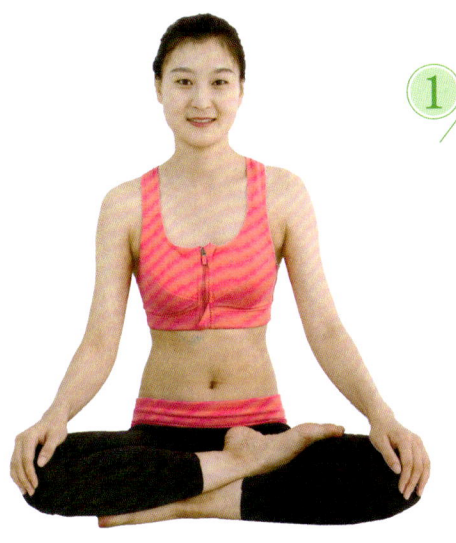

① 取正确坐姿坐于地面上,双手自然地搭放在两腿的膝盖上,挺直腰背。

重复3次

② 吸气,感觉到脊柱被拉伸,呼气,低头,尽量让下巴靠近胸骨,使后颈部得到拉伸。

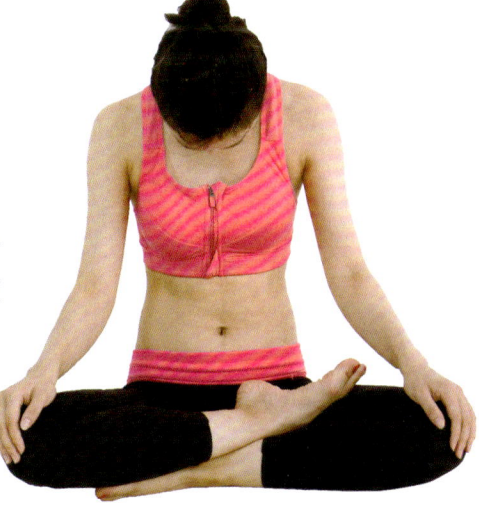

③ 吸气，慢慢地抬头，呼气，头部向后仰到最大程度，放松和拉伸前颈。

④ 吸气，头部回到正中，呼气，头倒向左侧，用左耳去触碰左肩。右侧重复同样的动作。

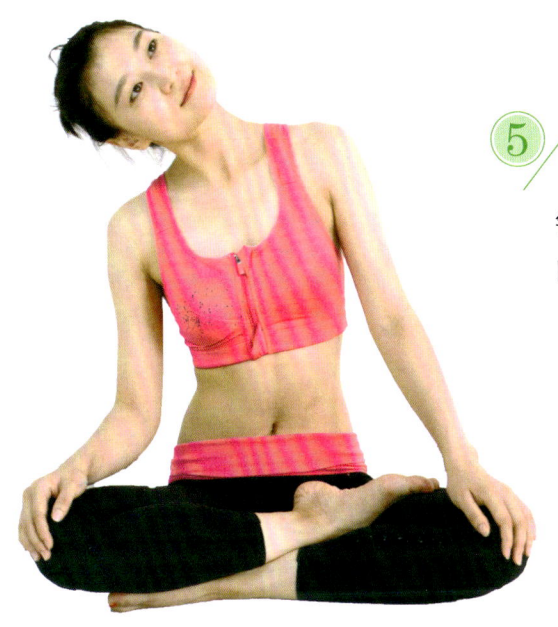

⑤ 将头部顺时针转3圈,再逆时针转3圈,让颈部得到充分放松,回到初始姿势。

蝗虫式

拉伸下背部和腰部的肌肉,使背部更窈窕,线条更迷人,并有效地消除腰背疼痛。

滋养脊柱神经,纠正脊柱弯曲引起的不良体态,使人恢复活力。

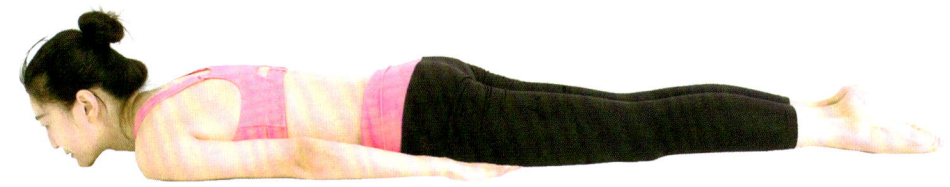

① 俯卧,两腿伸直、并拢,双手自然放于身体的两侧。

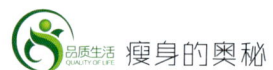

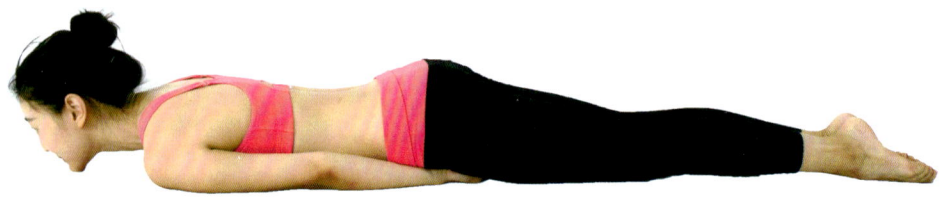

② 双手放在身体下面，下巴贴在地面上，均匀呼吸。

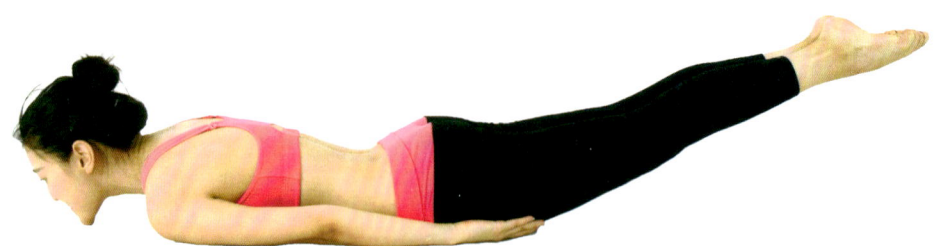

③ 吸气，将双脚绷直，收紧腿部肌肉，双腿慢慢地向后上方抬起，与地面呈45°。髋部不要离开地面，保持姿势3~5个呼吸的时间，慢慢放下双腿，放松全身。

球上三角伸展式

避免运动过程中两侧肩膀下沉，矫正腿部不良站姿，优化身体曲线。提高身体平衡性，正确使用腰腹部用力，消减腰腹部多余的脂肪。

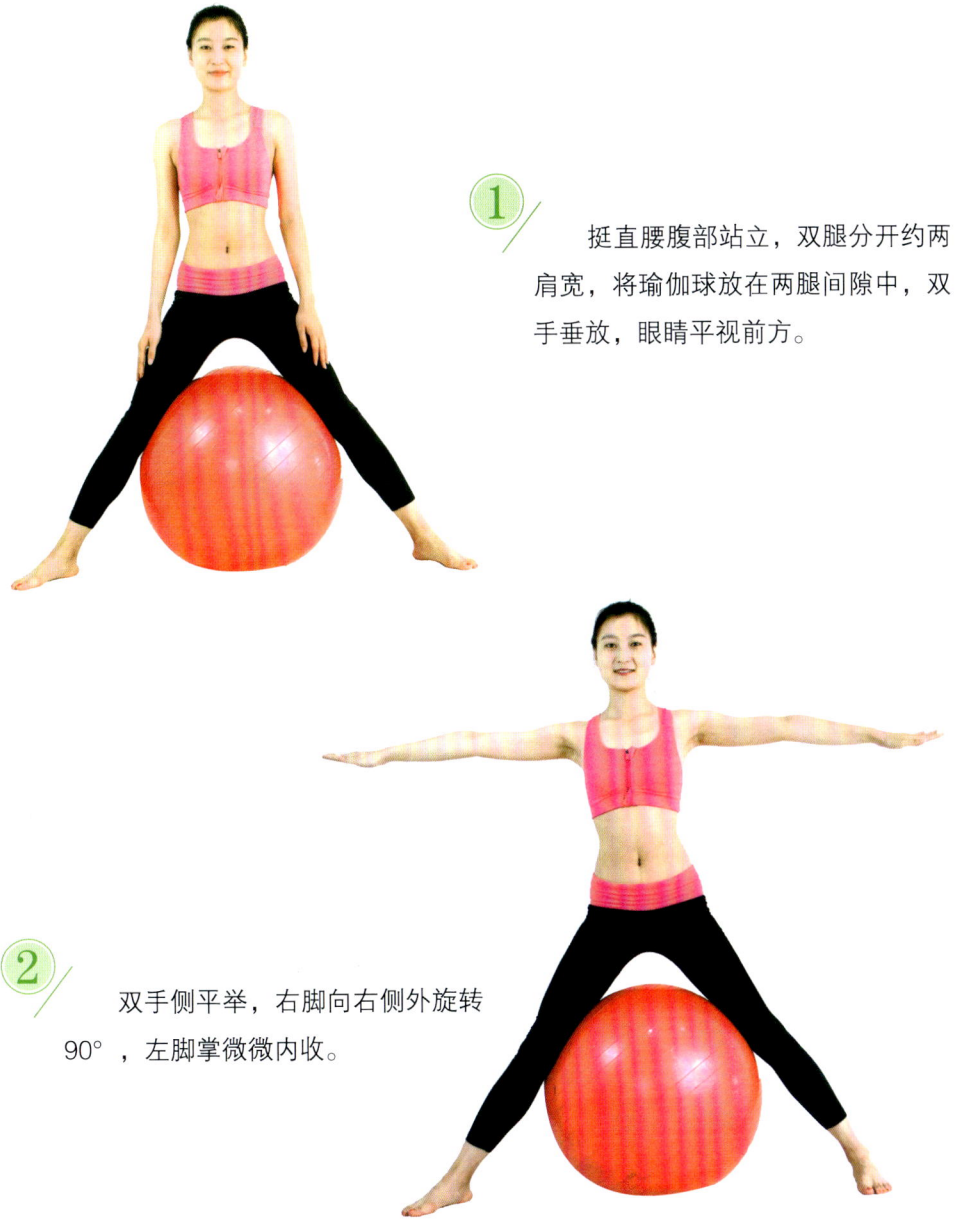

① 挺直腰腹部站立，双腿分开约两肩宽，将瑜伽球放在两腿间隙中，双手垂放，眼睛平视前方。

② 双手侧平举，右脚向右侧外旋转90°，左脚掌微微内收。

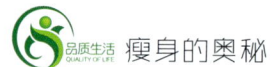瘦身的奥秘

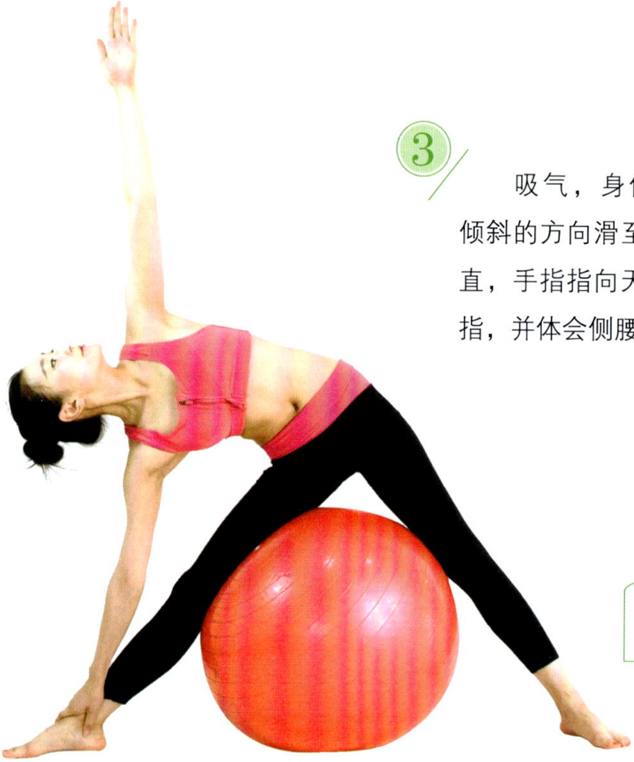

③ 吸气，身体向右侧倾斜，右手顺着倾斜的方向滑至右脚踝，同时左手向上伸直，手指指向天空。转动头部看向左手手指，并体会侧腰部有明显被牵拉的感觉。

双腿轮换，重复2次

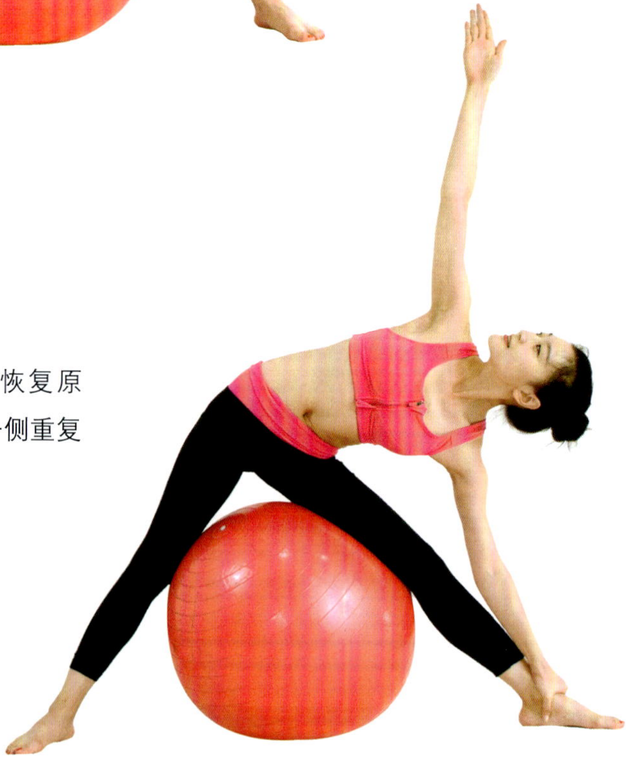

④ 保持动作30秒，恢复原位后休息片刻，换另一侧重复练习。

腹式呼吸法

增加呼吸的深度，为身体补充能量，活化体内细胞，加快细胞代谢速度，消耗更多的热量。

平复心情，缓解焦躁不安的情绪，有安心定神的作用，让人感觉到愉快并充满活力。

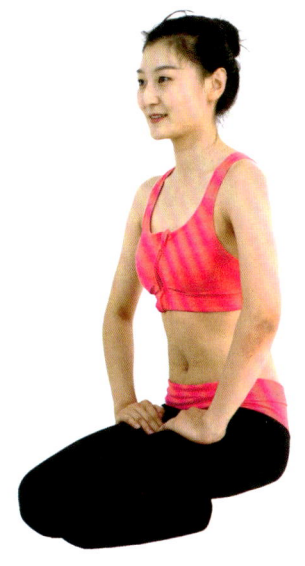

① 跪坐，臀部坐在脚后跟上，双手自然地放于大腿上，调整呼吸。

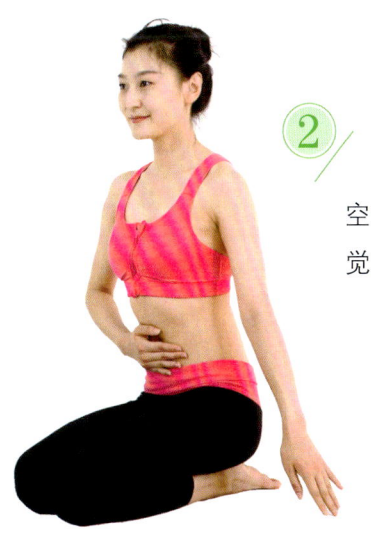

② 右手放在腹部，吸气，用鼻子将空气深深地吸入，进入肺的底部，感觉小腹正像气球一样向外鼓起。

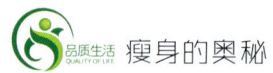

重复7次

③ 呼气，小腹朝脊柱方向收紧，将肺内的浊气全部排出体外。

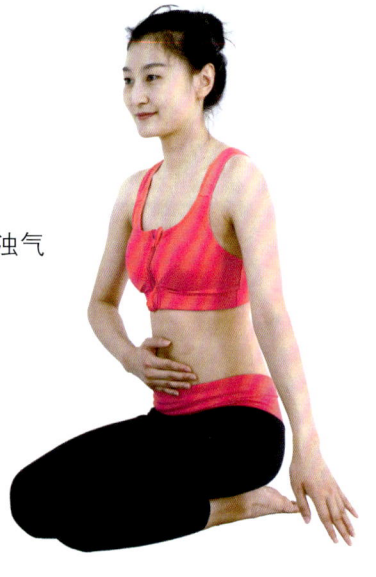

鹰 式

有助于消除手臂的赘肉，让双臂更加修长，同时紧实臀部和双腿的肌肉。有效提高身体的平衡性，以及肢体的协调能力，让身姿更加挺拔。

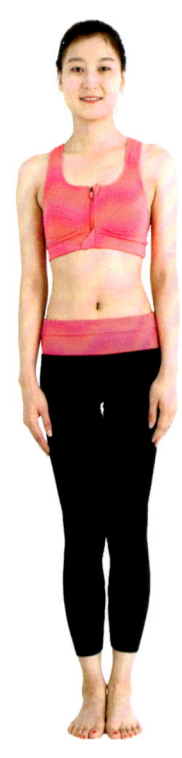

① 站立，双腿并拢、伸直，双臂自然地垂放在身体的两侧，均匀地呼吸。

第三章 运动瘦身

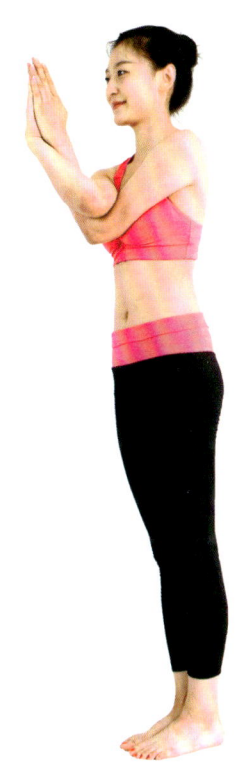

② 向上举起手臂,弯曲手肘,右手臂从上方压在左手臂上,肘关节重叠,双手掌心相对,双手合十。

③ 弯曲双膝,抬起左腿,使左小腿跨过右膝,勾住右小腿后侧。身体的重心放在右脚掌心上,右脚脚趾牢牢地抓住地面。

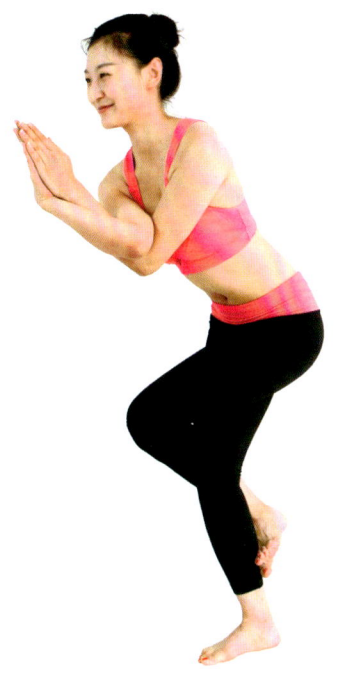

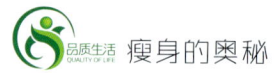

④ 吸气，挺直腰背慢慢地往下蹲，直到臀部有酸胀感的时候，将上身向前倾，使腹部靠近大腿。保持姿势30秒。

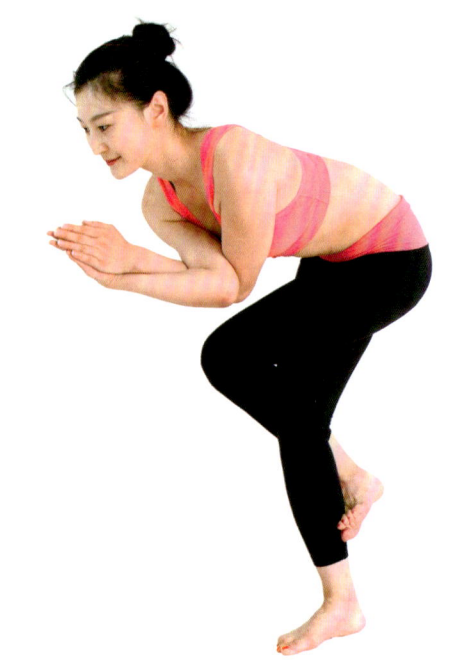

⑤ 将双手慢慢地打开，尽力向后伸展，用肩关节的力量带动手臂一张一合，好像一只飞翔的雄鹰。回到站姿，放松全身，换另一个方向重复动作。

重复4次

飞燕式

通过和瑜伽球的亲密接触,按摩和滋养腹部脏器,强化脏器功能,调养体质。

锻炼全身肌肉群,提高身体的平衡性和协调性,塑造优美身姿。

① 跪立在垫子上,将瑜伽球置于身体前方,调整呼吸。双手抱住瑜伽球,上身前倾。

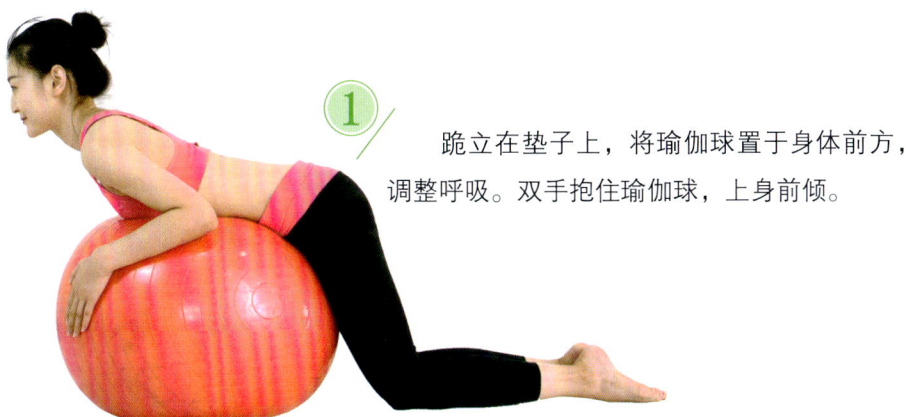

② 双手从球面滑至球前方的垫面上,同时用腹部压住球面,双腿向后伸直。深呼吸,双手伸直。

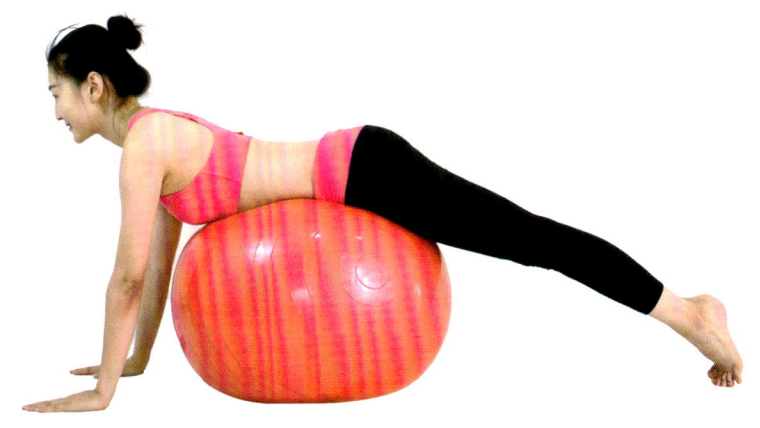

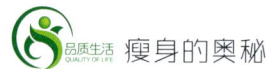瘦身的奥秘

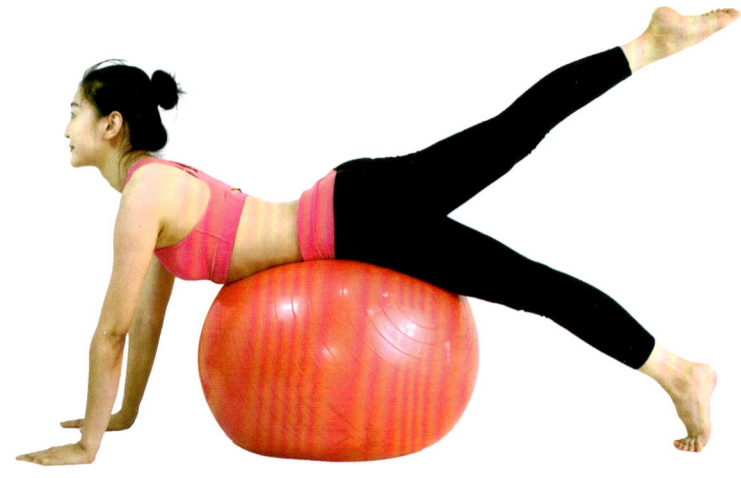

③ 吸气，保持上半身不动，尽量抬高右腿，头部稍微往后仰，眼睛望向前上方。

④ 弯曲左腿，让左腿脚掌抵住右腿膝盖，调整身体重心及平衡。保持动作30秒后，让身体慢慢恢复成与地面平行状，然后换另一侧腿重复练习。

重复4次

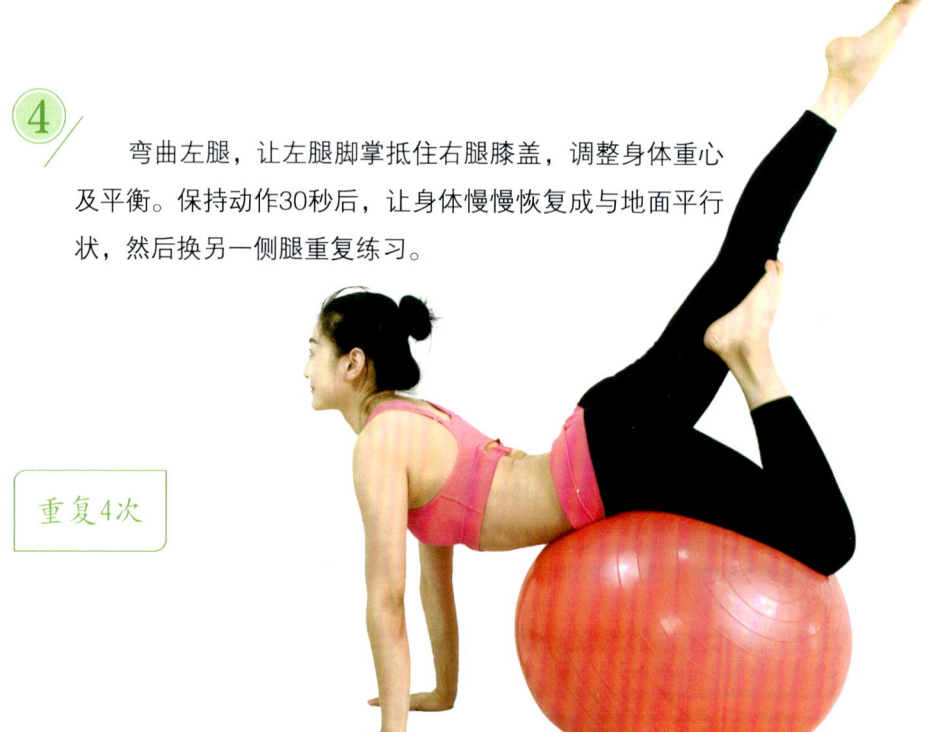

敬礼式

此体式将身体大幅度地"折叠"起来，使颈部、肩部、髋部等部位得到放松，同时拉伸大腿内侧的肌肉，修饰腿部线条。

缓解焦躁不安的情绪，使人恢复精力，提高自信心。

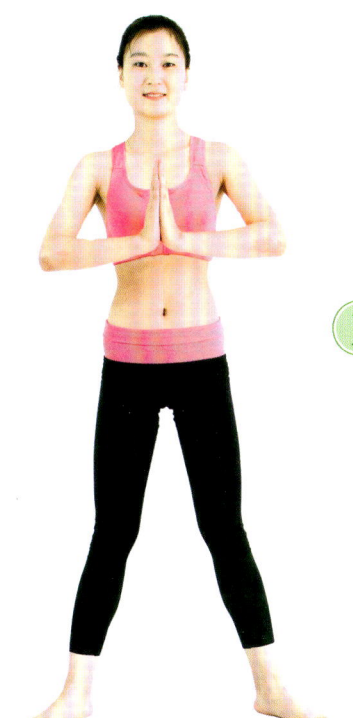

① 站立，双脚分开稍微比肩宽一点。脚尖微微向外张开，双手在胸前合十。

② 调整呼吸，呼气时，慢慢向下蹲，直到大小腿的后侧并拢，臀部稍稍离地。上半身始终保持直立。

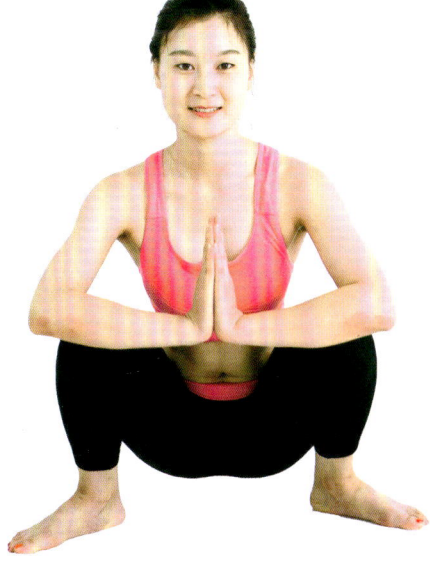

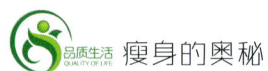

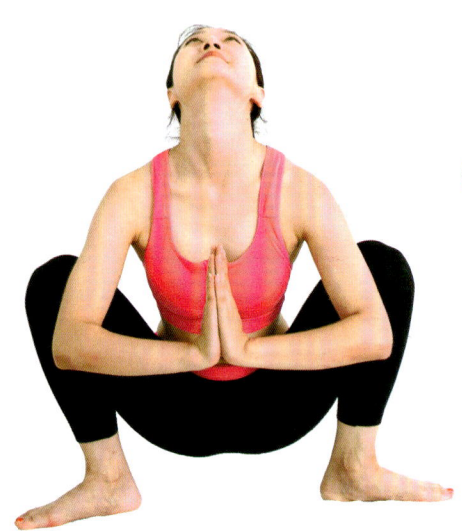

③ 手部姿势不变，手肘分别抵住两腿膝盖的内侧，将膝盖尽可能地撑开。吸气，向上抬头，眼睛望向上方，充分拉伸颈部。均匀呼吸，保持姿势15秒。

④ 呼气，向下低头，下巴靠近前胸。双臂向前伸直，将身体向前推，指尖触地。保持姿势10秒，放松全身。

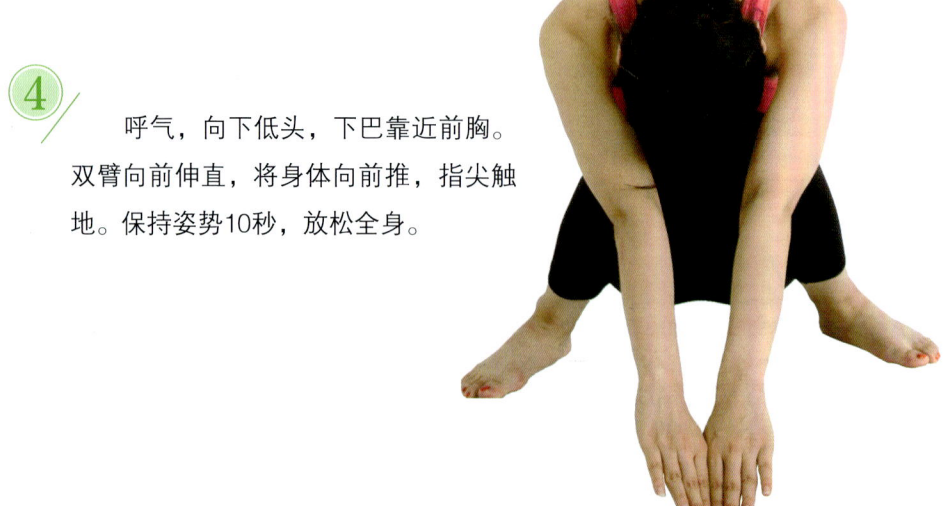

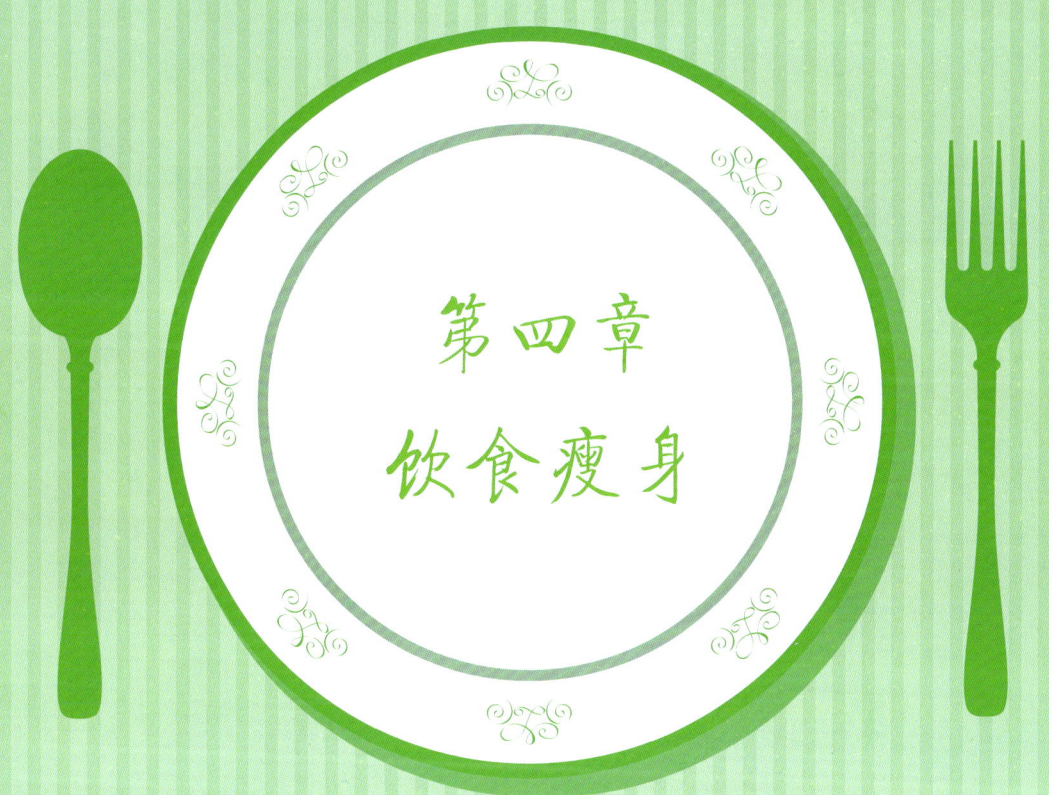

第四章
饮食瘦身

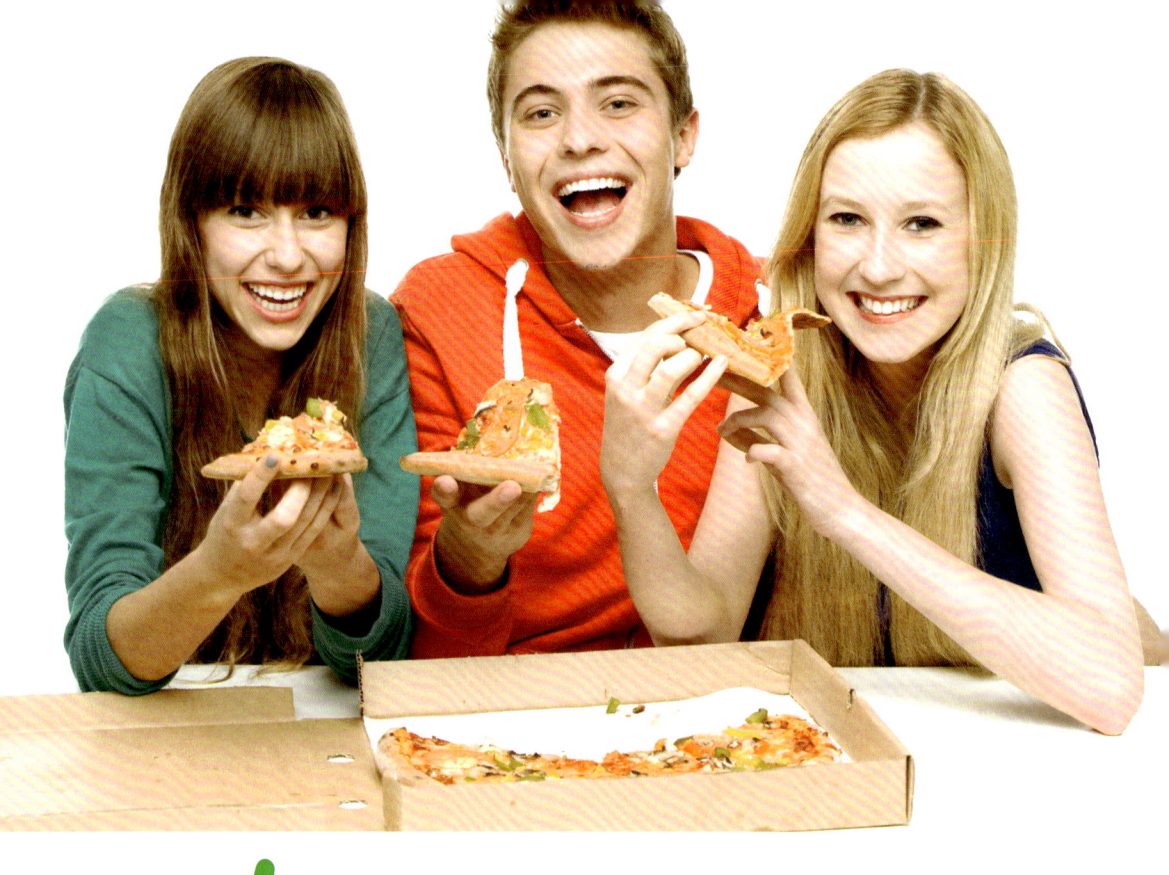

第一节　药食同源

有很多女孩子减肥，什么都不吃，结果将身体搞坏了，减肥绝对不是吃得少而且吃得寡。正确的瘦身逻辑是，减肥时一定要吃得饱，而且食物的味道要好，因为这样才能满足人对吃的欲念，减肥才能持之以恒，相反的话吃两餐就会放弃。再者吃得少会令身体代谢减慢，越来越胖。所以要减肥减得健康，一定要懂得补身和选择正确的食疗。

要瘦身，先补身

市面上有很多减肥方法，如果选择不当，除了减肥之外，更会减走你的健康，所以减肥要找对方法。我一直建议大家瘦身先要补身，有些朋友就说，补身要吃很多，瘦身则不能吃，怎可能补身又瘦身。其实吃得补，不见得会胖；吃得补又多，才会胖。

有些女孩子，明明每餐吃得很少，身形仍是胀胀的，肥肿难分，很可能是中医学上的肾代谢功能不好。这种"胖"不是脂肪引起的，只是由于肾的排水功效慢而形成了水肿，这时候应好好补肾。如果你的肾功能已不好，还用西方营养学的低脂、低油盐、低热量的食物，你的身体会变得更差。这时候你要固肾，只要补好肾，自然而然水分代谢就正常了，人没那么肿，看上去就瘦了。所以滋润补身比吃得少还重要。

常说药食同源，即将食物当成药，就是很好的补身方法。健康食疗，能够滋肝补肾，调和五脏。很多人怕胖，不吃饭，但不吃饭又没有饱足感，这时可以喝粥，因为喝粥能养生。中国古代有一句话，就是"老人喝粥，多寿多福"。想健康的人也可经常喝粥。还有一些常见食材如枸杞子，可以滋肝补肾和明目。薏苡仁除了利尿消肿，也有美白效果。只要你选择正确的食材，调补身体，内脏就能运行得好，不仅可加快减肥效果，更可强身，你就能在吃得饱的同时瘦得快。

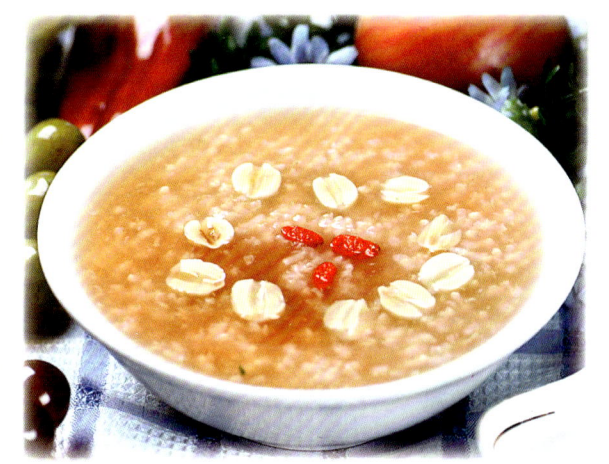

认识食物属性

明白补身瘦身的道理后，你就要学习如何去补。可能有朋友说，补身就是多吃人参、燕窝、水鸭吧。多吃一定够营养，但这样乱补一通，没先了解自己的身体就胡乱进补，小心适得其反。想健康就得先了解自己的体质，了解清楚后再选择正确的食物来调理。正确的饮食观念应该符合大自然运转以及人体生理的运作规律。根

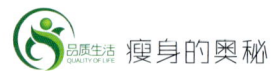

据体质摄取食物，才能对身体产生正面影响，如果你是阴性体质，建议挑温热性的食物来吃；反之，如果你是阳性体质，就要多摄取寒凉性食物，这正是中医学上的阴阳学说。只有保持体内的阴阳动态平衡，才能维持健康。食物一般分为寒、凉、温、热、平，寒和凉、热和温之间，只是程度上的不同。

寒性及凉性

一般寒凉性食物有消减身体燥热、清热消暑、消炎解毒的作用，适合热性体质的人吃；怕冷、手脚容易凉的人应尽量少吃，否则会让身体虚寒、贫血现象加剧、新陈代谢减缓和体能变差。夏天当季的瓜果中，以具有清热作用的寒性食物为主。其中，西瓜最具代表性，炎夏吃几片西瓜，即有暑气全消的效果，所以寒凉体质、脾胃虚弱和低血压的人，真的不宜常吃西瓜。

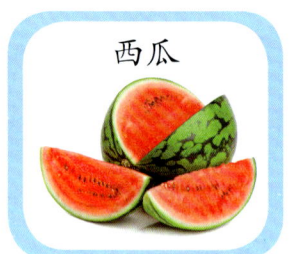

◆ 蔬菜类：

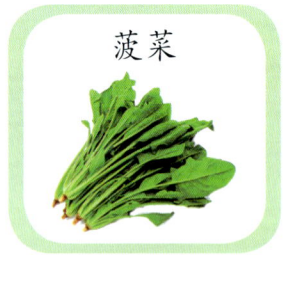
菠菜

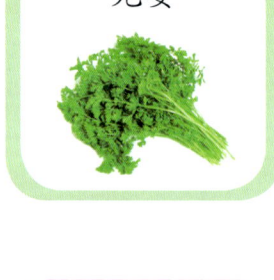
芫荽

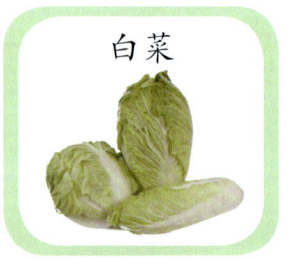
白菜

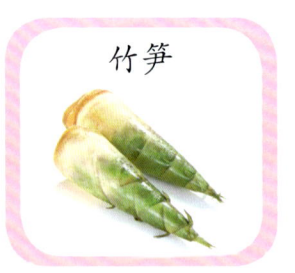
竹笋

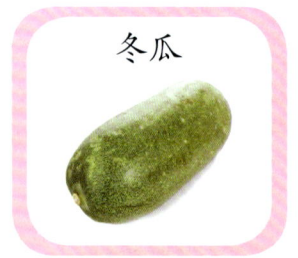
冬瓜

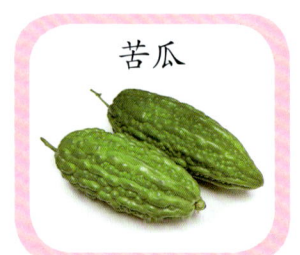
苦瓜

第四章 饮食瘦身

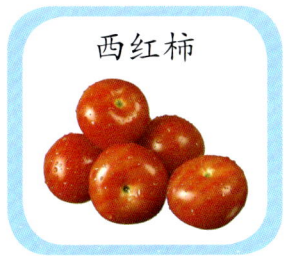
西红柿

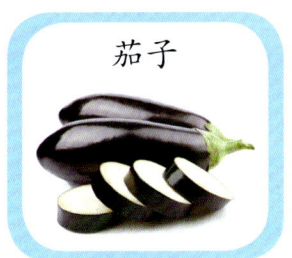
茄子

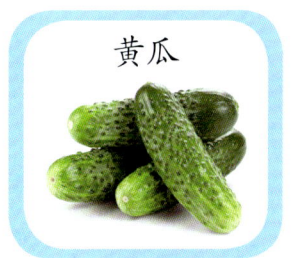
黄瓜

◆水果类：

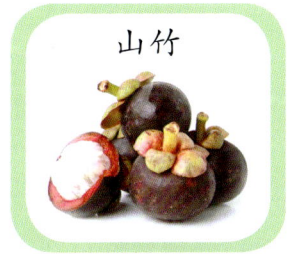
山竹

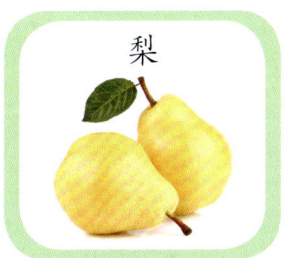
梨

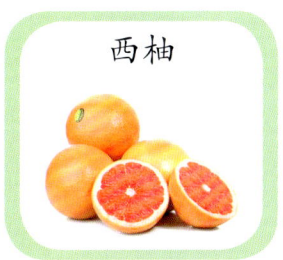
西柚

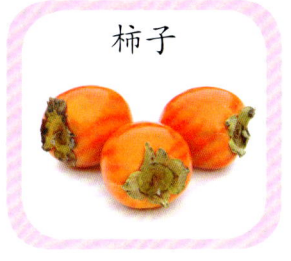
柿子

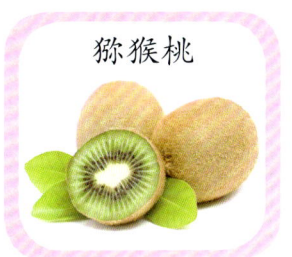
猕猴桃

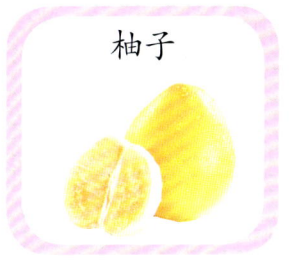
柚子

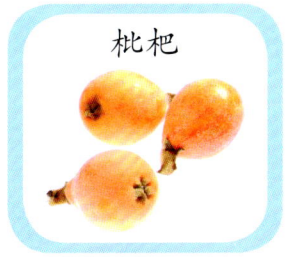
枇杷

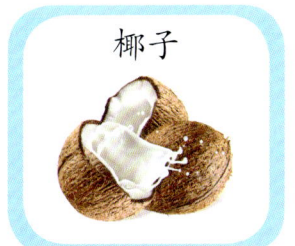
椰子

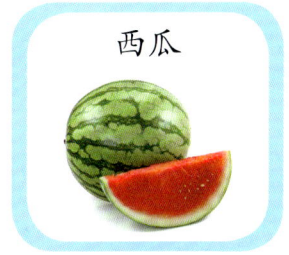
西瓜

◆肉类及海鲜：

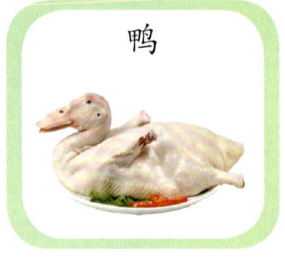
鸭

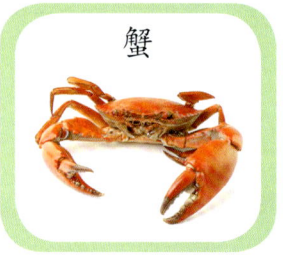
蟹

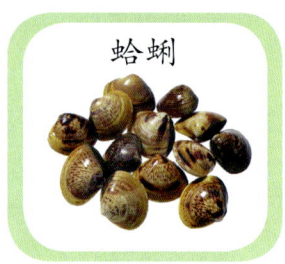
蛤蜊

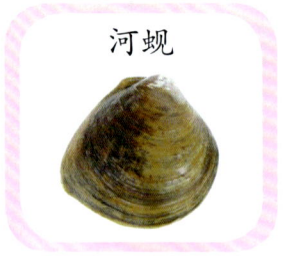
河蚬

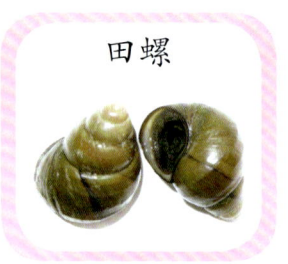
田螺

◆谷类：

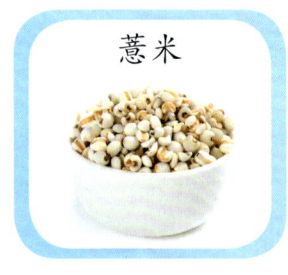
薏米

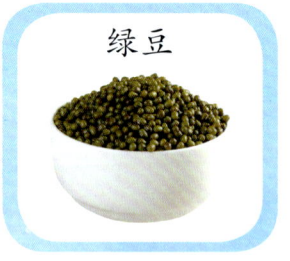
绿豆

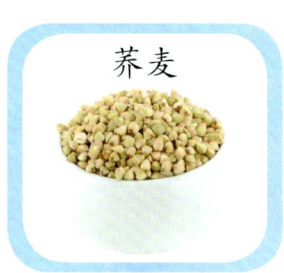
荞麦

热性及温性

一般温热性食物有温补气血、促进新陈代谢、散寒暖身的作用，可以帮助改善贫血，适合身体虚寒的阴性体质的人吃。体质燥热、容易发炎的人应避免进食，否则容易出现便秘、口干舌燥等上火的症状。热性食物最出名的莫过于荔枝，有言"一颗荔枝三把火"，荔枝的热力实在不容小觑。榴莲更是东南亚妇女的坐月子补品。

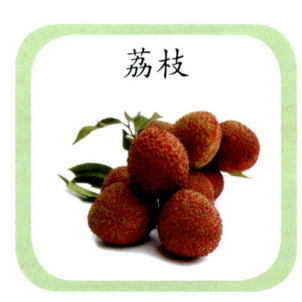
荔枝

第四章 饮食瘦身

◆ 蔬菜类：

洋葱	韭菜	南瓜
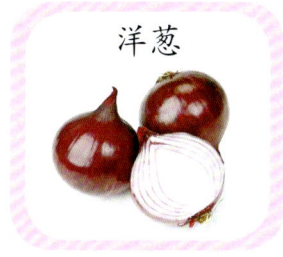	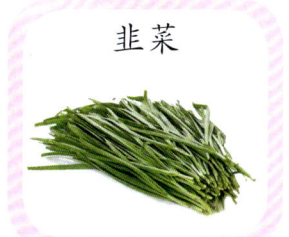	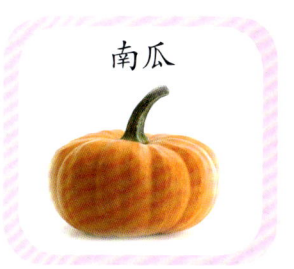
蒜	姜	辣椒
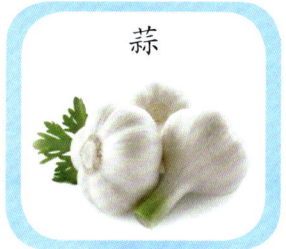	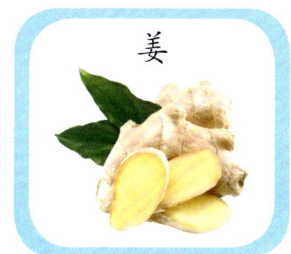	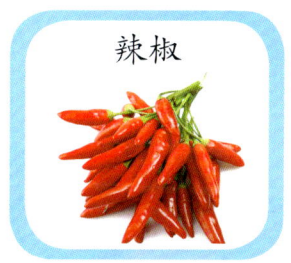

◆ 水果类：

榴莲	桂圆	樱桃
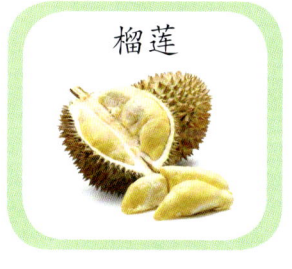	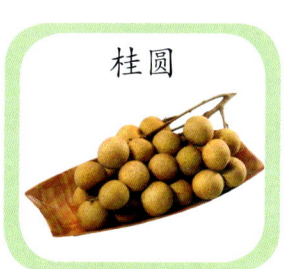	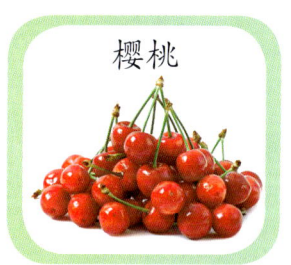
芒果	红毛丹	水蜜桃
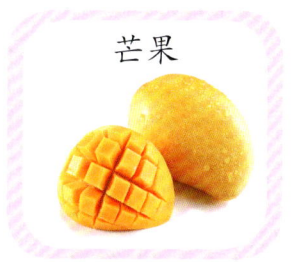	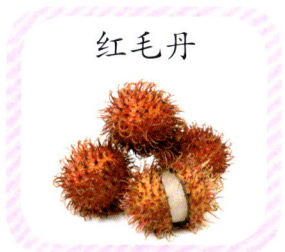	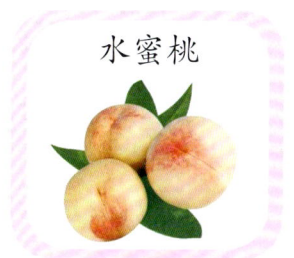

◆肉类及海鲜:

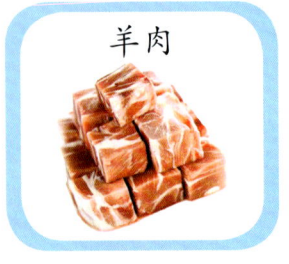
羊肉

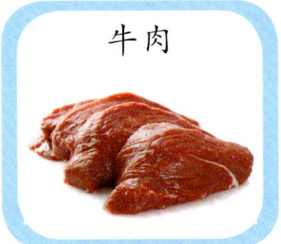
牛肉

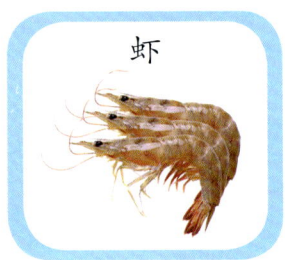
虾

◆谷类:

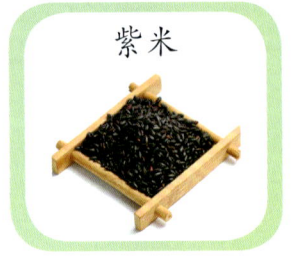
紫米

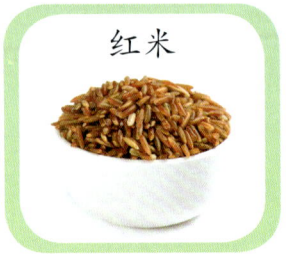
红米

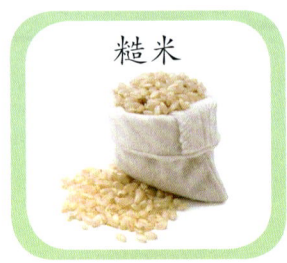
糙米

平性

介乎寒凉性及温热性之间的食物都属平性,对无论是什么体质的人,都不会造成问题。秋冬可以吃的平性水果有苹果、提子、鳄梨、火龙果,其中火龙果性味甘平,一向被视为很"正气"的水果。火龙果含有大量花青素,这种物质能起到抗衰老、提升免疫力、预防各种疾病的作用。

◆蔬菜类:

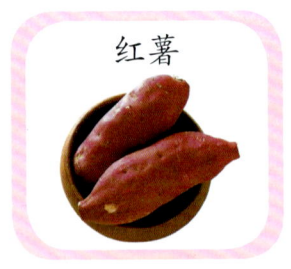
红薯

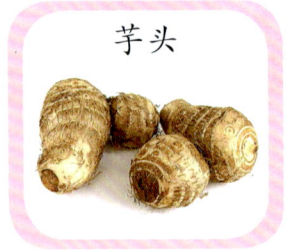
芋头

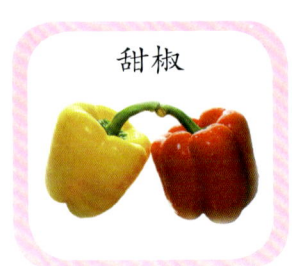
甜椒

第四章 饮食瘦身

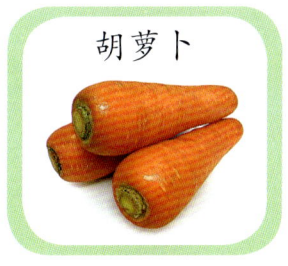
胡萝卜

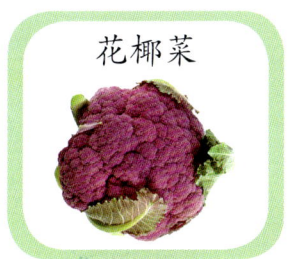
花椰菜

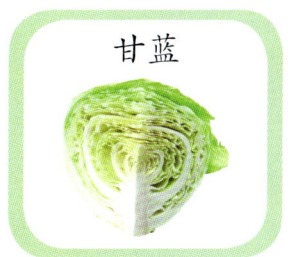
甘蓝

◆水果类：

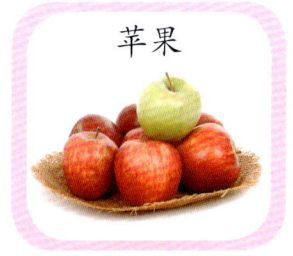
苹果

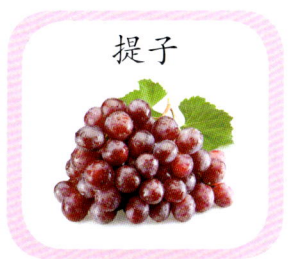
提子

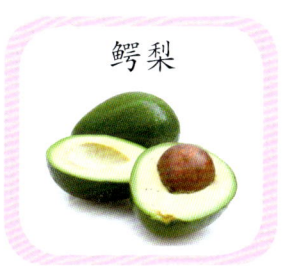
鳄梨

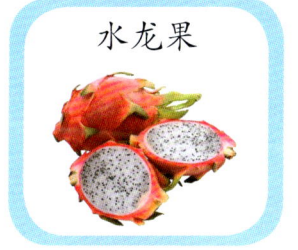
水龙果

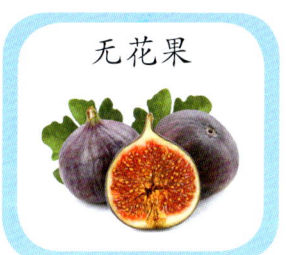
无花果

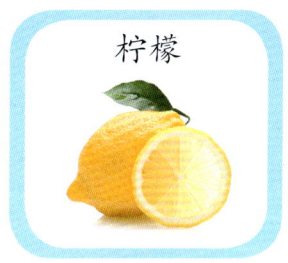
柠檬

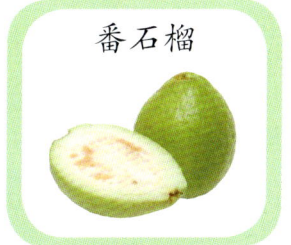
番石榴

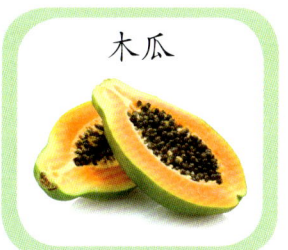
木瓜

◆肉类及海鲜：

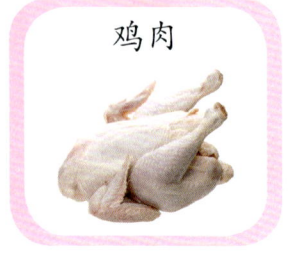
鸡肉

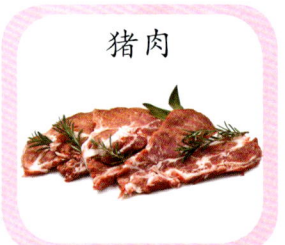
猪肉

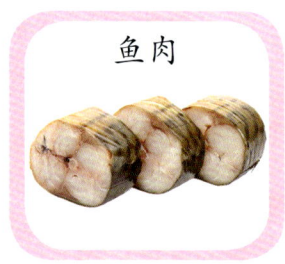
鱼肉

◆谷类：

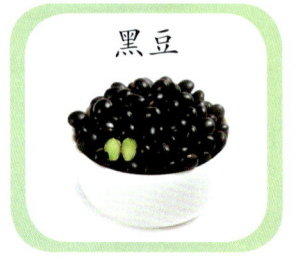
黑豆

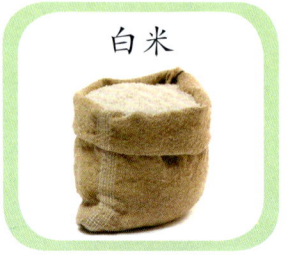
白米

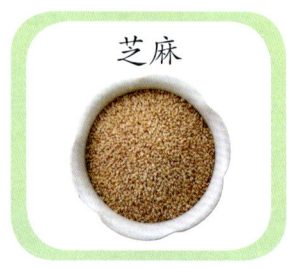
芝麻

阴阳调和食法

食物不论寒热，只要符合体质需要，都是营养丰富、有益身体的。想平衡寒热，其中一个方法就是寒热的食物一起吃，例如吃蟹后喝姜茶、吃榴莲时吃山竹，尽量避免单独吃生冷、寒性或燥热性食物。

如果你属于阳性体质，那平常的饮食应该以平性及温性食物为主，那么是否一丁点儿寒凉性食物也不能吃？不是，只要不过量就可以。由于大部分蔬菜都偏向寒凉，这时候可在烹调时加入温热性的调味品如葱、生姜、辣椒及胡椒，这些天然调味品都有暖胃和驱除风寒的功效；或与温热性的羊肉、牛肉同煮，也可以减轻蔬菜的寒性，避免损伤阳气。在吃完寒凉食物后，可喝杯黑糖补茶、圆枣补茶、桑寄生杜仲红枣茶等温热食物中和。而阳性体质的人，平常的饮食则应该以平性及凉性食物为主，搭配适量的温性食物，尽量避免吃燥热性食物。如果身体仍是非常燥热，可多喝绿豆汤、芦荟汁、小麦草汁、甘蔗汁或冬瓜茶等寒凉性食物中和，有很好的清胃肠积毒效果。

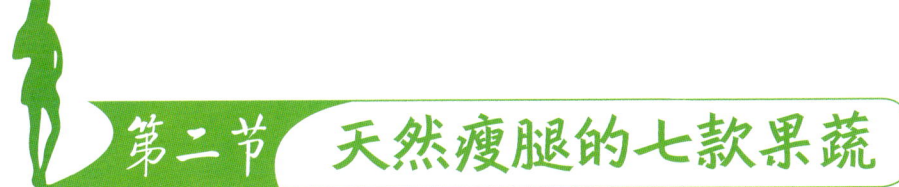

第二节 天然瘦腿的七款果蔬

时尚的女人怎能不穿上摇曳多姿的裙子，可是腿上顽固的赘肉实在让人丧气。你也许试过各种减肥药，甚至想过在腿上动刀子……其实，问题并没有那么严重。告诉你几种日常水果蔬菜，让你轻轻松松摆脱掉"大象腿"。让你纤细光滑的玉腿在漂亮的裙子下秀出来！

猕猴桃：避免脂肪堆积

猕猴桃的维生素C含量丰富是众所皆知的，其实它的纤维素含量也相当丰富。纤维吸收水分膨胀，可产生饱足感；此外，水果纤维能增加分解脂肪酸素的速度，避免过剩脂肪让腿部变粗。

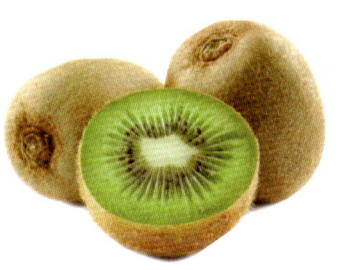

西红柿：缓解腿部疲劳

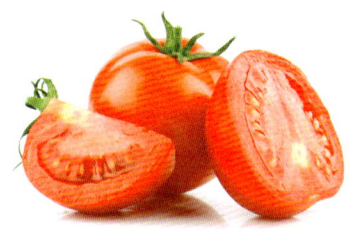

西红柿有利尿以及除去酸痛的作用。需要长时间站立的女性，可以多吃西红柿以缓解腿部疲劳。建议西红柿尽量生吃，可以最大限度地保留营养，做成沙拉或果汁喝也可以。

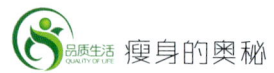

香蕉：含有高营养

热量有点高的香蕉，其实可以当正餐。它的钾含量较高，而脂肪与钠含量却低得很，符合美丽双腿的营养需求。

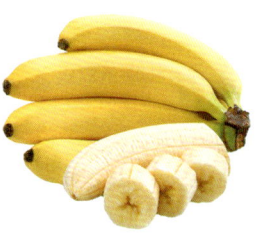

西瓜：增强消化功能

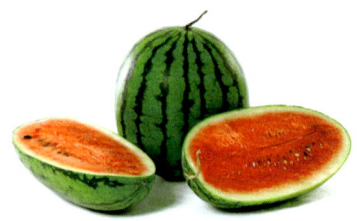

清凉的西瓜拥有利尿元素基、酸柠檬黄素，可以使盐分顺利随尿排出，对膀胱炎、心脏病、肾脏病也具辅助疗效。此外它的钾含量不低，不可小看它修饰双腿的能力。

芹菜：防止下半身水肿

芹菜含有大量的胶质性碳酸钙，容易被人体吸收，补充笔直双腿所需的钙质。芹菜对心脏有益，又有充足的钾，可预防下半身水肿。

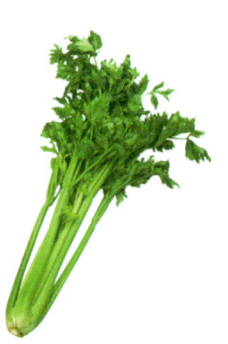

菠菜：防止腿部出现皱纹

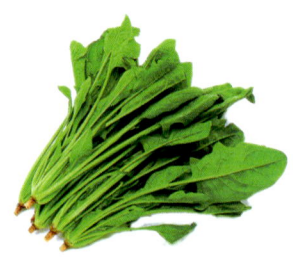

多吃菠菜可以使血液循环更为顺畅活络，将新鲜的养分和氧气送到双腿，恢复腿部元气。多食菠菜可避免腿部肌肤干燥、粗糙、提早出现皱纹。

花生：既美腿又补心

花生含有丰富的维生素B_2，蛋白质含量极高，除了能美腿，也能补充蛋白质。

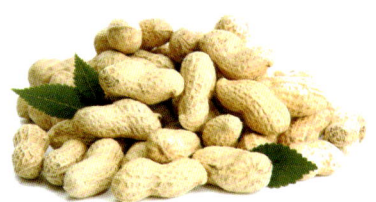

第三节 帮你吸"脂"的五大美味

高血脂症即血浆胆固醇、甘油三酯、总脂等血脂成分的浓度超过正常标准。

肥胖人的脂肪代谢特点是：血浆游离脂肪酸升高，胆固醇、甘油三酯、总脂等血脂成分普遍增高，说明脂肪代谢紊乱。肥胖人的血浆胆固醇水平在5.2毫摩尔/升以上的可占55.8%。男子在60岁以后，女子在50岁以后，血浆胆固醇水平都将显著升高。

患肥胖病时，机体对游离脂肪酸的动员利用减少，血中的游离脂肪酸积累，血脂容量升高。糖类引起的高甘油三酯血症的病人容易肥胖。当这类病人进食的糖类较多或正常时，血浆的甘油三酯升高；而减少糖类的摄入量，高血脂症就可好转甚至消失。同样，体重下降也能使这些病人的血浆甘油三酯下降至正常水平。血浆胆固醇和甘油三酯的升高与肥胖程度成正比。血脂水平的下降对于防止动脉粥样硬化及冠心病都具有重要意义。所以说肥胖者控制饮食、减轻体重是十分必要的。

加拿大多伦多大学的研究人员选择有高脂血症的中年人为实验对象，让他们在医生指导下采用低胆固醇饮食3个月，包括富含植物甾醇（比如大豆、黄豆、种子等）与粗纤维（如燕麦、大麦、茄子等）的食物以及坚果类食物。一年后追踪发现，严格执行低胆固醇饮食原则的人胆固醇降了29%。即使没完全照做的人，胆固醇也降了10%～20%。为此，美国梅约医学中心专门为广大高脂血症患者推荐了五大类降胆固醇明星食物。

坚果

杏仁、花生、胡桃、腰果、栗子等坚果含有较多不饱和脂肪酸，可以降低胆固醇，还能维持动脉血管的健康和弹性。

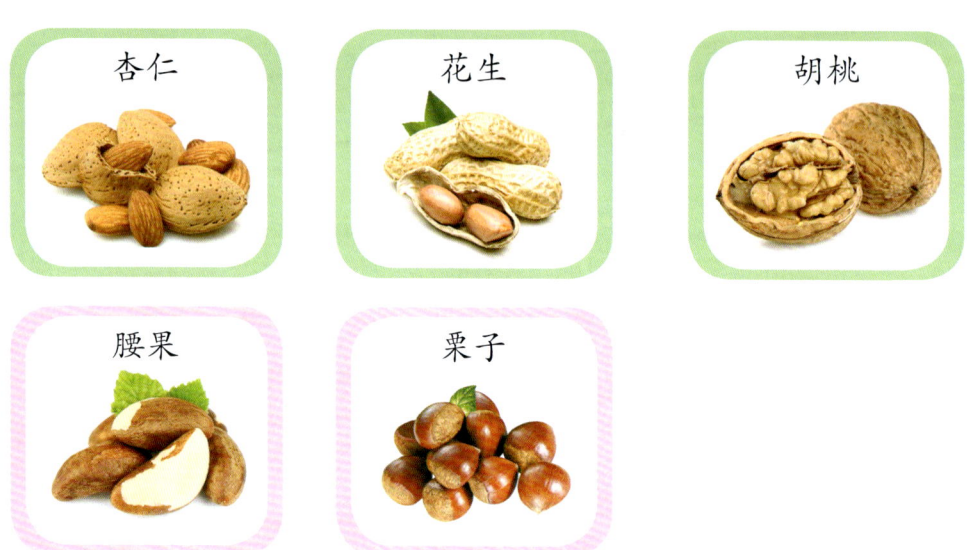

发表在世界心脏病学会年会的一份研究报告指出，在欧洲搜集了近40万人的资料分析后发现：坚果吃得越多的人，患冠心病的风险越低。每天吃13克坚果的人，得冠心病的风险比吃不到1克的人少四成。

但坚果唯一的缺点就是热量太高。专家建议不妨每周吃2次，每次吃8克，即可获得丰富的不饱和脂肪酸和抗氧化剂。

黄豆

黄豆含有丰富的蛋白质，不含胆固醇，用大豆蛋白取代动物蛋白，可降低血液中总胆固醇、"坏"胆固醇、三酸甘油酯的含量，而又不影响"好"胆固醇的含量。

此外，黄豆所含的大豆异黄酮和纤维素也能降低胆固醇。每天摄取20～50克大豆蛋白，可降低4%～8%的"坏胆固醇"和三酸甘油酯。

除了黄豆，大豆制品还有豆腐、豆浆等。要注意的是：加工过程会影响黄豆中异黄酮、纤维素的含量。

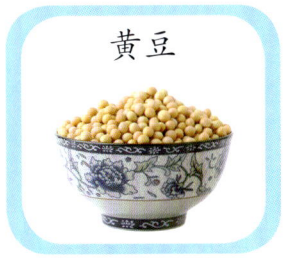
黄豆

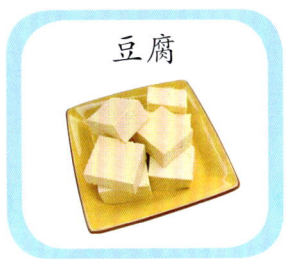
豆腐

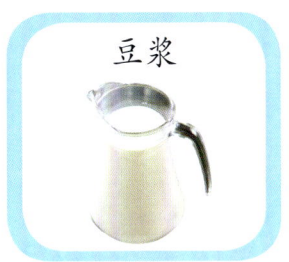
豆浆

燕 麦

建议每天最好吃一杯燕麦。美国食品和药品管理局(FDA)批准，燕麦片包装上可标示"食用燕麦片是改善血脂的一种饮食方式，可减少冠心病的危险"。

燕麦中富含的水溶性纤维可以"阻止"肠道吸收过多的胆固醇，降低血液中的脂肪酸浓度以及"坏胆固醇"和三酸甘油酯的含量。每天摄取水溶性纤维5～10克，就可使"坏"胆固醇的吸收率降低5%。其他富含水溶性纤维的食物还有四季豆、苹果、桃子、瓜类、黑木耳、菇类、海带、紫菜等。

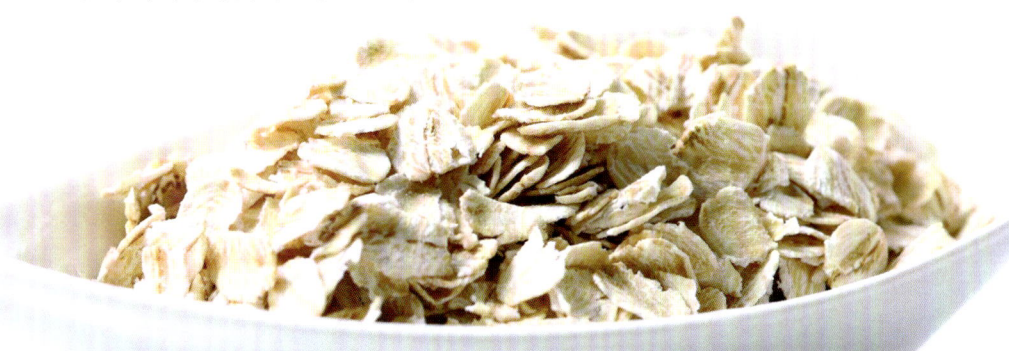

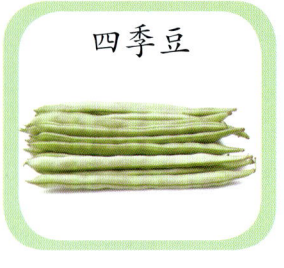
四季豆

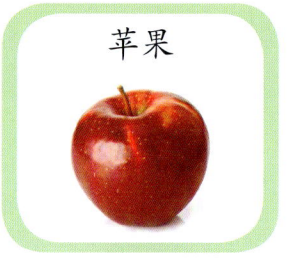
苹果

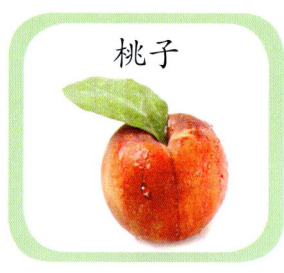
桃子

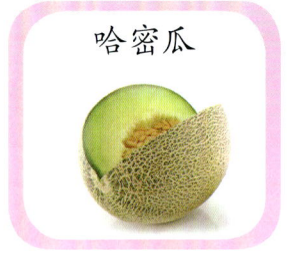
哈密瓜

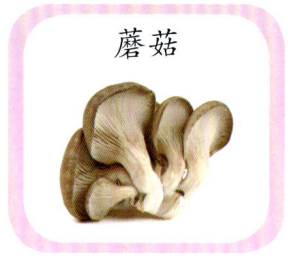
蘑菇

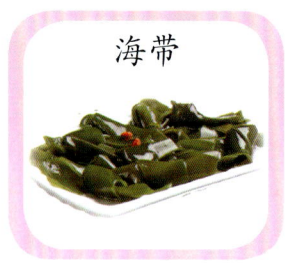
海带

深海鱼

深海鱼中的ω-3脂肪酸可以通过影响血脂来降低三酸甘油酯浓度、减缓血液凝集速率、发挥保护心血管的作用，减少冠心病的发病率。

深海鱼有鲑鱼、鲭鱼、秋刀鱼、海鳗等，建议每周至少吃2次。

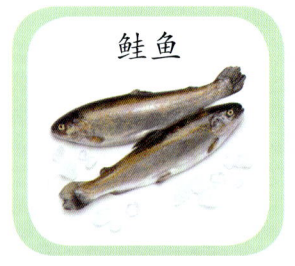
鲑鱼

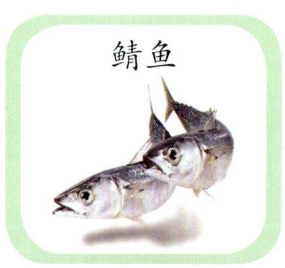
鲭鱼

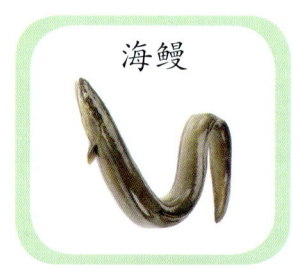
海鳗

橙汁

橙汁中的植物甾醇是一种和胆固醇结构类似的化学物质，可以和胆固醇在肠道里竞争吸收通道，进而减少人体对胆固醇的吸收。

最近有研究指出：每天摄取植物甾醇2~3克，可降低6%~15%的"坏"胆固醇，而不影响"好"胆固醇。除了橙汁，含植物甾醇的还有坚果、种子、黄豆油、花生油，有的植物奶油里也添加了植物甾醇。

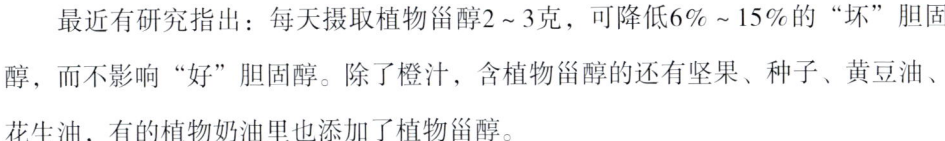

第四节 戒脂肪，用好油

梅约医学中心建议：除了选择有降胆固醇功效的食物外，还要减少摄取胆固醇和饱和脂肪酸。比如说，100克猪脑的胆固醇含量就高达2000毫克，比美国心脏学会建议的每天300毫克多了将近7倍，高脂血症患者最好少吃。

动物性油脂如猪油、牛油，还有少数植物油如椰子油等，所含的几乎都是饱和脂肪酸，多吃容易造成动脉硬化，建议以多不饱和脂肪酸、单不饱和脂肪酸代替。含大量多不饱和脂肪酸的食物，如橄榄油，可使心血管疾病危险度降低25%；以花生油为主的饮食，也可使患心血管疾病的风险下降16%~20%。其他富含不饱和脂肪酸的油主要有色拉油、玉米油、葵花子油等。

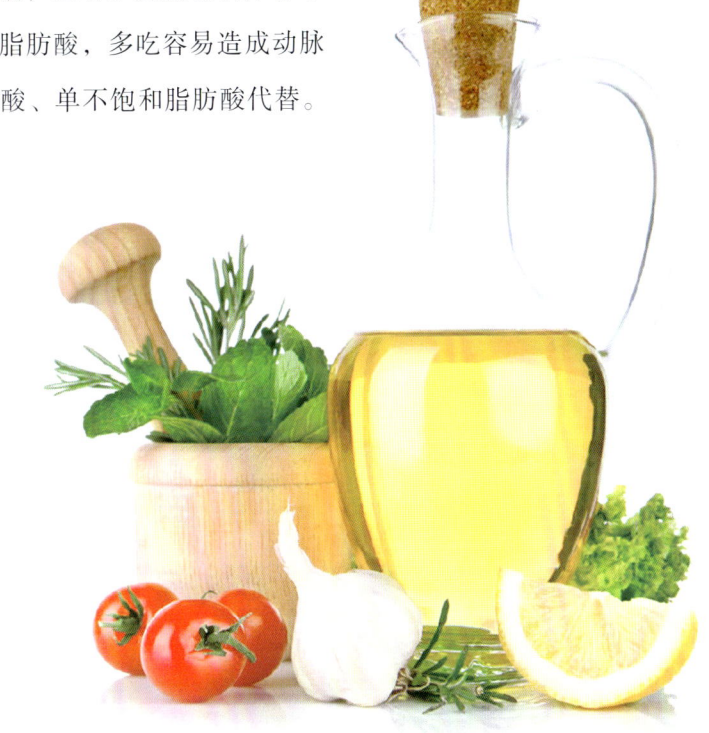

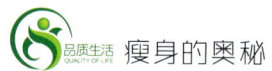

第五节 瘦身食谱

补身瘦身汤粥

下列内容提及的补身瘦身汤粥，是以食物治疗为主，不同于现代营养学的饮食方法。它最特别的是，将常用的食物和具美颜、减肥作用的中药（也包括食物），加入食物中，达到治疗和食疗的双重效果。而且所选用的食物和中药，都是滋补平和的特性，可以安心食用。

补身瘦身汤粥的食材，绝大多数是具有美容、减肥效果的食物和大家熟知的中药材。这些材料随时都可以在食品店、超市、中药店买到，做法也很容易掌握。如果工作太忙，没时间熬煮，可以用电子锅或焖烧锅，只需放入指定材料，数小时后便可享受色、香、味、疗效俱全的瘦身汤粥，既方便又简单。

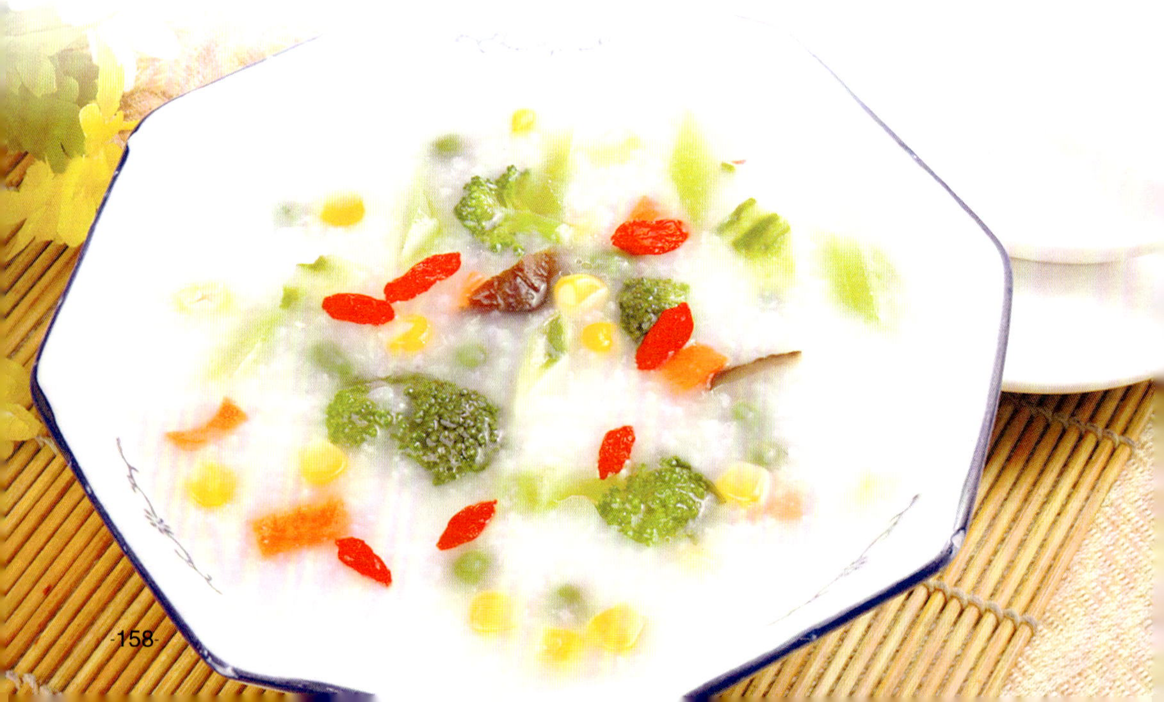

第四章 饮食瘦身

木耳菠菜鸡蛋汤

材料： 菠菜150克，黄花菜、木耳各30克，鸡蛋1个，香油、酱油、姜、盐、高汤各适量。

做法：

1. 鸡蛋打在碗内搅匀，木耳泡发后撕成片，黄花菜泡透洗净，菠菜洗净切段，姜切片。
2. 将高汤入锅，再下入木耳、黄花菜、菠菜、姜片，大火煮沸。
3. 加盐、酱油，倒入搅匀的鸡蛋，淋上香油即成。

营养功效： 能帮助消化、止渴润肠。

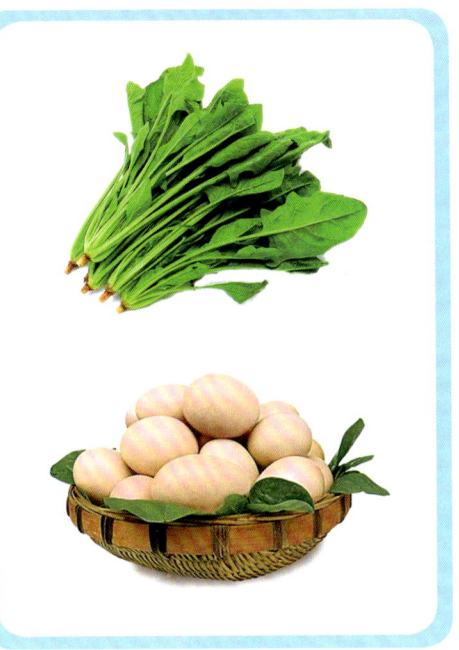

玉米须山楂瘦肉汤

材料： 山楂50克，玉米须20克，瘦肉300克，生姜、盐、味精各适量。

做法：

1. 山楂、生姜洗净切片；瘦肉洗净切块；玉米须洗净备用。
2. 锅中加水烧开后放入瘦肉汆水，再捞出洗净。
3. 将玉米须、山楂、生姜、瘦肉一起放入砂锅中，加入适量清水，大火煮开转小火煮熟，加入盐、味精调味即可。

营养功效： 玉米须利尿消肿、降脂减肥。山楂消食健胃。

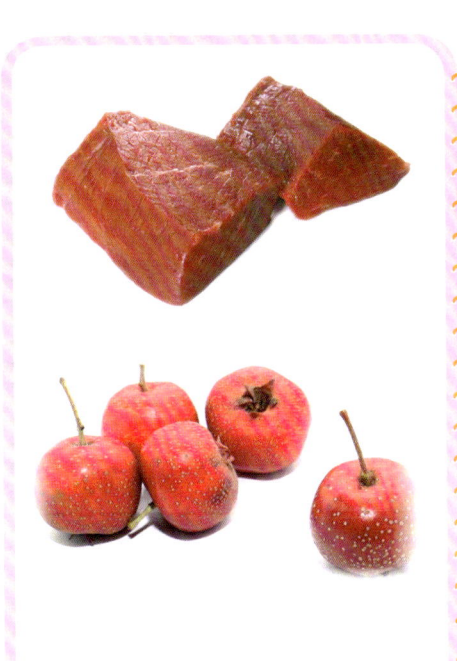

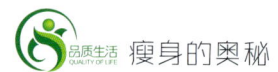

山楂海藻瘦肉汤

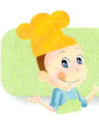

材料： 山楂15克，海藻30克，白萝卜50克，瘦肉200克，生姜、盐、味精各适量。

做法：

1. 山楂洗净；海藻洗净，稍微浸泡一下；白萝卜洗净切块；瘦肉洗净切块；生姜洗净去皮切片。
2. 锅中加水烧开后放入瘦肉块氽水，再捞出洗净。
3. 将山楂、白萝卜、海藻、瘦肉、生姜片一起放入砂锅内，加入适量清水，大火煮开，改用小火煮1.5小时，加盐、味精调味即可。

营养功效： 白萝卜健胃消食。海藻软坚利水。此汤适宜减肥瘦身者食用。

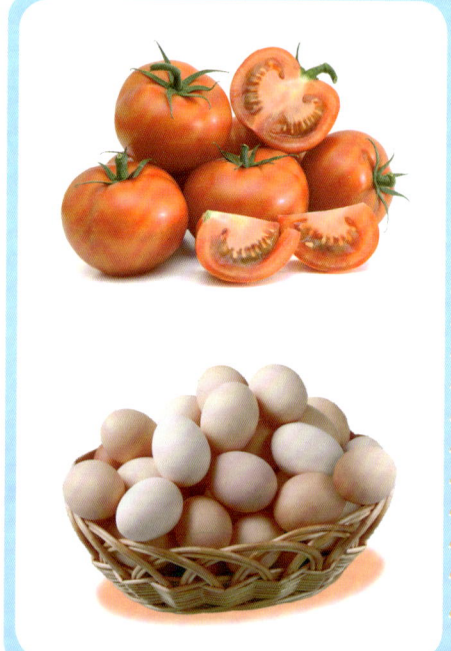

西红柿蛋花汤

材料： 西红柿100克，鸡蛋2个，盐、胡椒粉、葱花、肉汤各适量。

做法：

1. 西红柿洗净切片，鸡蛋打散。
2. 锅中加入肉汤烧开，放入西红柿，煮3分钟。
3. 改小火，倒入蛋液，加入盐、葱花、胡椒粉即可。

营养功效： 此汤清热生津，养阴凉血，生津止渴，健脾消食。西红柿性凉，味甘、酸，所含的维生素C十分丰富，具有很好的减肥和美容作用。

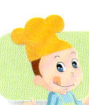

肉片黄瓜汤

材料：猪瘦肉150克，黄瓜100克，料酒、酱油、姜汁、盐、胡椒粉、水淀粉、清汤各适量。

做法：

1. 猪瘦肉洗净，切成薄片放入碗内，用料酒、酱油、姜汁、水淀粉拌匀腌好；黄瓜一剖两半，去瓤切成斜片。
2. 锅内放入清汤、肉片加热。
3. 汤沸后加入黄瓜片，放入料酒、盐，加入胡椒粉，盛入汤碗即可。

营养功效：黄瓜有清热止渴、利水消肿、泻火解毒之功效。

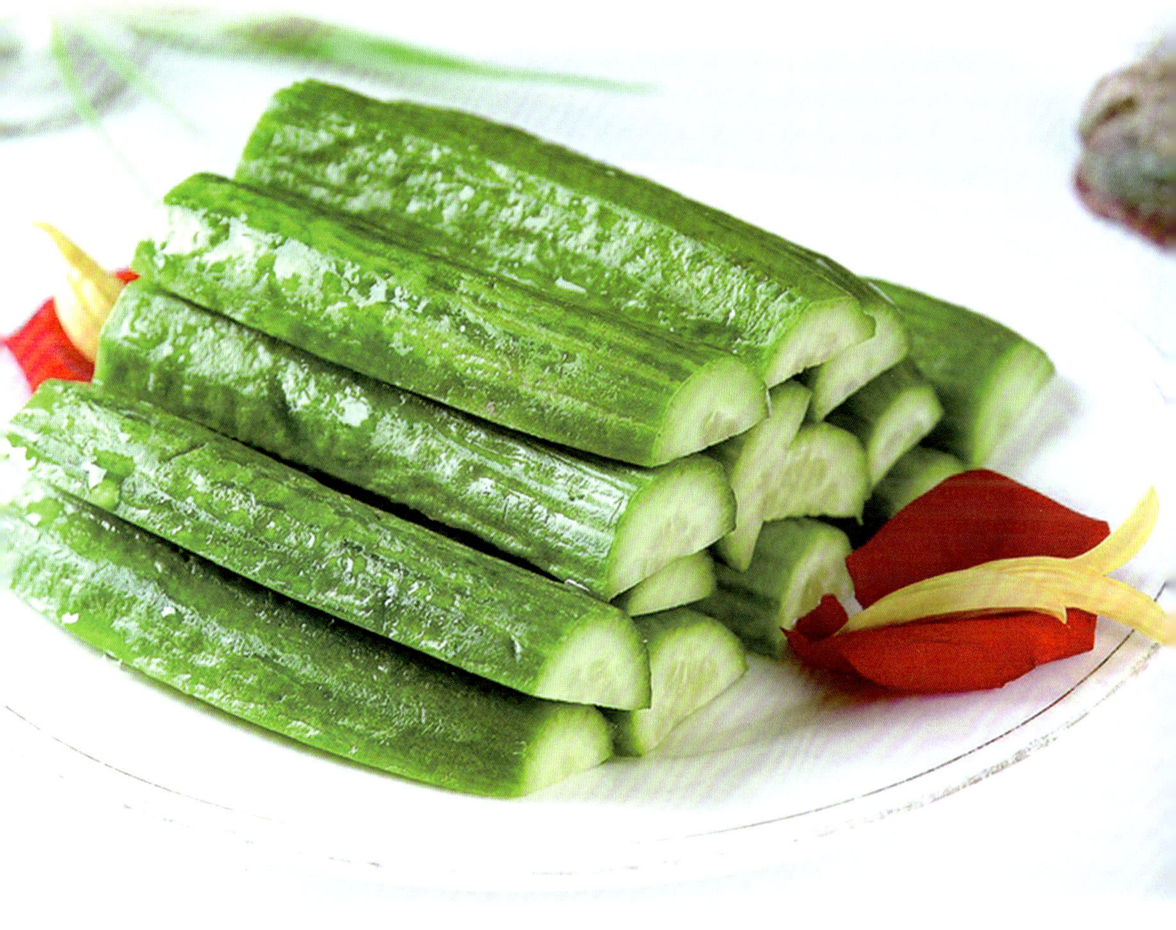

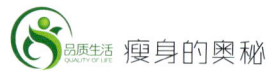

小白菜蛋花汤

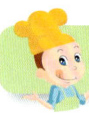

材料： 小白菜100克，猪肉50克，鸡蛋1个，盐、胡椒粉、香油各适量。

做法：

❶ 猪肉洗净切丝，小白菜洗净切长条，鸡蛋打散。

❷ 锅内加适量清水烧开，下入小白菜稍煮。

❸ 下入肉丝、盐、胡椒粉、香油，煮1分钟，淋上打散的鸡蛋即可。

营养功效： 小白菜所含的营养成分与大白菜相近，具有健脾益胃、润肠通便的功效。

小白菜	猪肉	鸡蛋
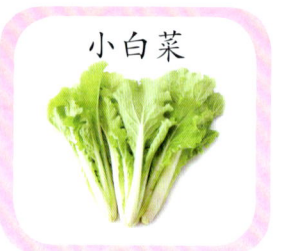	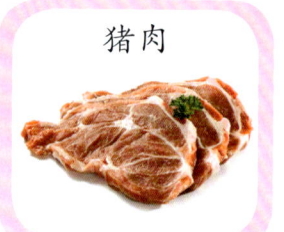	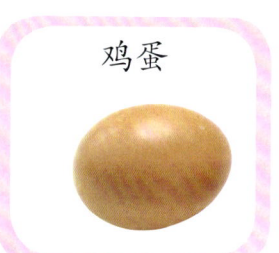

菠菜肉末汤

材料： 菠菜200克，猪肉100克，葱、姜、酱油、盐、醋、食用油、淀粉、高汤、香油各适量。

做法：

❶ 菠菜切成1厘米长段，猪肉切成小丁，葱洗净切葱花，姜洗净切片。

❷ 炒锅放油烧热，然后投入猪肉煸炒几下，接着用葱花、姜片炝锅，再放酱油炒一下。

❸ 加入高汤、盐、菠菜，待锅开后，用淀粉加水勾芡，淋醋、香油即成。

营养功效： 此汤润肠通便，有养血、止血、解毒之功效。

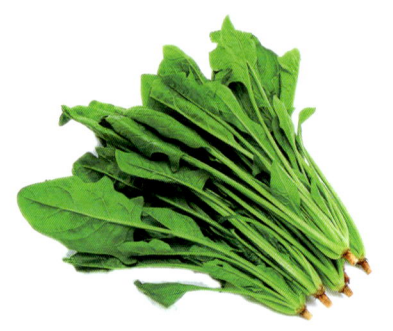

蛤蜊冬瓜汤
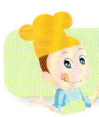

材料：蛤蜊100克，冬瓜400克，姜、料酒、食用油、盐、味精各适量。

做法：

❶ 冬瓜去皮、去籽，洗净，切片；姜洗净切片。

❷ 将蛤蜊去杂洗净，放在砂锅内，加少许水、料酒、姜片，中火煮至熟。

❸ 炒锅加入食用油烧至五成热，放入冬瓜煸炒2分钟，加入沸水，用大火煮半小时，放入蛤蜊及原汤用大火煮15分钟，放入盐、味精调味即成。

营养功效：此汤清热滋阴、润肺止咳，汤汁乳白，清香爽口，是秋季的美味汤菜。

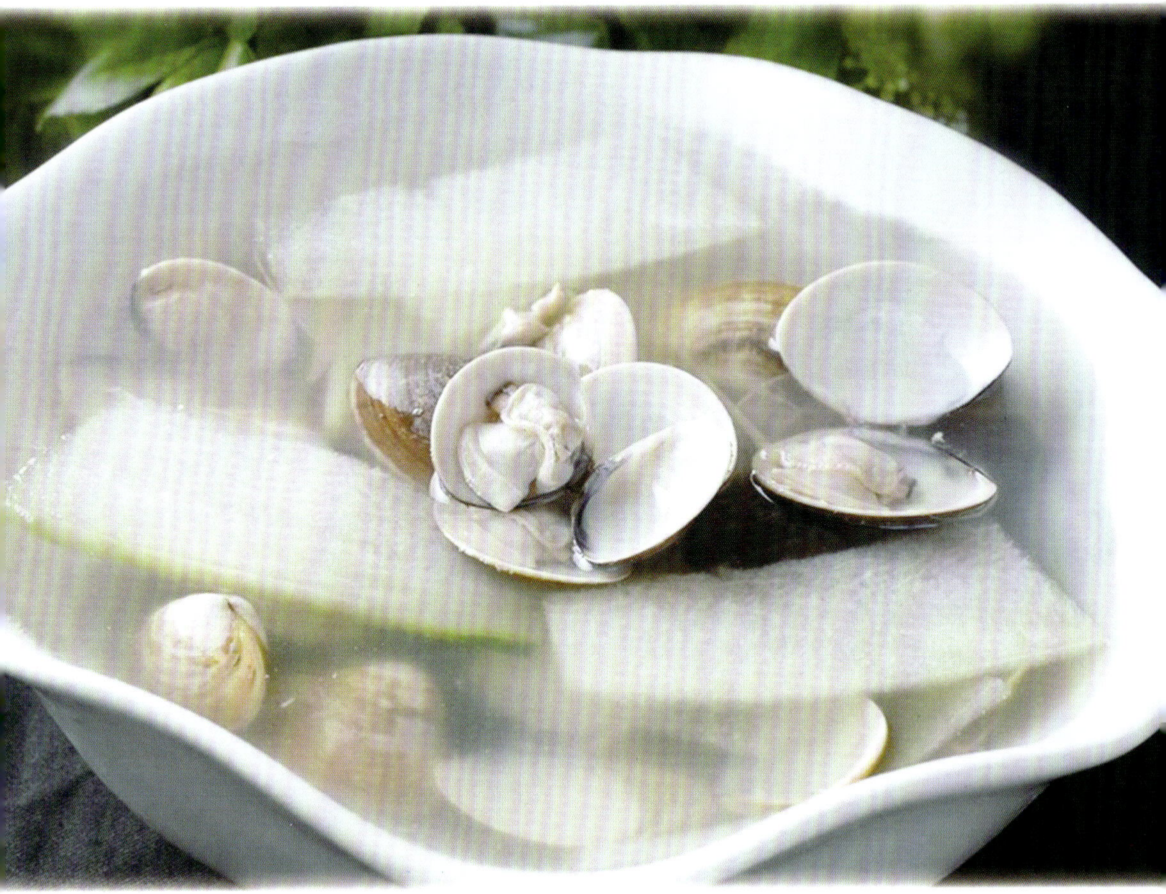

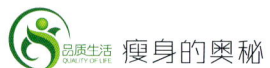 瘦身的奥秘

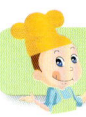 ## 竹笋香菇菠菜汤

材料：水发香菇50克，菠菜250克，嫩笋55克，盐、香油各适量。

做法：

① 菠菜洗净切段，嫩笋洗净切片，水发香菇洗净切丝。

② 将菠菜段、嫩笋片、香菇丝一同放入锅中，加适量水、盐，盖上盖用大火煮沸1分钟。

③ 出锅时淋上香油即成。

营养功效：竹笋含脂肪、淀粉很少，属天然低脂、低热量食品，是肥胖者减肥的佳品。

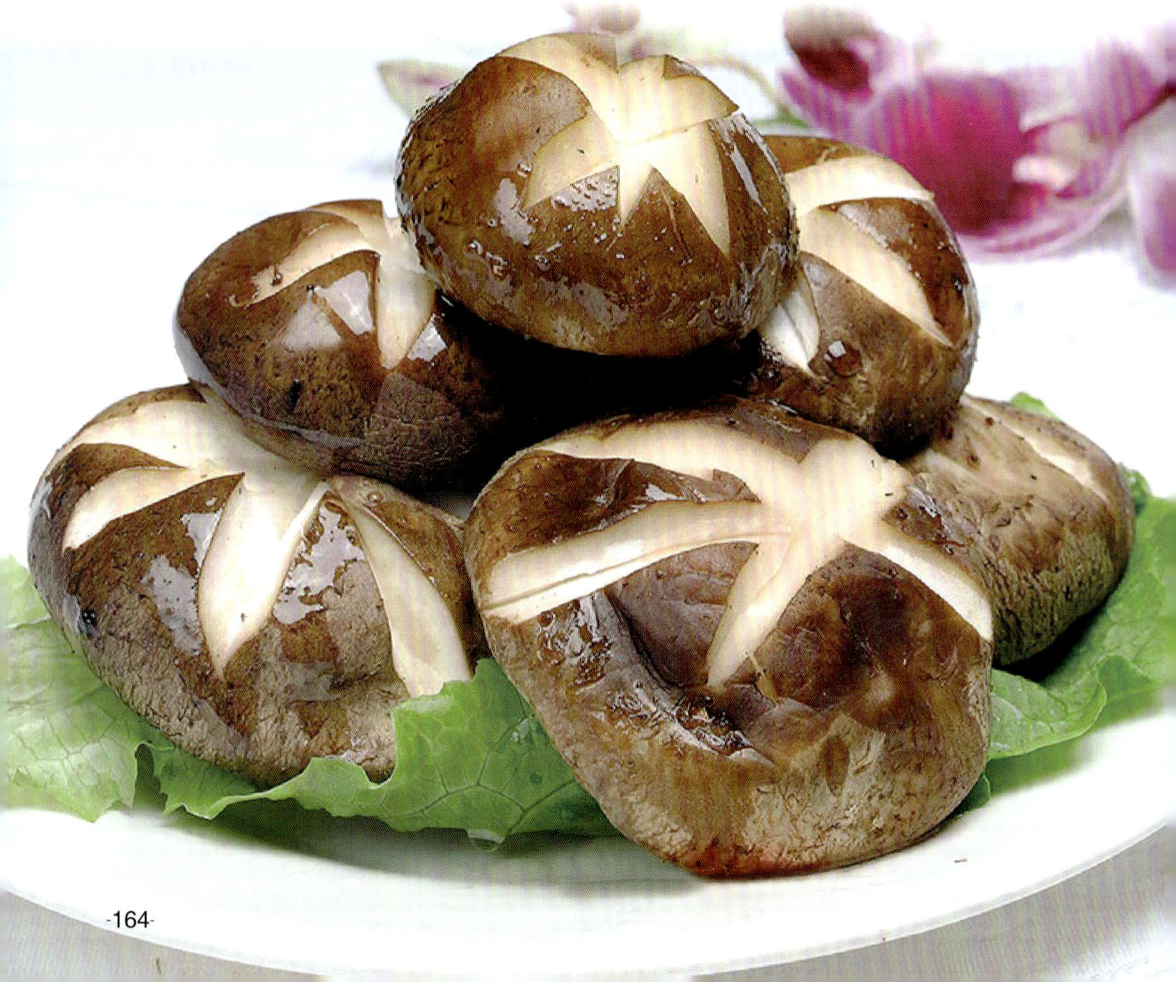

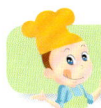
三鲜冬瓜汤

材料：冬瓜500克，水发冬菇、冬笋各100克，瘦肉50克，鲜汤、盐、食用油各适量。

做法：

① 冬瓜去皮、瓤洗净，切成薄片；冬笋洗净切成小薄片；冬菇去蒂，切成薄片。

② 瘦肉洗净切片，锅中加入水烧开，放入瘦肉片略烫，捞出，控水。

③ 锅中倒入食用油烧至七成熟，放入冬瓜微炒，掺入鲜汤。

④ 冬瓜煮至快软时，下冬笋片、冬菇片、瘦肉片同煮至冬瓜熟，加盐调味即可。

营养功效：冬瓜有清热化痰、除烦止渴、利尿消肿、减肥的功效。

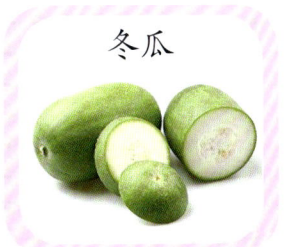
冬瓜

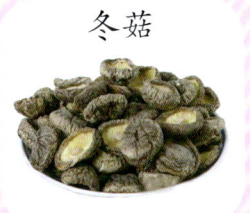
冬菇

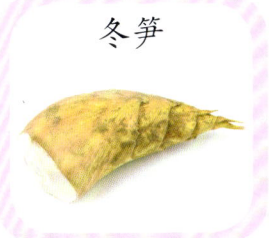
冬笋

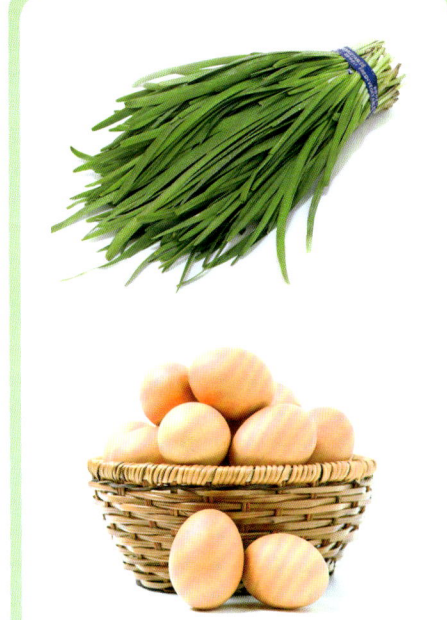

韭菜肉丝蛋花汤

材料：韭菜250克，猪肉100克，鸡蛋2个，盐适量。

做法：

① 猪肉洗净切丝；韭菜洗净切段；鸡蛋打散，加入适量盐。

② 锅中加入水把肉丝烫熟，加韭菜，调味。

③ 加入鸡蛋，煮熟即可。

营养功效：韭菜含有挥发性精油及硫化物等特殊成分，散发出一种独特的辛香气味，有助于疏调肝气、增强消化功能。

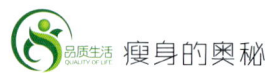

莲藕山药汤

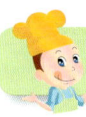

材料： 莲藕100克，鲜山药50克，油菜30克，生姜、食用油、盐、味精、糖、清汤各适量。

做法：

1. 莲藕、鲜山药均去皮洗净切片，生姜去皮洗净切丝，油菜去老叶洗净。
2. 烧锅下油，放入姜丝，注入清汤，待汤开时，投入莲藕片、山药片，用中火煮。
3. 待煮至莲藕、山药熟透时，下油菜，调入盐、味精、糖煮透，盛入汤碗内即成。

营养功效： 山药能补气益肾、补脾肺、清虚热、改善肠胃功能及提高免疫力。

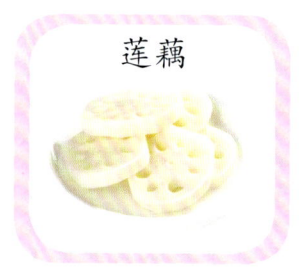

莲藕

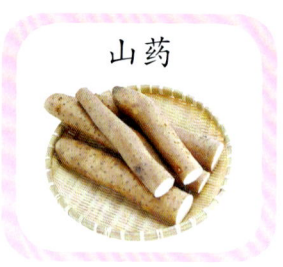

山药

莲荷瘦肉汤

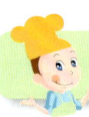

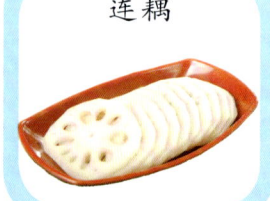

莲藕

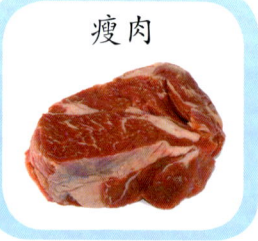

瘦肉

材料： 莲藕500克，瘦肉300克，鲜荷叶、黄芪、姜片、料酒、盐、味精各适量。

做法：

1. 黄芪、姜片洗净；莲藕洗净，切块；瘦肉洗净，切块；荷叶洗净切大块。
2. 锅内烧水，水开后放入瘦肉汆水，再捞出洗净。
3. 将荷叶、黄芪、莲藕、生姜片、瘦肉、料酒一起放入煲内，加入适量清水，大火烧开，改用小火煲熟，放入盐、味精调味即可。

营养功效： 莲藕可消炎化瘀、清热解燥、止咳化痰。此汤适宜减肥瘦身者食用。

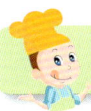

胡萝卜冬瓜羊肉汤

材料：胡萝卜、冬瓜各500克，羊肉500克，胡椒粉、盐、枸杞子、料酒各适量。

做法：

1. 羊肉去筋膜，切块，放入沸水中氽一下，捞出洗净。
2. 将胡萝卜洗净，切成菱形片，冬瓜洗净，切块待用。
3. 锅中加清水，放羊肉煮沸，再放入冬瓜块，改为小火炖熟，加入料酒、盐、胡萝卜片，同烧至肉熟烂、胡萝卜片入味，加入枸杞子、胡椒粉调味即成。

营养功效：此汤补中益气、补血安神、温胃散寒、补虚益肾，有化痰消食、下气定喘的功效。

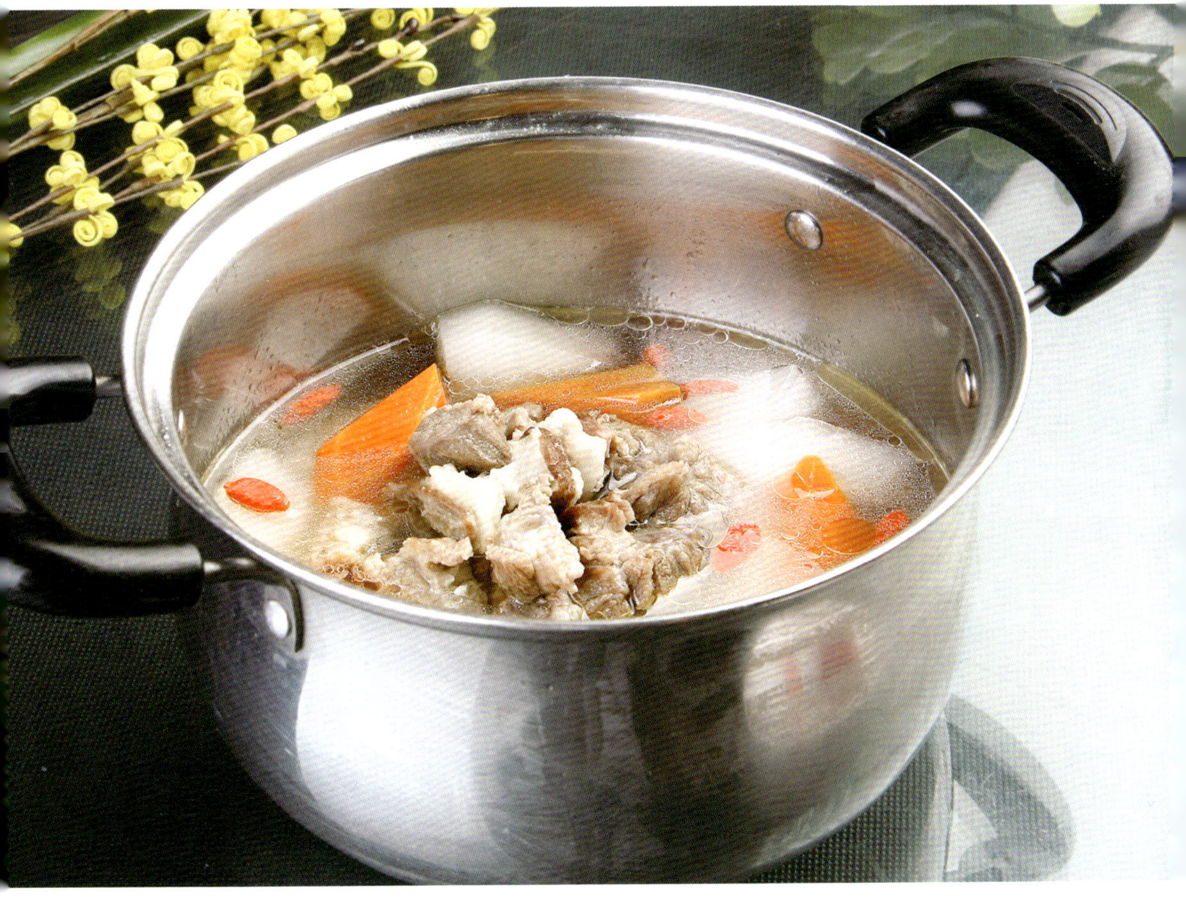

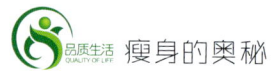

海带西洋菜生鱼汤

材料：海带25克，西洋菜250克，生鱼300克，姜片、盐、食用油各适量。

做法：

1. 生鱼洗净切成大块；海带、西洋菜均洗净切段，加入适量水。
2. 锅内加油烧热后，放姜片，投入生鱼块煎至金黄色。
3. 加入适量清水烧滚，下海带、西洋菜同煮，约半小时，加盐调味即成。

营养功效：此汤祛湿清热、润肺止渴，适用于夏季肠胃积热、湿热内盛等。

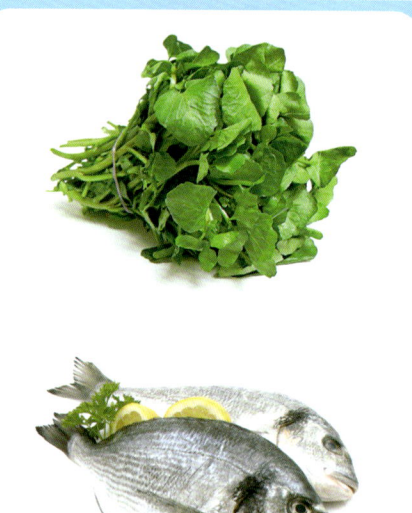

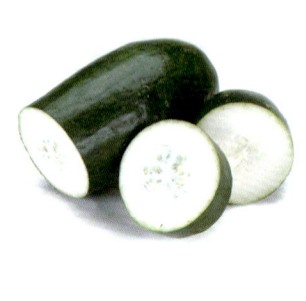

海带紫菜冬瓜汤

材料：冬瓜250克，海带100克，紫菜15克，料酒、香油、盐各适量。

做法：

1. 海带洗净泡发，切条；紫菜洗净；冬瓜洗净，切片。
2. 锅内放水烧滚，加海带、冬瓜片，煮约2分钟。
3. 加盐、料酒调味，冲入盛放紫菜的汤碗里，浇上香油即成。

营养功效：海带富含碘，有祛风清热的功效。

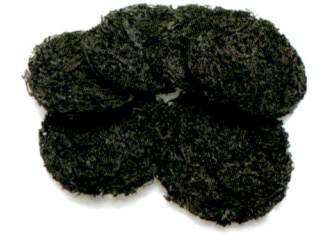

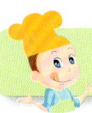
木耳海带肉片汤

材料：鲜海带丝180克，鲜木耳100克，猪肉100克，青椒、红椒、盐各适量。

做法：

❶ 鲜木耳洗净切丝，鲜海带丝洗净切段，青椒和红椒洗净均切丝。

❷ 猪肉切成丝，海带和鲜木耳氽熟。

❸ 锅中加水，再加入海带、木耳、肉丝和青椒丝、红椒丝，加盐烧开即可。

营养功效：海带具有软坚散结、消痰平喘、利水消肿、祛脂降压等功效。

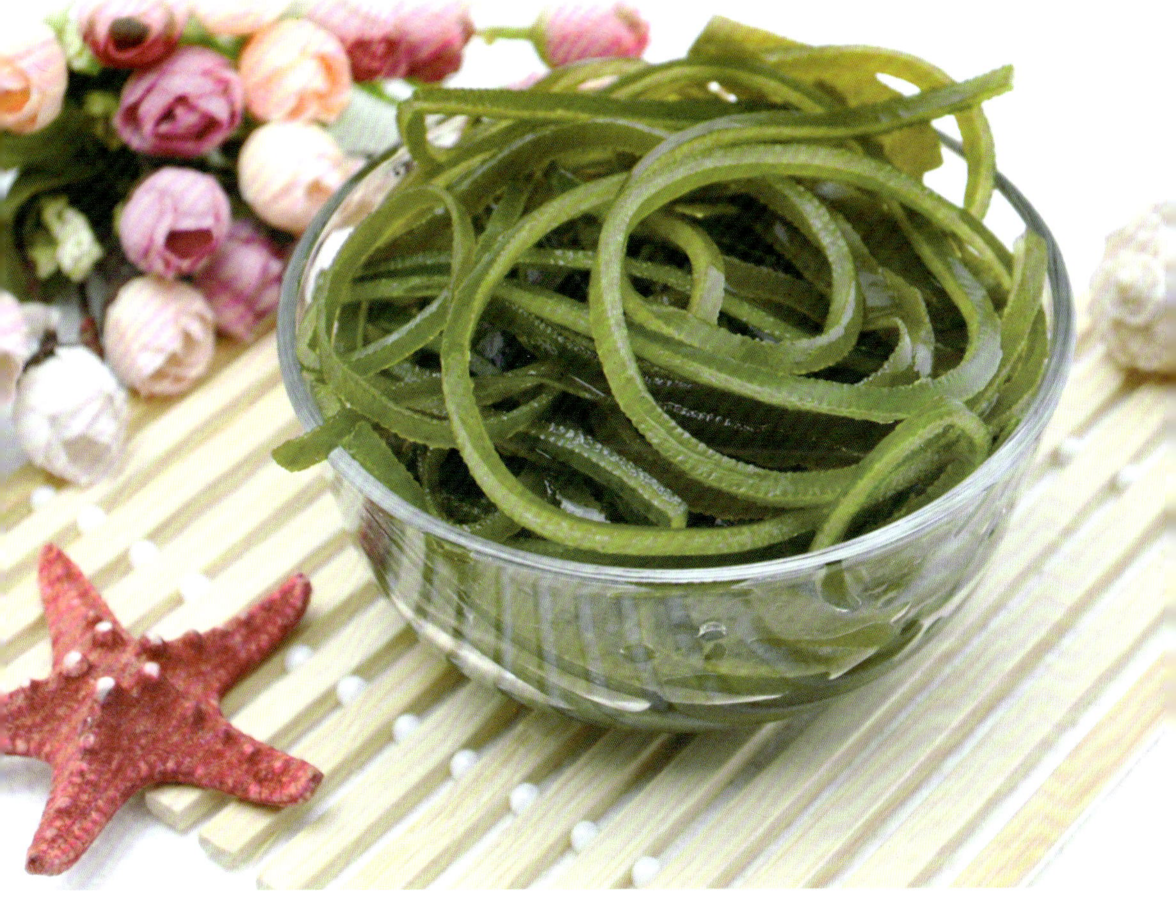

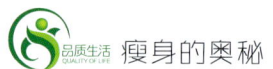 瘦身的奥秘

白萝卜牛肉汤

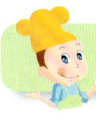

材料：白萝卜250克，牛肉200克，盐、食用油、姜、葱花、料酒各适量。

做法：

1. 牛肉洗净切块，白萝卜洗净切块，姜洗净切末。
2. 锅中放油烧热后，加入姜末干煸，然后放入白萝卜块。
3. 加入水和料酒，加入牛肉块煮熟，放入少许盐，撒上葱花即可。

营养功效：此汤消积滞、化痰止咳、下气宽中。

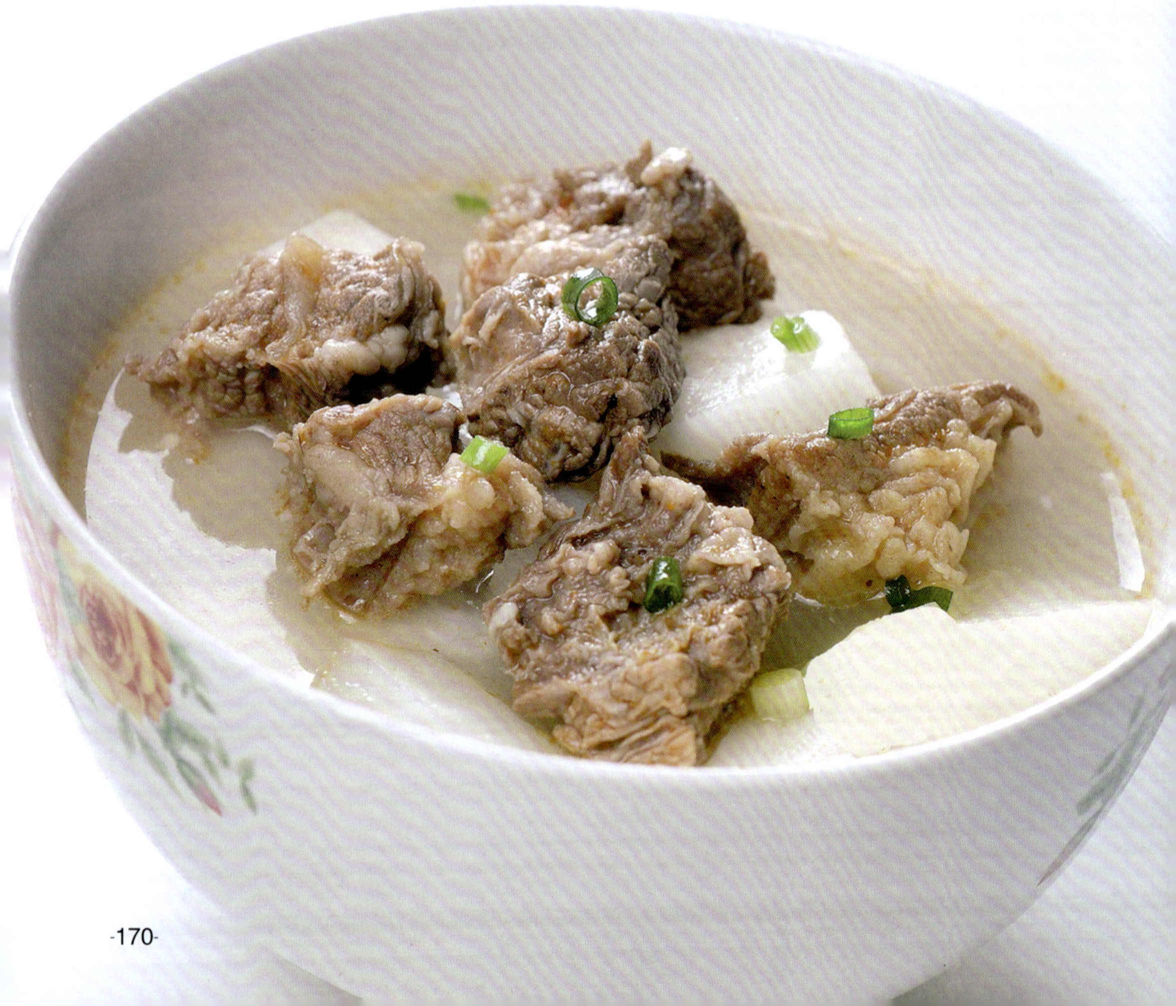

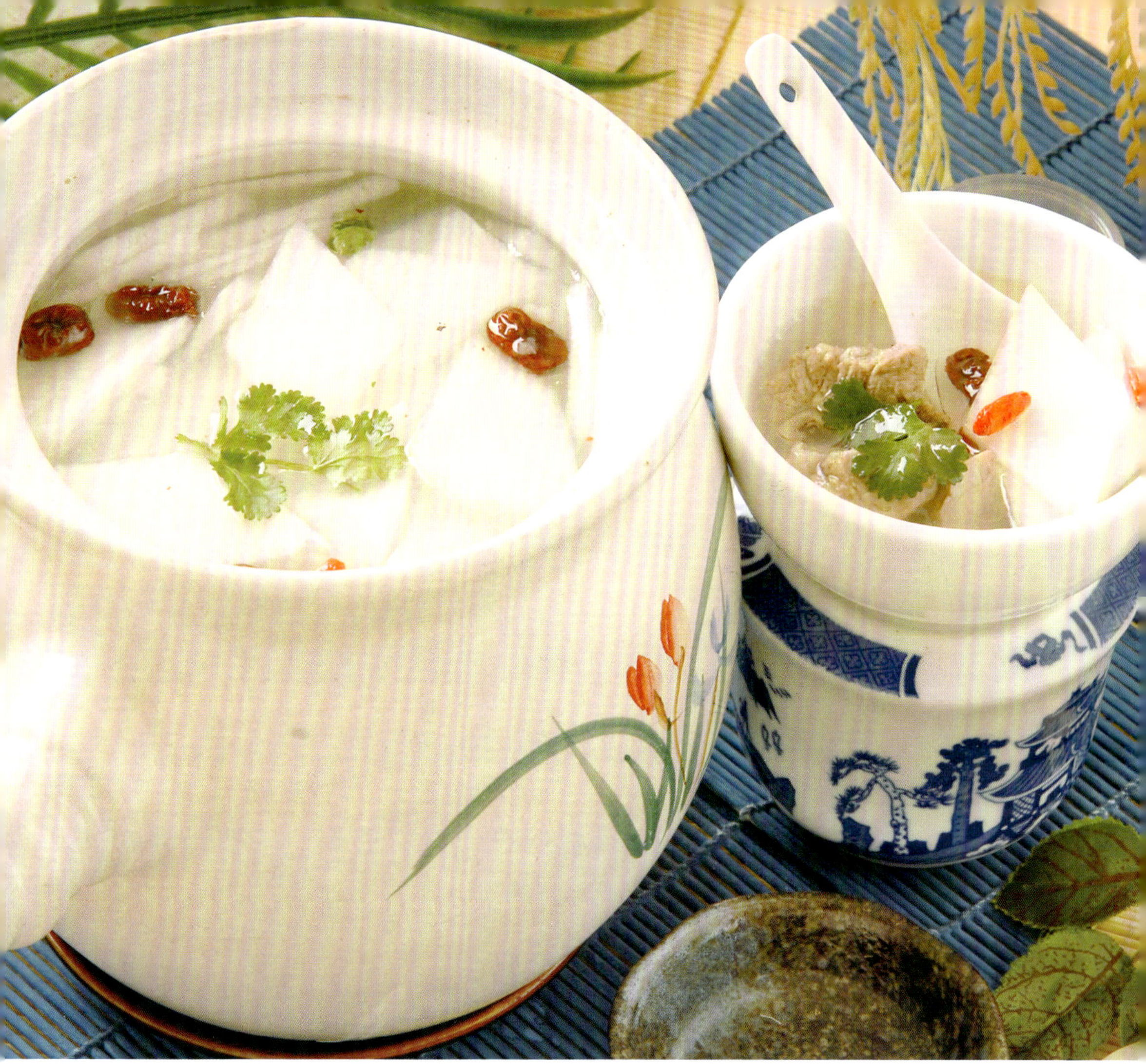

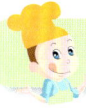 **排骨冬瓜汤**

材料：排骨500克，冬瓜400克，盐、大料、料酒、红枣、枸杞子、姜片、香菜各适量。

做法：

❶ 排骨洗净，锅中加水烧开，放入排骨汆烫，撇去浮沫，捞出排骨沥干水分。
❷ 锅里加入排骨、清水、姜片、大料、料酒、红枣、枸杞子小火慢煲45分钟。
❸ 冬瓜切成片，放进排骨汤中小火煮15分钟，加入盐和香菜调味即可。

营养功效：冬瓜含维生素C较多，且钾盐含量高，钠盐含量较低，含有的粗纤维能刺激肠道，帮助人体把多余物排质泄出去，从而改善体质。

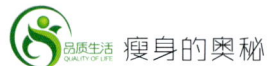

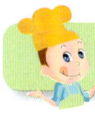
南瓜枸杞汤

材料：南瓜250克，枸杞25克，盐适量。

做法：

① 南瓜洗净，削皮，切块；枸杞洗净备用。

② 锅内加入适量的清水，放入南瓜块，加枸杞及盐调味，大火煮开。

③ 改小火煮至南瓜熟烂即可。

营养功效：枸杞有补肾益精、养肝明目、补血安神、生津止渴、润肺止咳的功效。

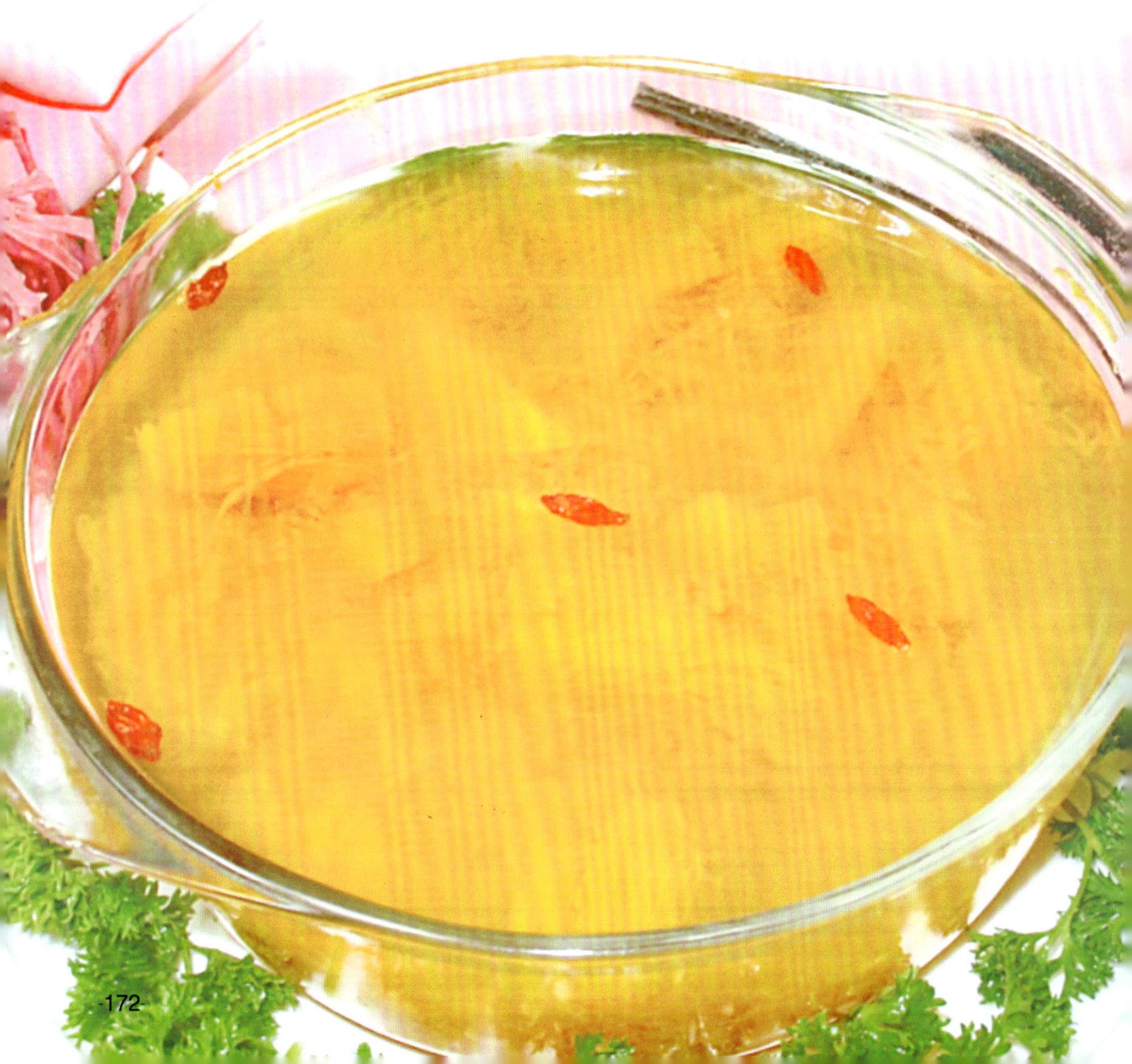

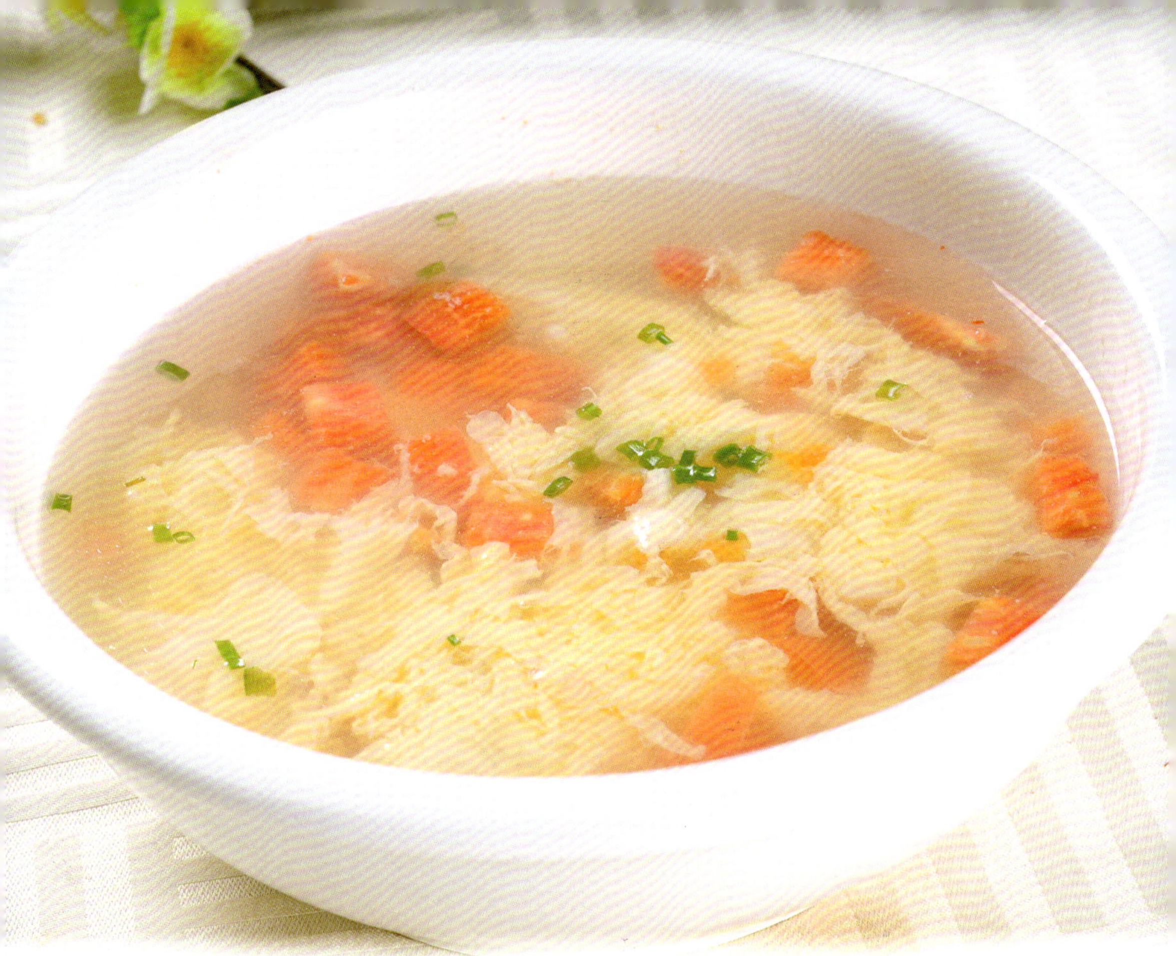

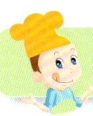 **番茄蛋花汤**

材料： 西红柿1个，鸡蛋2个，姜末、食盐、小葱花、胡椒粉、色拉油各适量。

做法：

① 番茄洗净切小块，鸡蛋打散成蛋液。

② 热锅上油，下姜末炝锅，倒入番茄块炒软。

③ 加一碗清水，大火烧开后再煮3分钟左右。

④ 冲入蛋液略停顿几秒，待蛋液凝固后用筷子划散，加食盐、胡椒粉调味，撒上葱花即可。

营养功效： 西红柿可以降低热量摄取，减少脂肪积累，并补充多种维生素，保持身体营养均衡。

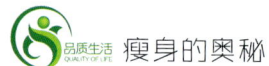 瘦身的奥秘

胡萝卜红枣汤

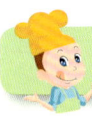

材料： 胡萝卜120克，红枣50克，山药、冰糖各适量。

做法：

❶ 胡萝卜洗净、切块；红枣洗净，用温水浸泡；山药洗净，切片。

❷ 锅内加适量清水，放入胡萝卜块、红枣和山药片，用小火煮熟，加冰糖调味即可。

营养功效： 胡萝卜具有健脾消食、补肝明目、清热解毒、降气止咳的功效。

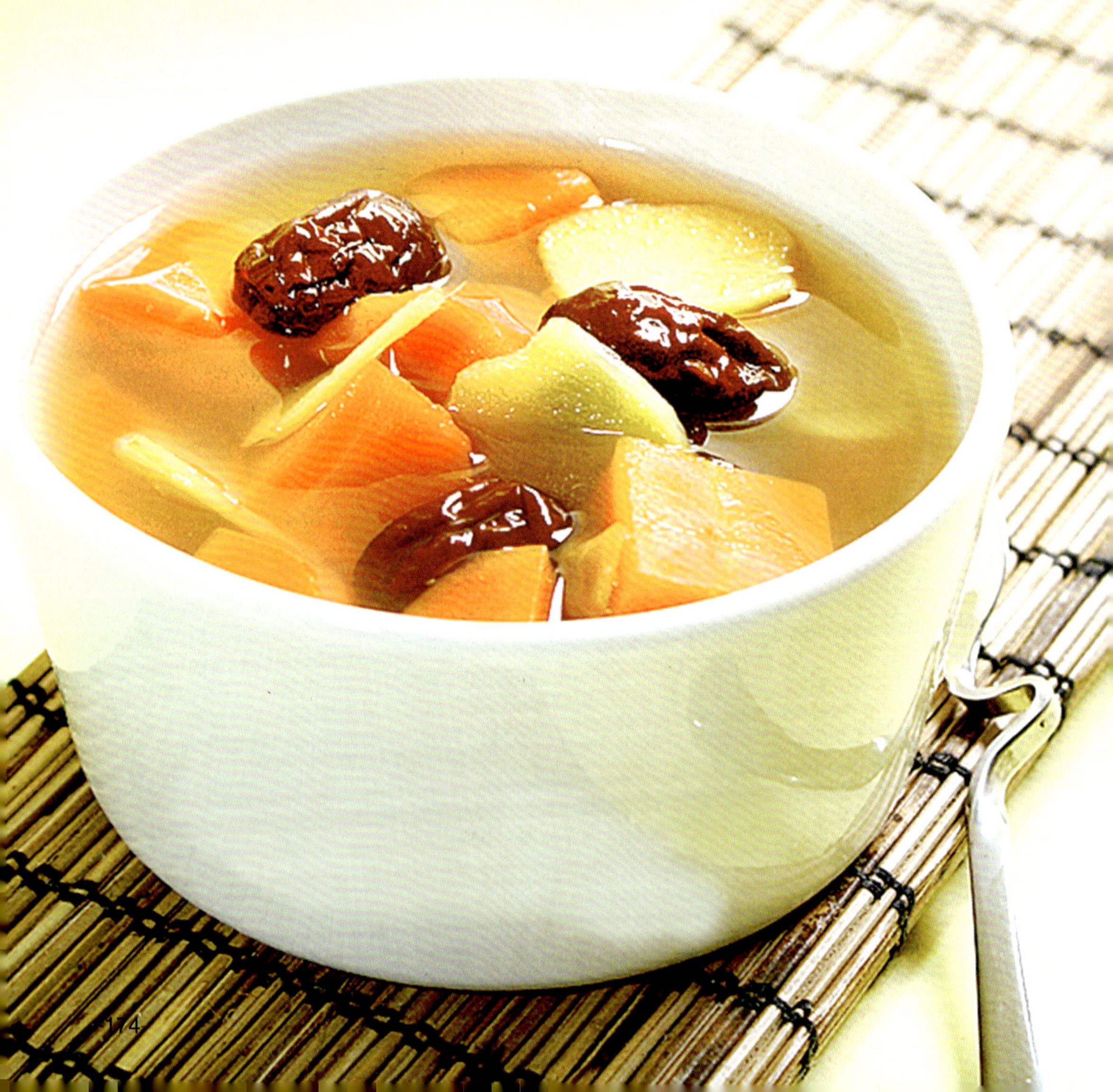

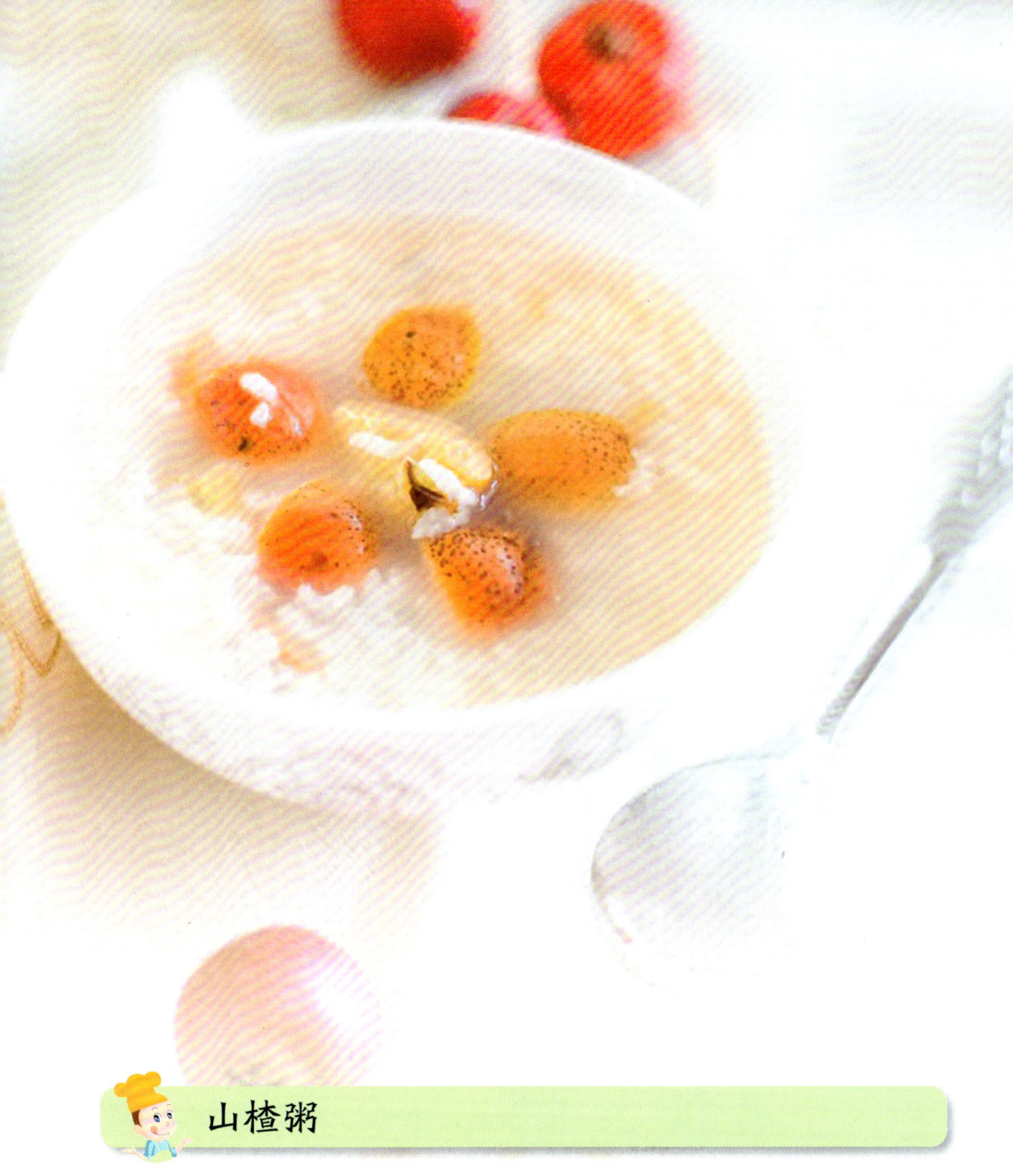

山楂粥

材料： 山楂50克，粳米50克，砂糖10克。

做法：

① 粳米洗净沥干水分，山楂洗净去籽切块。

② 锅中加适量水煮开，放入山楂、粳米，煮至沸腾时稍微搅拌，改中小火熬煮30分钟，加入砂糖调味即成。

营养功效： 山楂具有较强的消化作用，有润肤养胃、减肥瘦身等诸多保健功效。

苦瓜粥

材料： 大米60克，苦瓜100克，枸杞子、盐、糖、姜丝各适量。

做法：

1. 苦瓜洗净，去瓤切丁；大米洗净，浸泡30分钟；枸杞子洗净。
2. 锅内注入适量清水，加入大米、苦瓜丁、枸杞子、糖、盐、姜丝熬煮成粥即可。

营养功效： 苦瓜中含有的"高能清脂素"能使脂肪和多糖的摄取减少，有促进饮食、消炎退热、清心明目的功效。

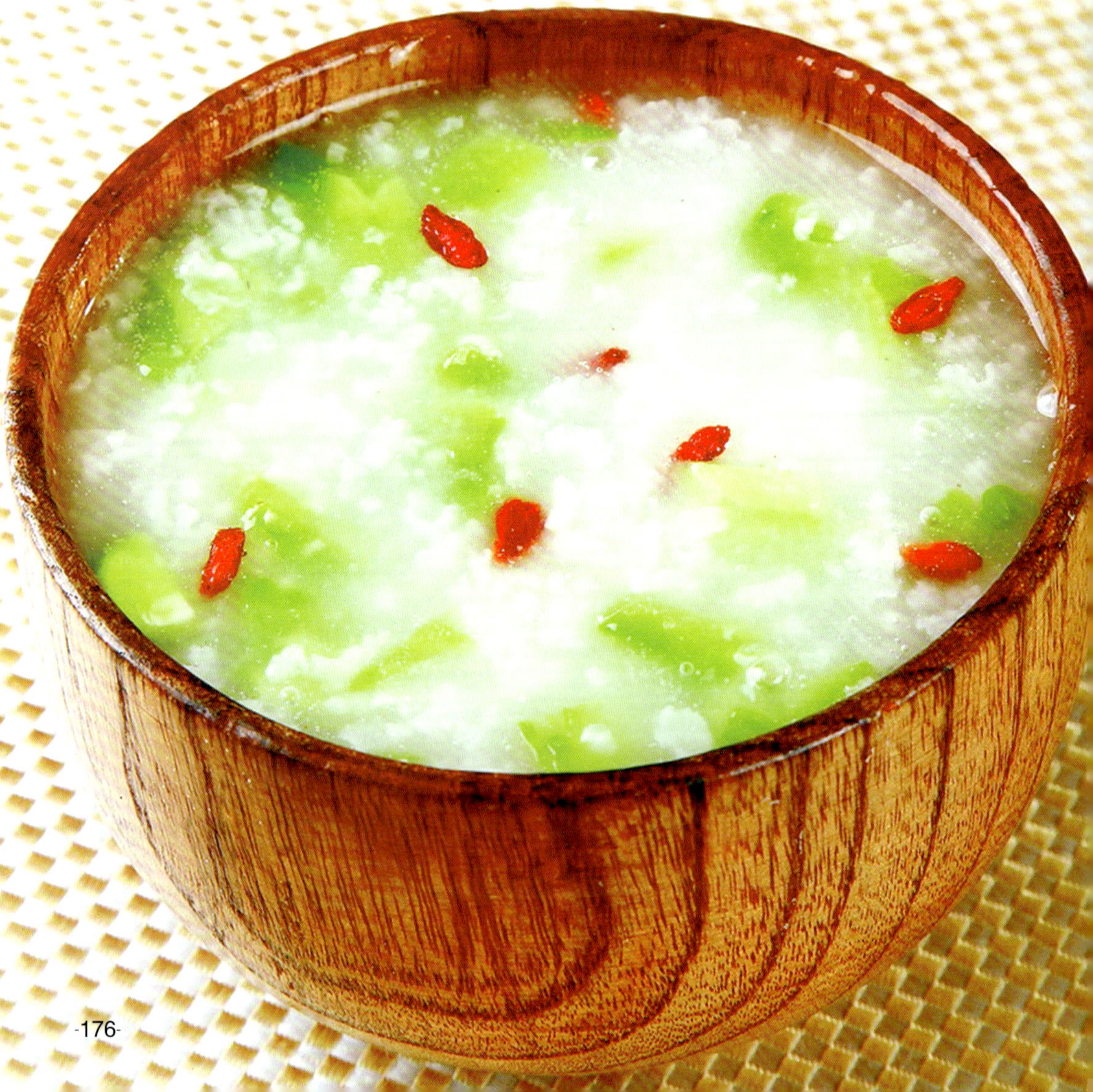

第四章　饮食瘦身

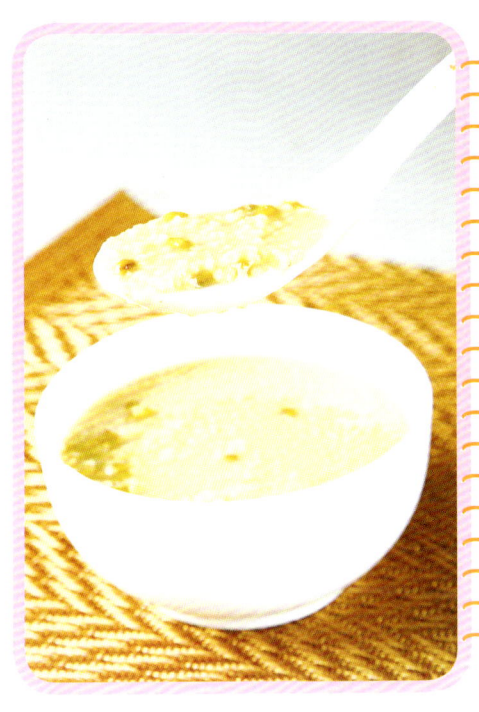

绿豆米粥

材料：绿豆、小米、大米各50克，盐适量。

做法：

① 绿豆洗净，浸泡2小时以上；将小米、大米一起洗净。

② 把所有原料放入锅内，加入至少1000毫升的水，大火烧开，小火熬40分钟。

③ 其间隔10分钟左右搅拌1次，以免粘锅底，关火，闷10分钟左右，放盐用勺子搅拌均匀即可盛出。

营养功效：绿豆具有清热解毒、消暑止渴、降血脂等营养功效。

百合栗子粥

材料：百合20克，栗子、大米各100克，糖适量。

做法：

① 栗子去皮洗净，切开待用；百合洗净；大米淘洗干净。

② 锅中加入清水1000毫升，放入大米、栗子、百合煮至米粒软烂，加糖调味即可。

营养功效：栗子中不仅含有淀粉，还富含蛋白质、维生素等多种营养成分，可养胃健脾、补肾强筋。

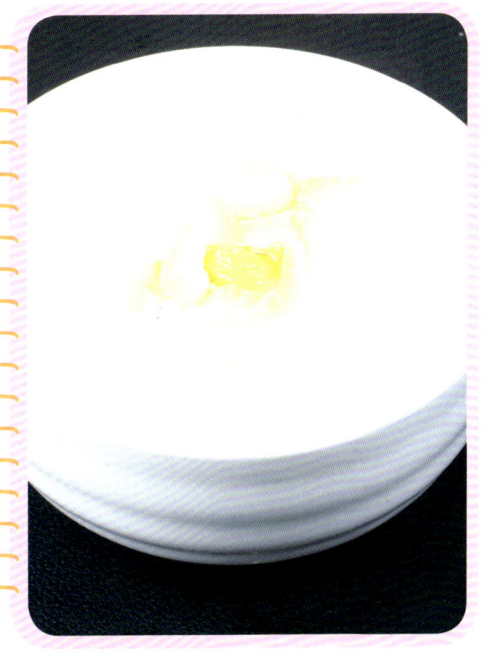

菠菜粥

材料： 菠菜、大米各250克，胡萝卜丝、盐各适量。

做法：

1. 大米洗净，浸泡30分钟；菠菜洗净，放入沸水中汆一下，切段待用。
2. 锅中注入适量清水，加入大米以大火煮沸，转小火慢熬成粥。
3. 粥成时加入菠菜、胡萝卜丝，熬煮片刻熄火，加盐调味即可。

营养功效： 菠菜中丰富的铁对缺铁性贫血有改善作用，能使人面色红润，光彩照人，因此被推崇为养颜佳品。菠菜叶中含有铬和一种类似胰岛素的物质，其作用与胰岛素非常相似，能使血糖保持稳定。

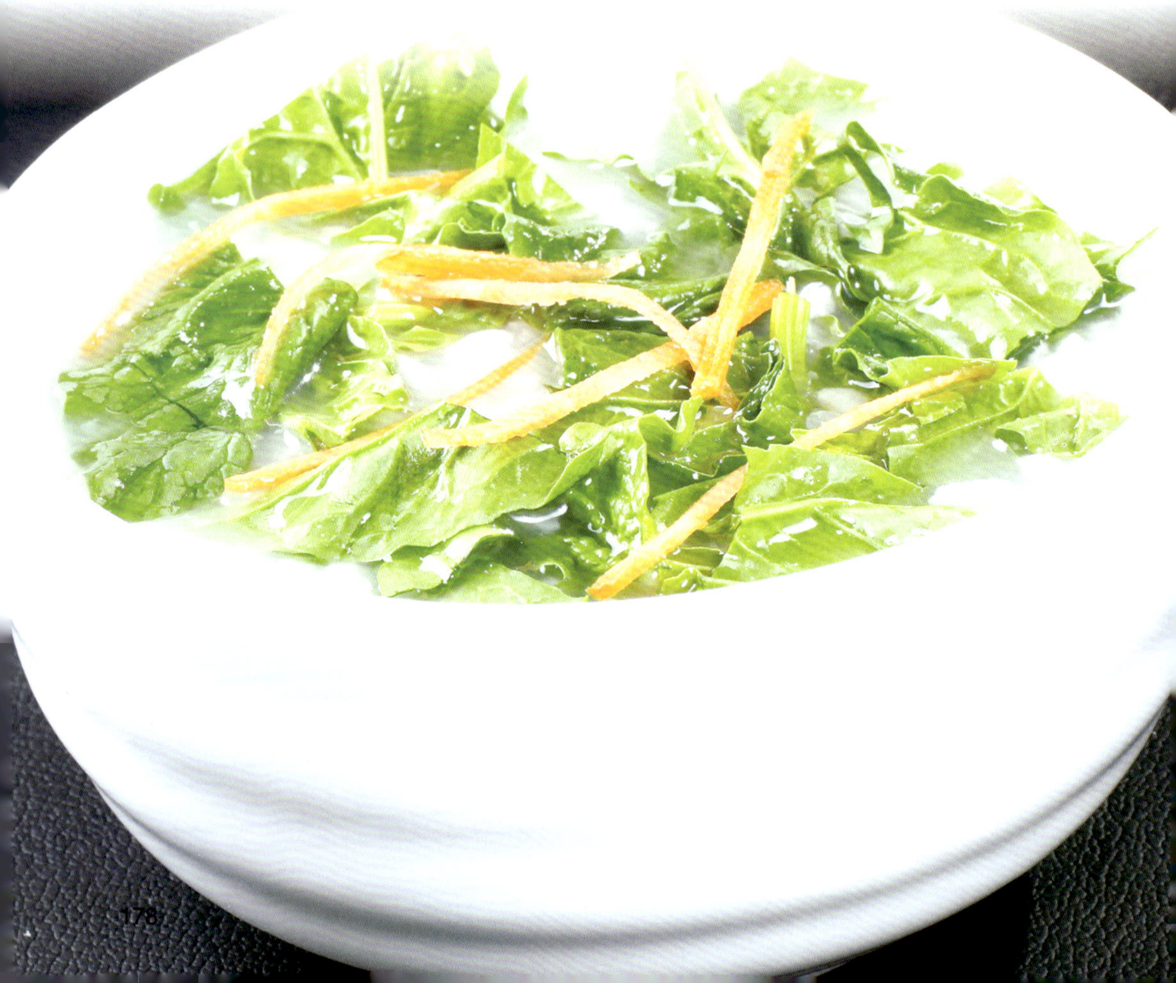

第四章　饮食瘦身

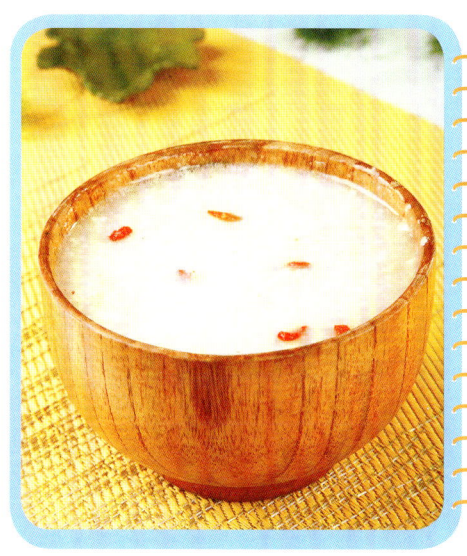

燕麦片粥

材料：燕麦片50克，大米、枸杞子、盐各适量。

做法：

1. 燕麦片、大米洗净，锅内放入燕麦片、大米、枸杞子，加入适量清水。
2. 中火烧开，煮至熟软，加盐调味即可。

营养功效：此粥有降脂减肥的作用。

泡椒墨鱼

材料：墨鱼400克，泡椒300克，西芹150克，酱油8克，白糖10克，姜末25克，料酒50克，食用油、盐各适量。

做法：

1. 墨鱼洗净，加料酒、姜末去腥；西芹洗净，斜切成段。
2. 油锅烧热，放姜末煸香，加入泡椒、墨鱼、盐，快速翻炒。
3. 加入西芹段翻炒均匀，再下入料酒、酱油、白糖，炒入味后出锅即可。

营养功效：墨鱼可以止血、滋阴养血、降脂。

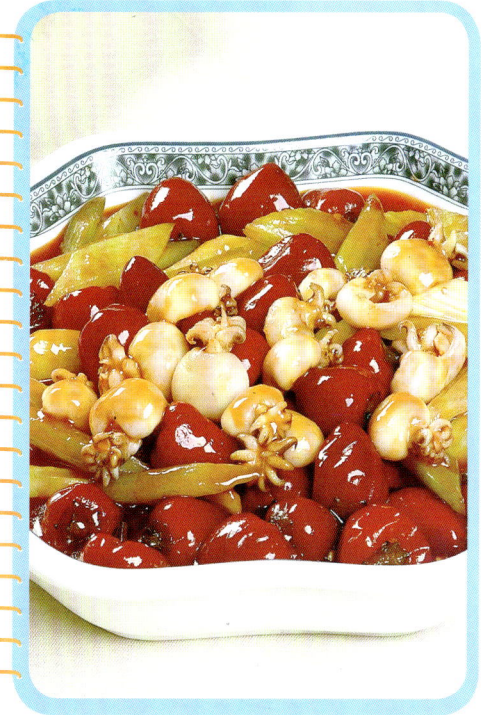

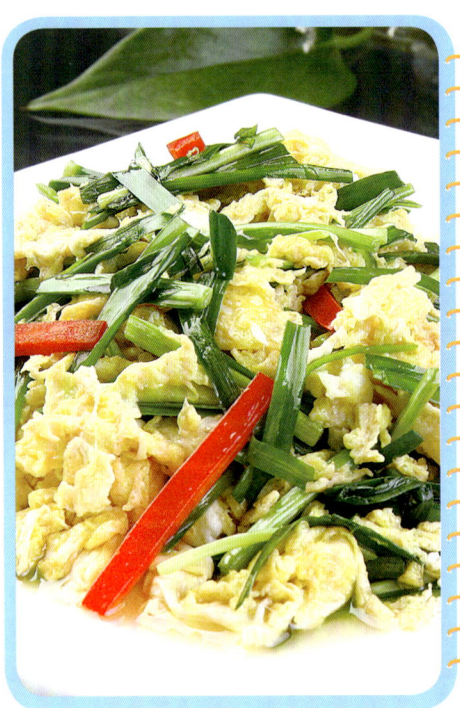

韭菜炒鸡蛋

材料：韭菜100克，鸡蛋150克，红椒、盐、食用油各适量。

做法：

1. 韭菜洗净，切段；鸡蛋磕入碗中打散，红椒洗净切条。
2. 锅中倒入食用油烧热，倒入打散的鸡蛋翻炒片刻。
3. 加入韭菜段和红椒条，加盐翻炒一下即可。

营养功效：韭菜富含维生素和粗纤维，能促进肠胃蠕动，可润肠通便，同时含有挥发性精油及硫化物等特殊成分，它散发的辛香气味能帮助消化。

西红柿炒冬瓜

材料：西红柿400克，冬瓜200克，味精、食用油、食盐、葱花各适量。

做法：

1. 将西红柿洗净，去皮，切成块；冬瓜去皮，去瓤，洗净，切成薄片。
2. 油锅烧热，放入冬瓜略炒至透明状，放入西红柿块和水略煮至熟。
3. 最后加食盐、味精调味，出锅时撒入葱花即成。

营养功效：冬瓜本身不含脂肪，热量不高，对于防止人体发胖具有重要意义，还有助于体形健美。

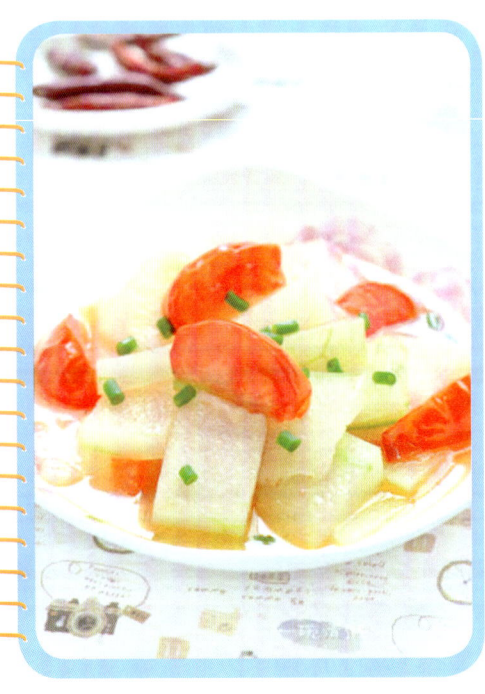

第四章 饮食瘦身

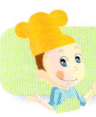
菠萝炒牛肉

材料：牛肉250克，菠萝300克，青椒片、红椒片、料酒、蚝油、生姜、淀粉、盐、胡椒粉、食用油各适量。

做法：

1. 牛肉洗净，切片，加食用油、盐、生姜、淀粉、胡椒粉、料酒抓匀，腌制15分钟，再加点油拌匀待用。
2. 菠萝清洗干净后切成块，用淡盐水浸泡几分钟后取出沥干水待用。
3. 炒锅倒油烧热，将腌好的牛肉倒入，快速翻炒几下，放入青椒片、红椒片，加入适量的蚝油，放入菠萝块，快炒几下即可。

营养功效：菠萝有健胃消食、补脾止泻、清胃解渴的作用。

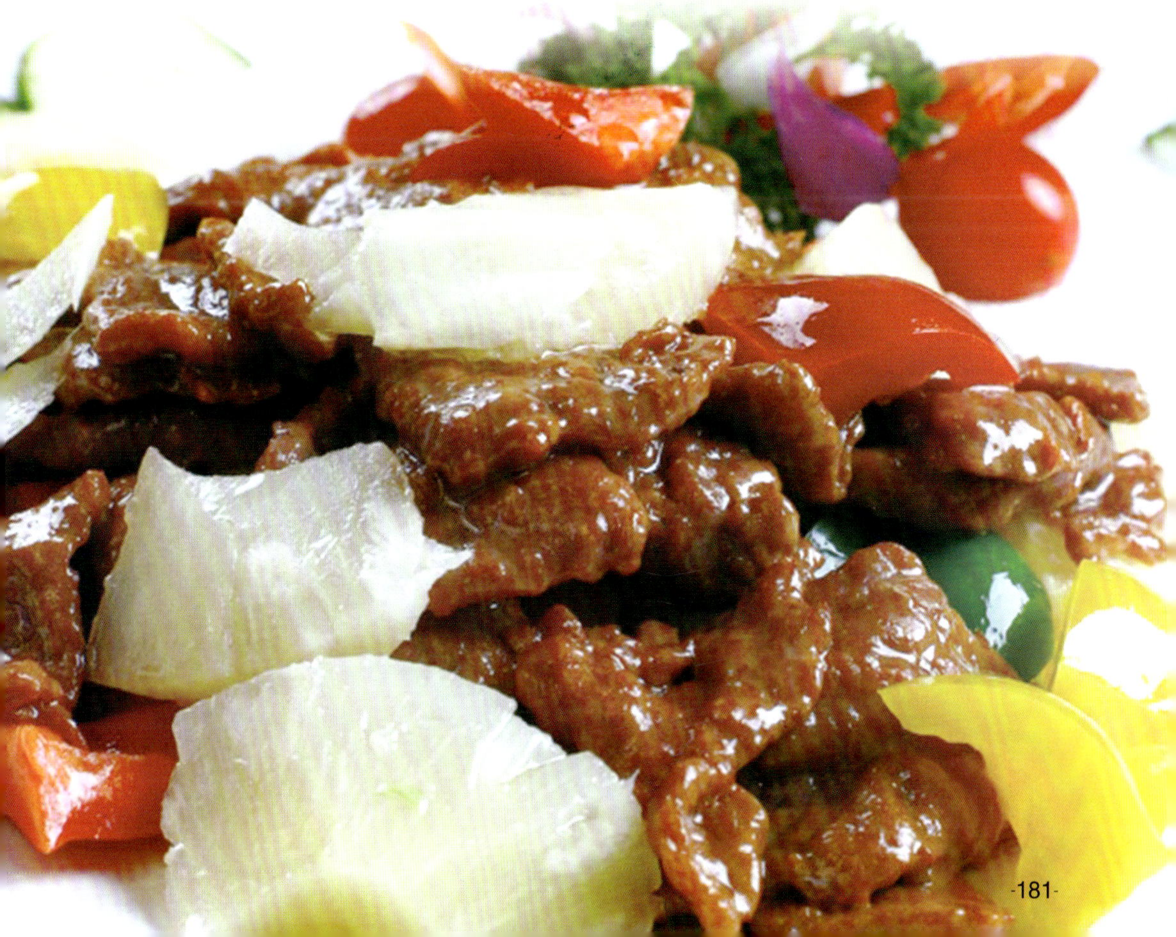

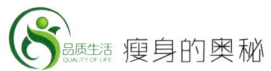

银耳炒莴笋

材料：莴笋30克，银耳（干）50克，红椒片、姜丝、食用油、盐、料酒各适量。

做法：

1. 在温水中放入银耳浸泡2小时，去蒂，撕成瓣状；莴笋去叶削皮，切段。
2. 锅内放入油，油热后，放入姜丝，炒出香味，然后加入银耳、莴笋、红椒片翻炒数下，放入料酒、盐调料即可。

营养功效：莴笋具有利五脏、通经脉、清胃热、清热利尿的功效。

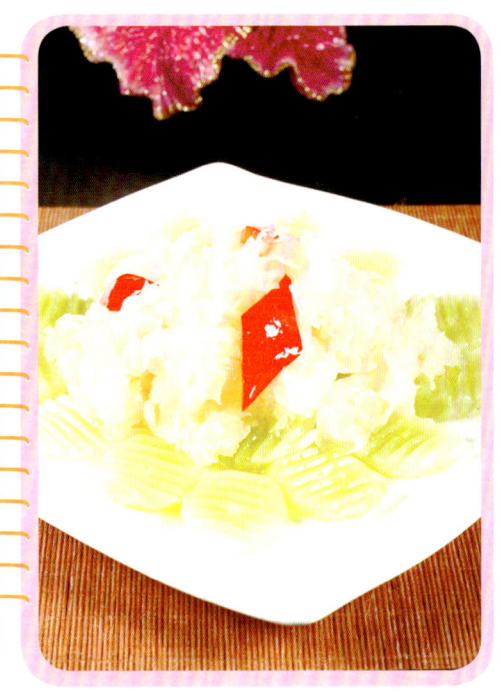

芦笋炒香菇

材料：芦笋400克，水发香菇50克，胡萝卜片、食用油、酱油、胡椒粉、水淀粉、盐各适量。

做法：

1. 芦笋去皮，洗净，切段。
2. 水发香菇去杂洗净，切条。
3. 炒锅上火，放油烧热，倒入芦笋段、香菇条、胡萝卜片煸炒几下，加入酱油、盐翻炒至入味后加胡椒粉，用水淀粉勾芡，出锅即可。

营养功效：此菜有开胃消食、降血脂、降血压、抗衰老的功效。

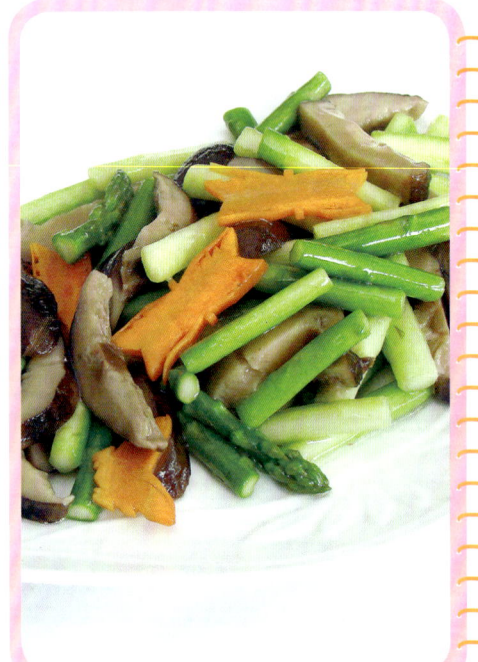

炒土豆丝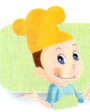

材料：土豆300克，食用油、酱油、盐、陈醋、红辣椒段和花椒各适量。

做法：

① 土豆去皮，洗净，切成细丝，放于清水中浸10分钟，洗去淀粉，至清爽后捞出。

② 将炒锅置火上，放油和花椒烧热，再下红辣椒段略炸。

③ 放入土豆丝，炒拌均匀约5分钟，土豆丝快熟时放入酱油、陈醋、盐，略炒一下出锅。

营养功效：土豆具有和中、养胃、利温消温、健脾益气等营养功效。

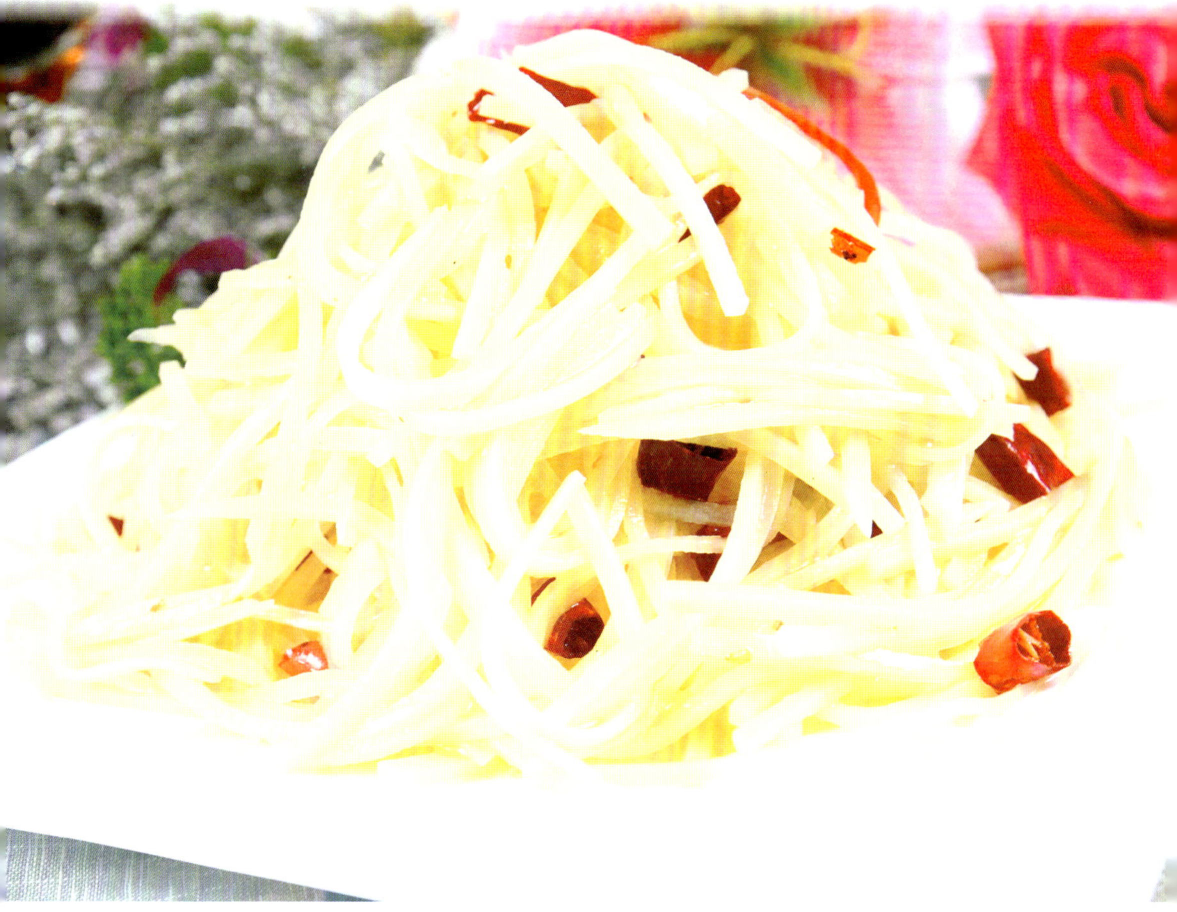

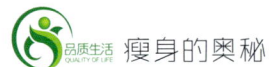

炒豌豆苗

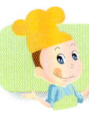

材料：豌豆苗500克，红辣椒、蒜瓣、食用油、清汤、盐、水淀粉、香油各适量。

做法：

1. 豌豆苗洗净；蒜瓣去皮洗净，剁成细末；红辣椒洗净切段。
2. 锅置火上，放油和清水烧沸，放入豌豆苗汆一下，取出控净水分待用。
3. 原锅放油，置火上烧热，放入红辣椒段、蒜末炒至微黄，放入清汤和盐煮沸，加入豌豆苗翻炒均匀，用水淀粉勾薄芡，淋上香油即可。

营养功效：此菜富含蛋白质、胡萝卜素和维生素C，具有美容养颜、促进肠胃蠕动、减肥去脂的营养功效，便秘者宜多食。

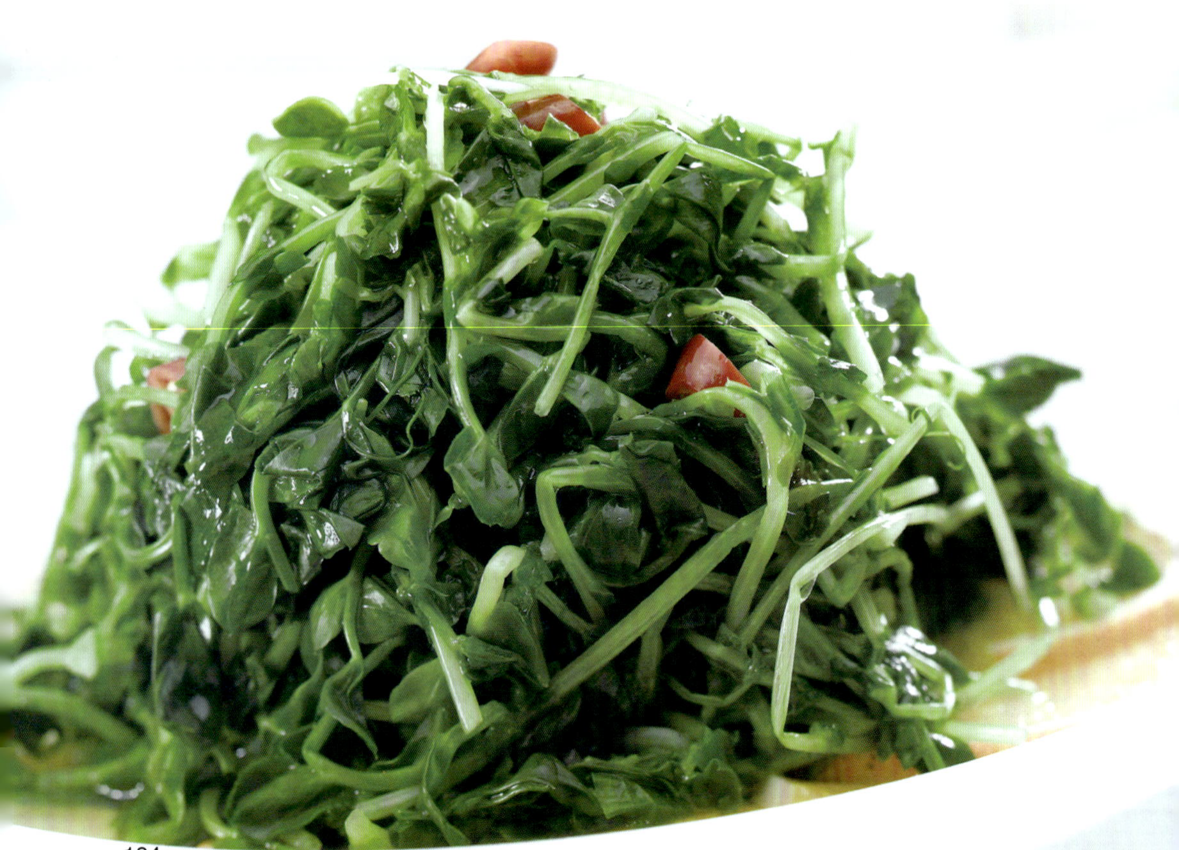

第四章 饮食瘦身

清炒苦瓜

材料： 新鲜苦瓜250克，红椒片、食用油、姜丝、葱末、盐各适量。

做法：

1. 新鲜苦瓜洗净，去籽去瓤，切成片。
2. 锅中加入适量油烧热，加入姜丝、葱末、红椒片，略炒一下。
3. 随即投入苦瓜片爆炒片刻，加盐略炒即成。

营养功效： 苦瓜含有丰富的蛋白质、钙、磷、铁、维生素和苦瓜素等，多食对人体有益。

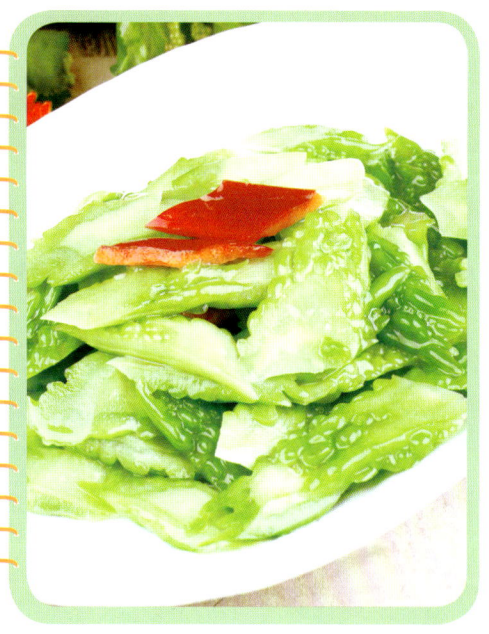

蒜蓉炒西蓝花

材料： 西蓝花400克，胡萝卜片、大蒜、淀粉、盐、味精、食用油各适量。

做法：

1. 西蓝花洗净切块，放到沸水里烫熟，捞出装盘待用。
2. 大蒜洗净，剁成蒜蓉；用水、淀粉、盐、味精调成水淀粉备用。
3. 将已调好的水淀粉放入锅中，用小火煮，边煮边轻轻搅拌到透明状，撒下蒜蓉立即停火出锅，淋在西蓝花上即可。

营养功效： 西蓝花对肥胖、水肿及视力衰弱有一定的辅助疗效，其含有的类黄酮是很好的血管清理剂。

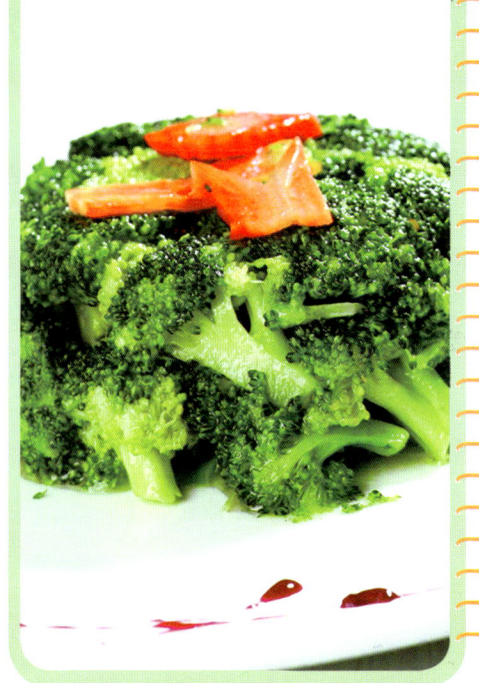

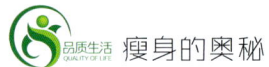 瘦身的奥秘

苦瓜炒鸡蛋

材料：苦瓜1根，鸡蛋3个，红辣椒1个，食盐、蒜碎、姜末各适量。

做法：

1. 苦瓜洗净，对半切开，去瓤，切薄片。
2. 过热水焯30秒钟立刻捞出浸凉水，控干备用，红辣椒切片。
3. 鸡蛋打散，备用，锅里热油，加红辣椒片、姜末爆香，倒入苦瓜翻炒几下。
4. 立刻倒入蛋液，大火翻炒一小会儿，看蛋液基本凝固，加上食盐、蒜碎即刻关火，拌匀，利用余温让蛋液全部凝固。

营养功效：苦瓜具有清热消暑、养血益气、补肾健脾、滋肝明目的功效。

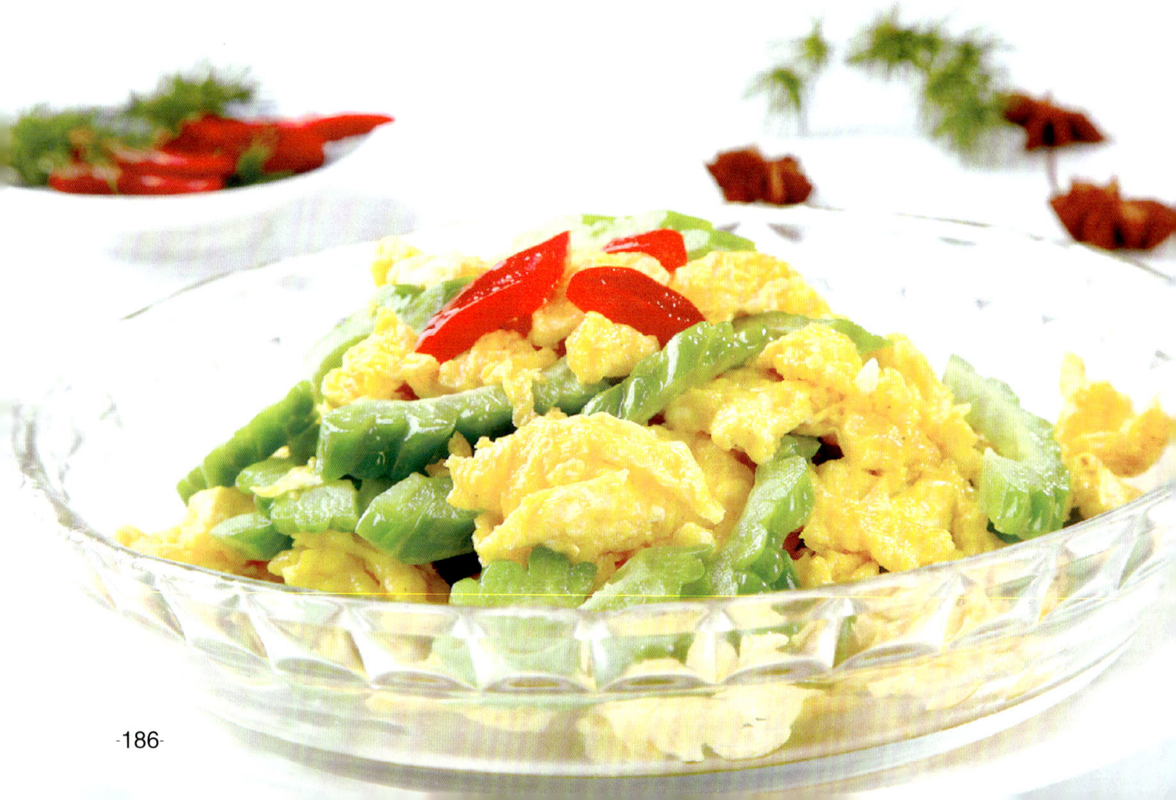

第四章 饮食瘦身

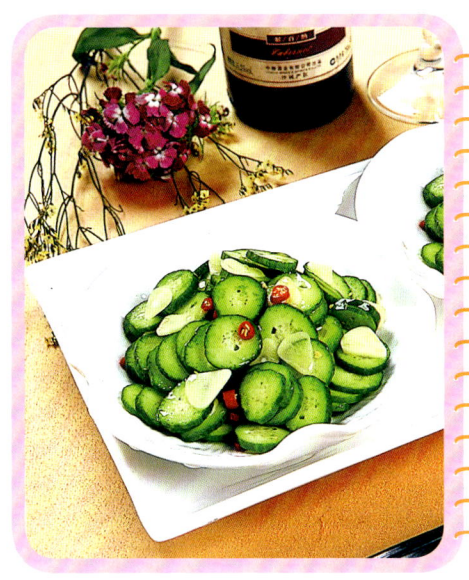

糖醋黄瓜片

材料： 黄瓜300克，红尖椒少许，食盐、白糖、白醋各适量。

做法：

① 先将黄瓜洗净，切成薄片，用盐腌渍30分钟，红尖椒洗净切圈。

② 用冷开水洗去部分咸味，控干水分，加白糖、醋腌1小时后撒点红尖椒圈调味即可。

营养功效： 黄瓜生食清热、生津止渴、利水减肥。

炒白花藕

材料： 鲜藕300克，子姜20克，青椒、红椒、白糖、香油各1茶匙，植物油、盐、味精各适量。

做法：

① 将鲜藕冲洗干净削皮，去掉藕节，切成薄片，放入糖水中浸泡10分钟左右，捞出来沥干水分备用。

② 将姜洗净，切成细块备用。青椒、红椒切成碎丁备用。

③ 锅内加入植物油烧热，放入藕片用大火快炒1~2分钟，放入姜、椒丁，略炒几下，加入味精、盐，淋入香油，翻炒几下，即可出锅。

营养功效： 此菜中的糖类、维生素A、胡萝卜素、镁含量丰富，利于补血、清肠通便、防暑、降血压。

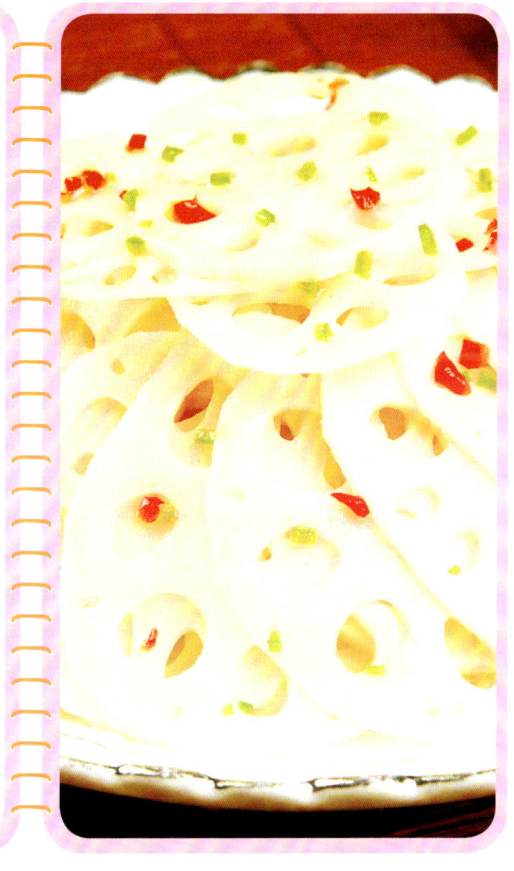

-187-

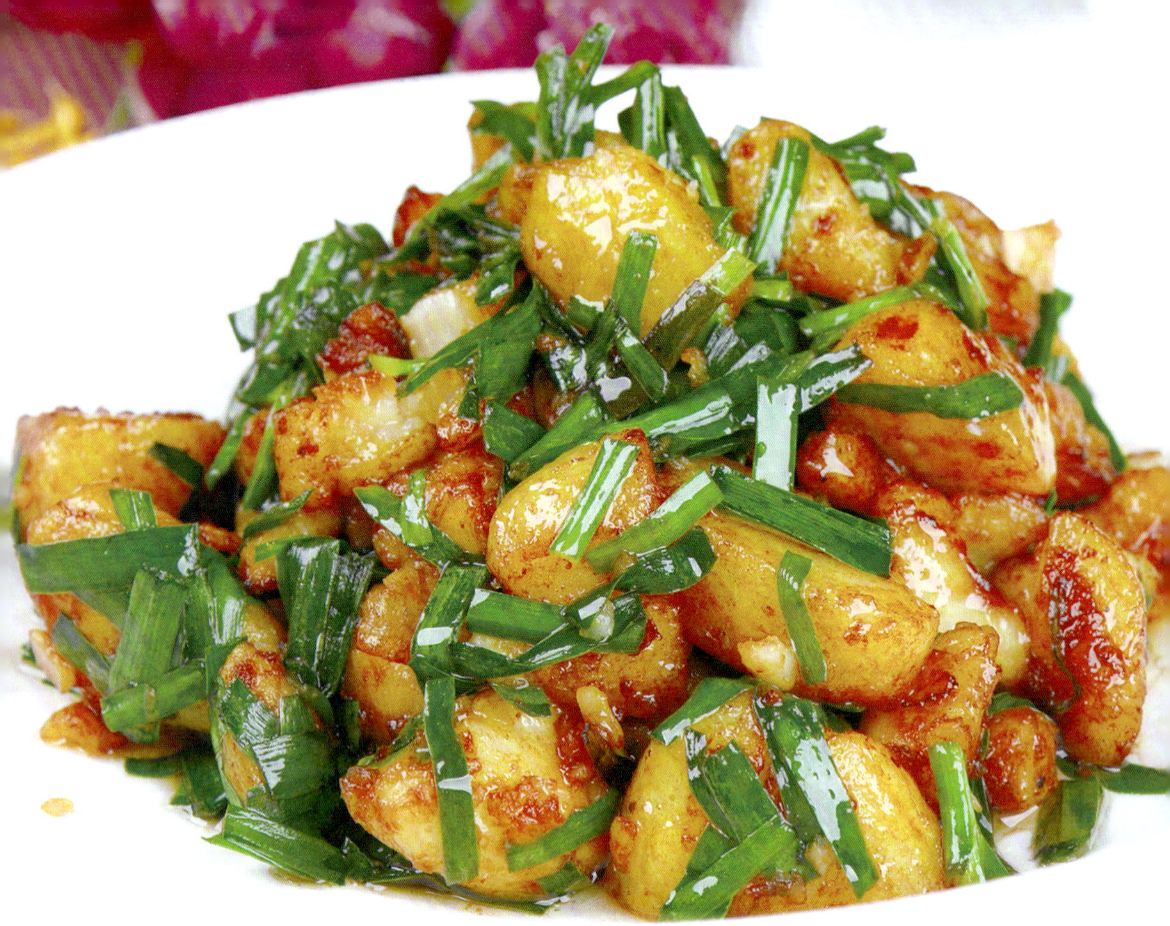

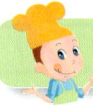 **韭菜炒土豆**

材料：土豆300克，韭菜100克，酱油、蚝油、糖、食盐、食用油、鸡精各适量。

做法：

❶ 韭菜洗净，切成小段，土豆去皮，切成块。

❷ 锅中倒油，油热后下入土豆，翻炒至金黄，加适量水焖5分钟，水快要烧干时，加入韭菜段继续翻炒。

❸ 加入适量酱油、蚝油、糖，继续翻炒至土豆棱角边缘模糊，出锅前加少许食盐、鸡精调味即可。

营养功效：土豆含有淀粉、膳食纤维、维生素C和钙等营养成分，具有健脾利湿、降压降脂的作用。

香辣苦瓜

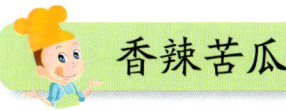

材料：苦瓜200克，鲜红辣椒50克，香油、味精、食盐各适量。

做法：

1. 苦瓜洗净剖开，去瓤及籽，切片，入沸水中略焯，捞出过凉，沥水盛盘；红辣椒洗净切片。
2. 锅置火上，倒入香油烧热，放入红辣椒片爆香，盛出。
3. 将红辣椒片和苦瓜片拌匀，加入食盐、味精调味即可。

营养功效：苦瓜含有的苦味素能清热败火，对于阴虚火旺、便秘等有很好的辅助疗效。

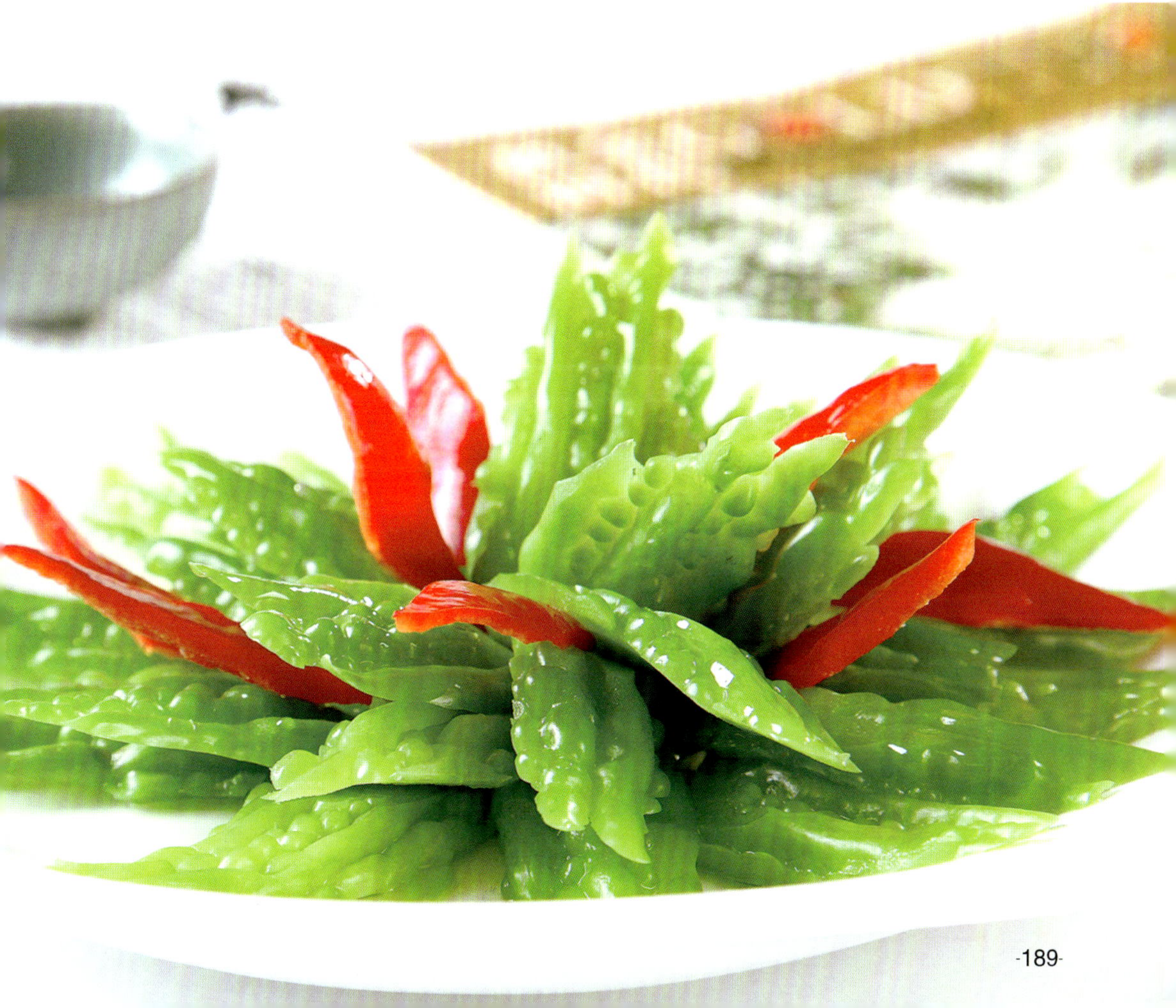

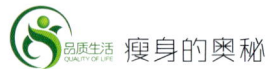 瘦身的奥秘

土豆焖牛腩

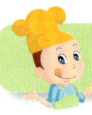

材料： 牛腩1500克，土豆200克，姜、蒜蓉、料酒、二汤、盐、大料、酱油、胡椒粉、水淀粉、食用油、香菜各适量。

做法：

1. 土豆刮去皮，洗净切块；牛腩氽水斩块。
2. 锅中倒油，待油烧至六成熟，放入土豆炸至熟透，取出，沥油。
3. 锅内留底油，将姜、蒜蓉、牛腩爆香，加入料酒、二汤、盐、大料调味，用酱油调色，加盖煲至九成熟，加入土豆同焖，用水淀粉勾芡，加胡椒粉拌匀，撒香菜即成。

营养功效： 土豆含有丰富的维生素C，具有促进肠道蠕动，保持肠道水分，预防便秘的功效。

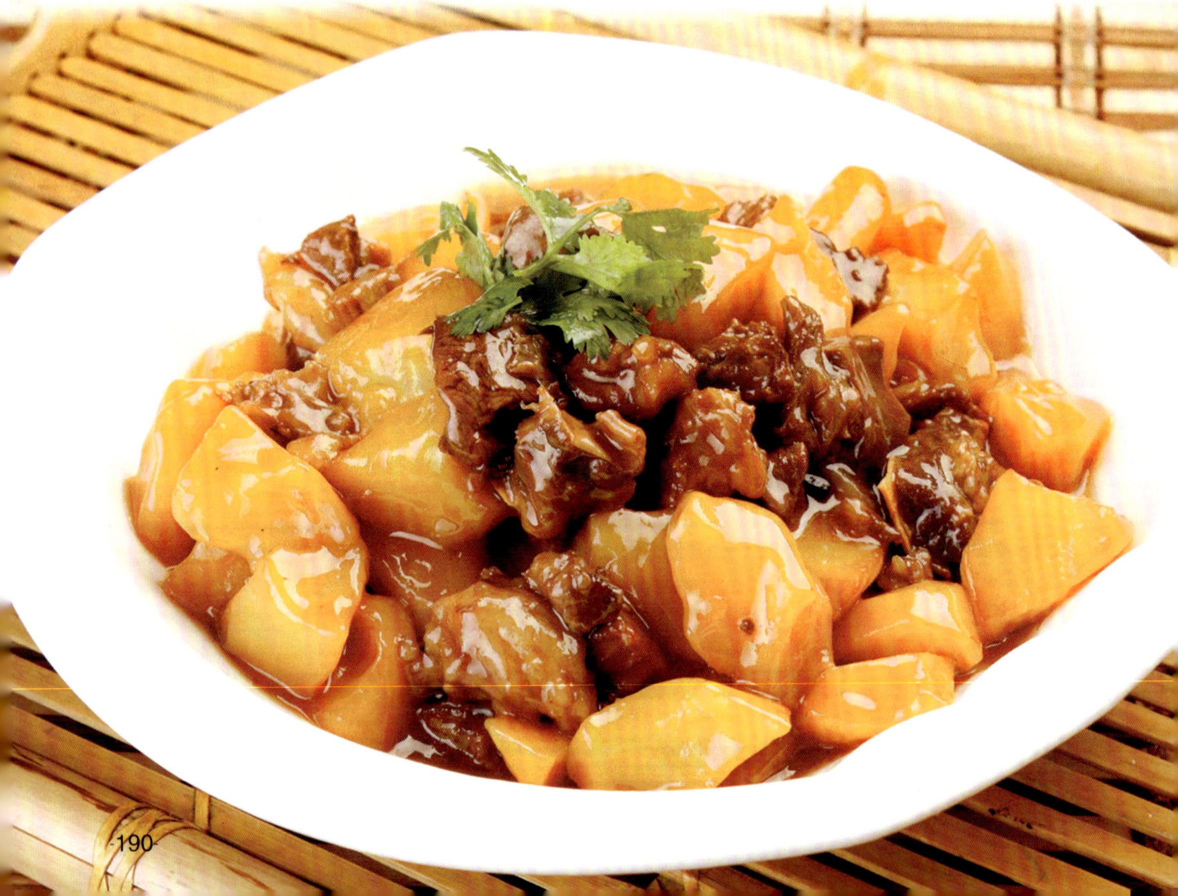

第四章 饮食瘦身

芝麻菠菜

材料：菠菜300克，芝麻30克，小辣椒1小把，油、食盐各适量。

做法：

1. 将菠菜择洗干净备用。
2. 锅中烧水，加入2小匙食盐、少许油，将菠菜放入汆烫，等颜色变绿后立即捞起，将菠菜的水分沥干，放入盘中备用。
3. 油锅烧热，将辣椒倒入锅内爆香，将芝麻撒在菠菜上，接着把爆香的辣椒倒在菠菜上即可。

营养功效：此菜有补血止血、止渴润肠、滋阴平肝、助消化的功效。

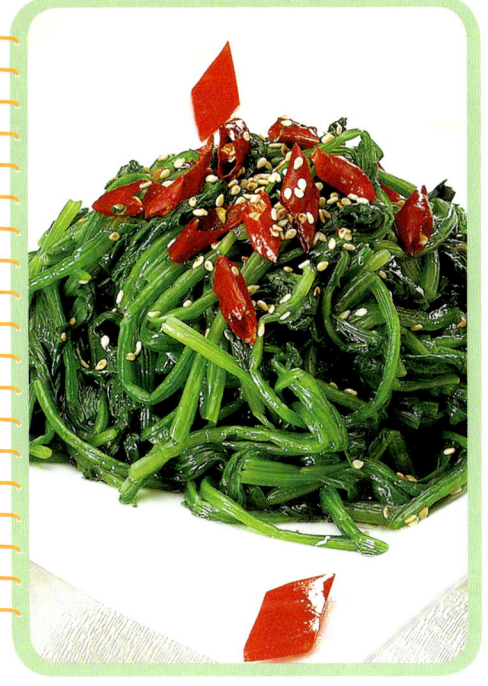

清炒荷兰豆

材料：荷兰豆100克，胡萝卜50克，食盐、蒜末、生抽、植物油各适量。

做法：

1. 荷兰豆去头去尾洗净，切段。
2. 胡萝卜去皮，对半切开后切半圆片备用，蒜切末备用。
3. 锅中热油，下蒜末爆香，倒入胡萝卜片煸炒，然后下荷兰豆一起炒匀，加一点点水，熟后加食盐和一点生抽调味即可。

营养功效：此菜中的蛋白质、糖类、维生素A、胡萝卜素等含量丰富，能益脾和胃、通利小便、增强人体新陈代谢。

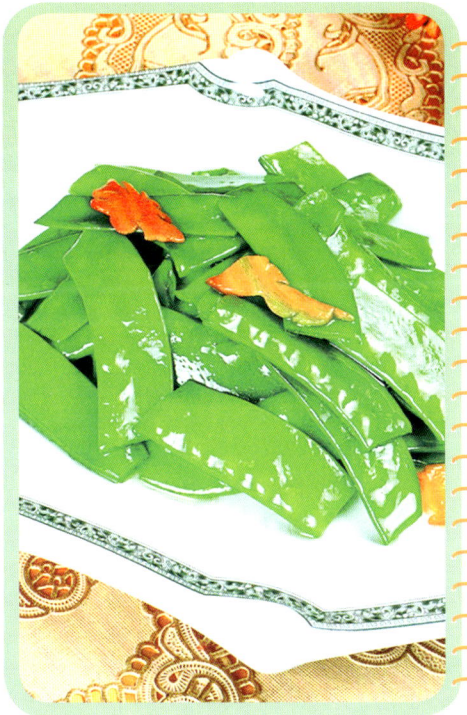

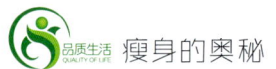

西瓜奶昔

材料： 西瓜200克，牛奶100毫升，蜂蜜适量。

做法：

1. 西瓜去皮切小块。
2. 取榨汁机，放入西瓜块打成汁。
3. 加蜂蜜、牛奶继续搅拌，取出搅拌均匀即可。

营养功效： 西瓜富含维生素A、维生素B_1、维生素B_2、维生素C、葡萄糖等，有清热解暑、利尿、降血压的功效。

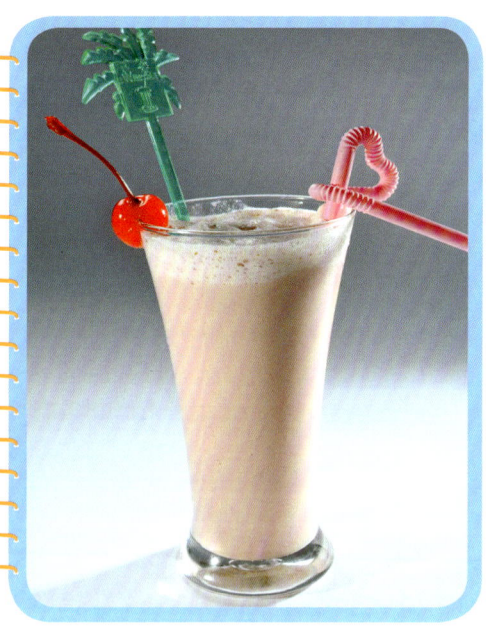

西红柿大白菜汁

材料： 大白菜120克，西红柿100克，苹果50克。

做法：

1. 大白菜氽水，取出切小块，入搅拌机，加少许凉开水搅拌成汁。
2. 西红柿去皮切小块；苹果去皮、核，切小块。
3. 西红柿块、苹果块一起放入上述菜汁中打成汁即可。

营养功效： 此饮品富含维生素A、硒，对促进造血机能的恢复、抗血管硬化和阻止糖类转变成脂肪、防止血清胆固醇沉积等具有良好的功效。

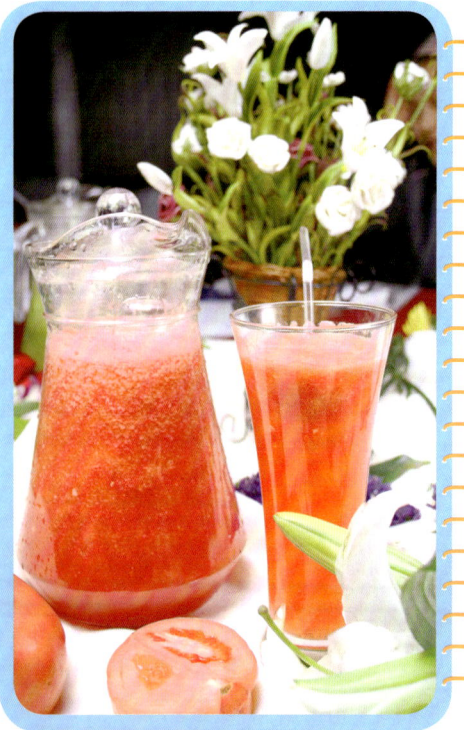

桃子蜂蜜汁

材料：桃子120克，蜂蜜、牛奶、碎冰、糖各适量。

做法：

1. 桃子洗净，去皮、核，切小块；牛奶、蜂蜜搅拌均匀。
2. 取榨汁机，放入牛奶、蜂蜜、碎冰和适量凉开水一起搅拌。
3. 加入桃子块、糖，继续搅拌至榨成汁即可。

营养功效：桃子营养丰富，富含胶质物、维生素C及胡萝卜素，补水益气，有预防便秘、纤体消脂的效果。

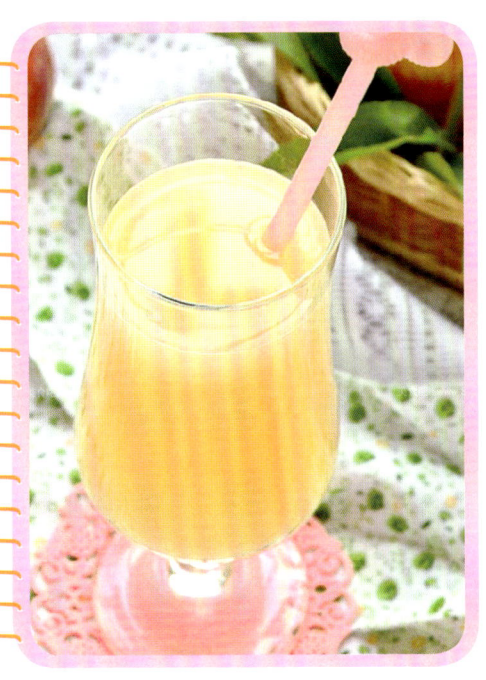

树莓苹果汁

材料：蓝树莓20克，苹果150克，香蕉100克，碎冰、带糖凉开水各适量。

做法：

1. 蓝树莓洗净；苹果洗净，削皮，去核，切小块；香蕉去皮，切小段。
2. 香蕉段入榨汁机榨成香蕉汁，取出；再将蓝树莓、苹果块、碎冰、带糖凉开水放入榨汁机内榨成汁。
3. 将两次榨制的汁液充分混合即可饮用。

营养功效：蓝树莓汁富含抗氧化剂成分。香蕉中的天然色氨酸可促进睡眠，有助于促进身体的全面健康。

茴香黄瓜汁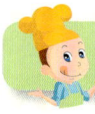

材料： 茴香20克，黄瓜100克。

做法：

1. 黄瓜洗净，切粒；茴香捣碎。
2. 取榨汁机，放入黄瓜粒、茴香碎和凉开水。
3. 开机榨汁，榨至均匀即可。

营养功效： 黄瓜富含维生素C、维生素E，能抗衰老。黄瓜中的黄瓜酶有很强的生物活性，能有效地促进机体的新陈代谢。

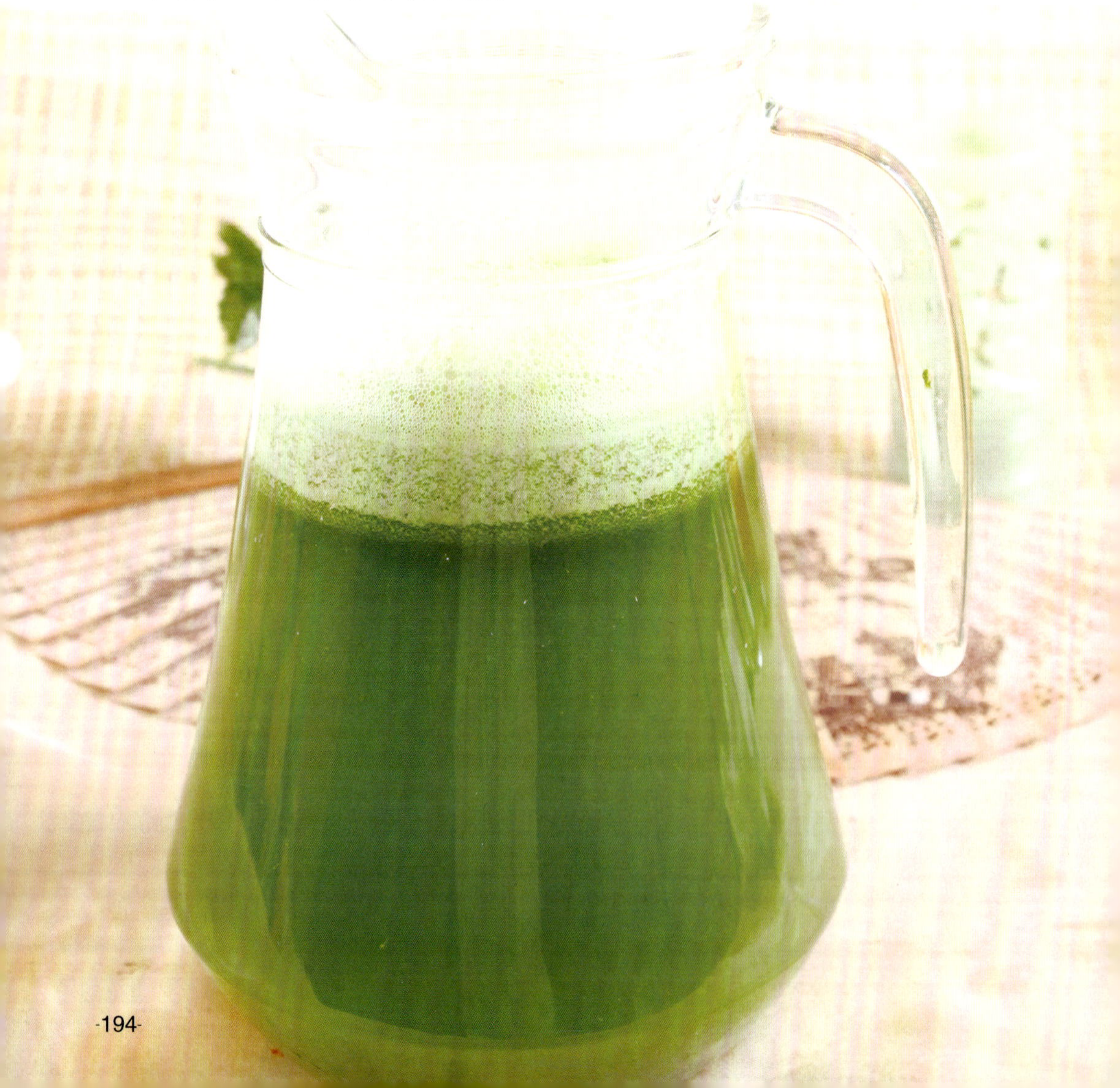

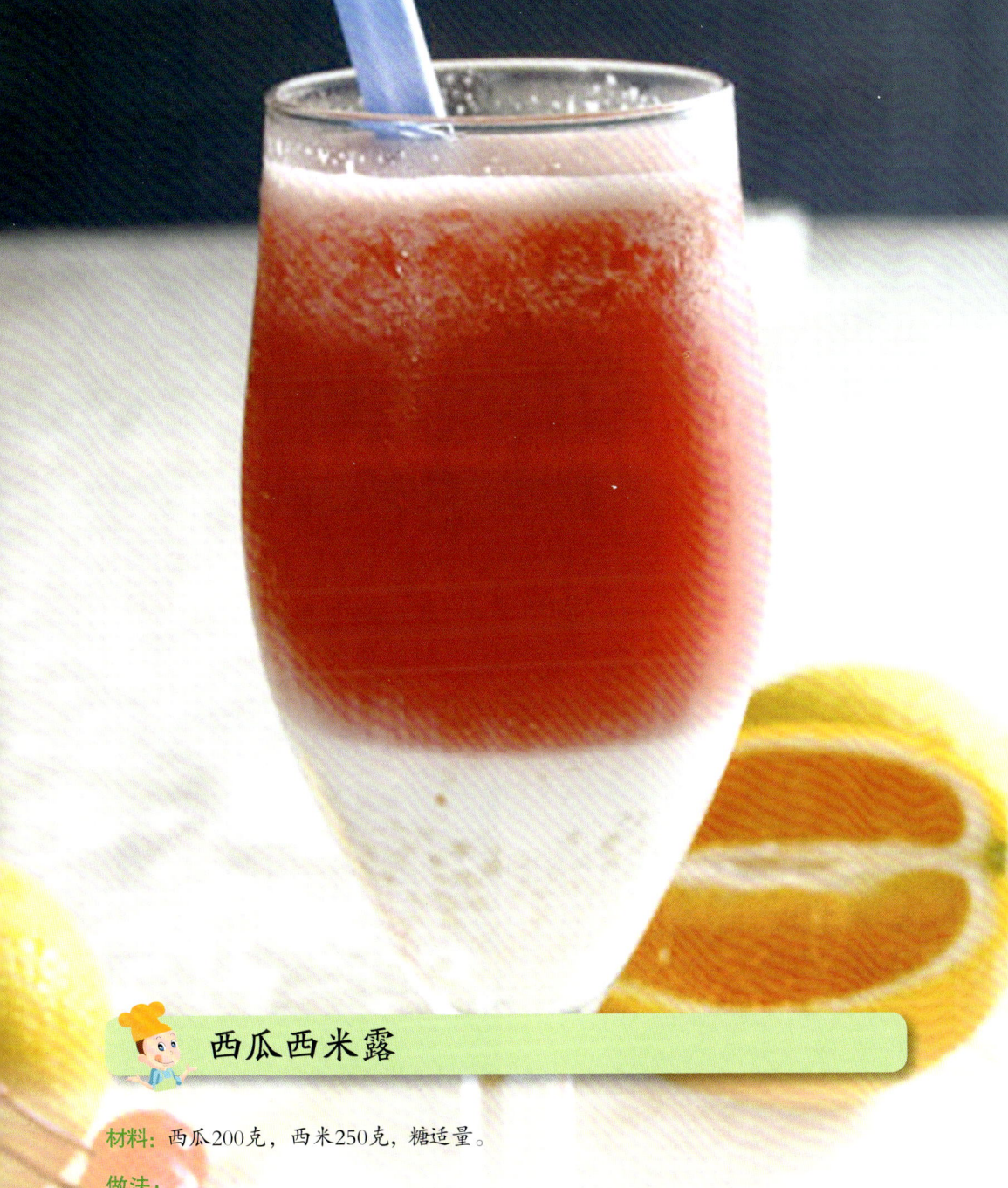

西瓜西米露

材料： 西瓜200克，西米250克，糖适量。

做法：

① 西米入沸水锅，边煮边搅拌，呈半透明，即放入凉水冲洗。
② 西瓜去皮、核，放入榨汁机榨成西瓜汁。
③ 西瓜汁倒入杯中，加入西米、糖混合均匀即可。

营养功效： 西瓜有生津、除烦、止渴、清肺热、利小便、助消化的作用。

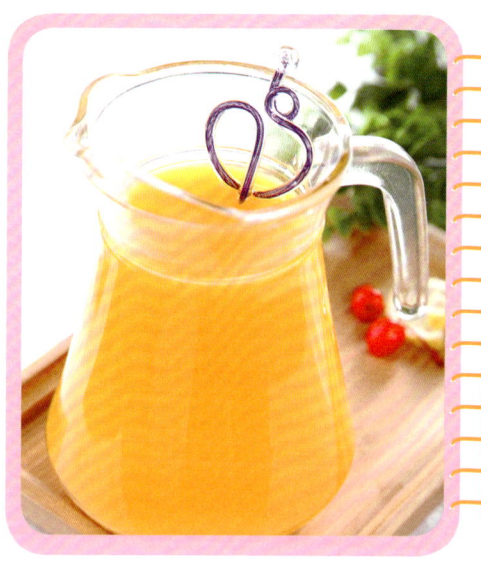

芒果汁

材料：芒果120克，带糖凉开水、碎冰各适量。

做法：

1. 芒果去皮、核，切小粒。
2. 取榨汁机，放入芒果粒、带糖凉开水、碎冰。
3. 开机搅拌，榨成汁即可。

营养功效：芒果富含糖、粗纤维、维生素A，有益胃、止呕、止晕的功效。

橙子胡萝卜汁

材料：橙子100克，芦笋150克，胡萝卜120克，柠檬20克，带糖凉开水、蜂蜜、碎冰各适量。

做法：

1. 芦笋洗净切小块，入沸水稍氽，捞出；胡萝卜洗净，切小块；取榨汁机，放入芦笋块、胡萝卜块、适量带糖凉开水，一起搅拌成汁。
2. 橙子、柠檬分别洗净，去皮，切小块。
3. 橙子块、柠檬块、蜂蜜、碎冰一起放入上述菜汁中，搅打成汁即可。

营养功效：橙子富含维生素C、维生素P，能增强抵抗力，降低胆固醇。芦笋富含磷、糖类，有消肿、助消化的效果。

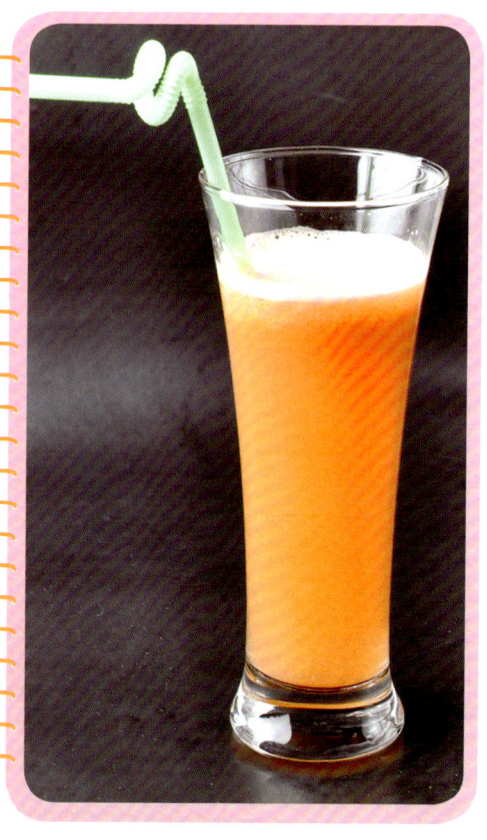

第四章 饮食瘦身

绿豆汁

材料： 绿豆500克，白糖适量。

做法：

1. 绿豆洗净后，用清水泡上2个小时。
2. 电磁炉设定10分钟，开始煮，大火煮开后，中火继续煮。
3. 煮至绿豆开花，加入适量白糖。
4. 在榨汁机里放几勺煮好的绿豆，加入煮绿豆的水打成汁即可。

营养功效： 绿豆汁具有清热解毒，利尿、消暑除烦的功效。

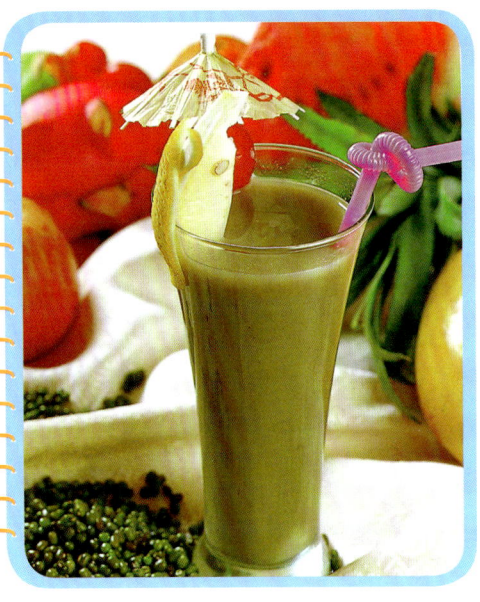

酸梅汤

材料： 乌梅10颗，干山楂片1把（约40片），甘草20克，陈皮30克，冰糖50克。

做法：

1. 将乌梅、干山楂片、甘草和陈皮放入碗中，用清水浸泡2分钟，洗净、沥干备用。
2. 锅中倒入清水，放入乌梅、干山楂片、甘草和陈皮。
3. 大火煮开后调成中火，半掩锅盖煮20分钟。
4. 放入冰糖，搅匀后关火，待冷却，过滤掉汤中原料和杂质，倒入容器，放冰箱冷藏2小时饮用即可。

营养功效： 此汤具有止渴、止咳、止泻的食疗效果。

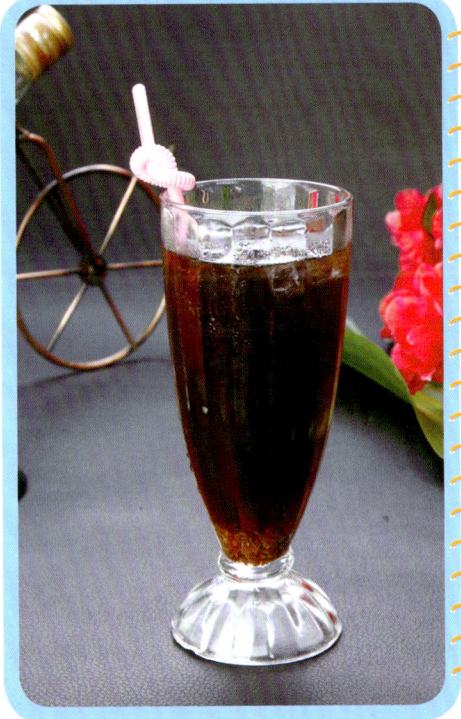

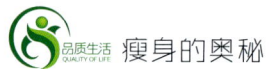

牛奶玉米饮

材料： 甜玉米2个，牛奶500毫升，白糖适量。

做法：

❶ 洗净的玉米切成段，用刀顺着玉米棒，将玉米粒切下来。把玉米粒倒入锅中，再倒入清水，水量以淹没玉米粒为好。

❷ 锅置火上，大火煮沸，改小火续煮10分钟后，将玉米粒捞出沥干。

❸ 稍凉之后将玉米和水一起倒入搅拌机中，搅打成玉米糊状。

❹ 将打好的玉米糊过筛，用勺子将玉米汁压出来。

❺ 在滤好的玉米汁中加入牛奶和少量白糖搅拌。

营养功效： 牛奶玉米汁有良好的通便效果，可缓解老年人习惯性便秘。

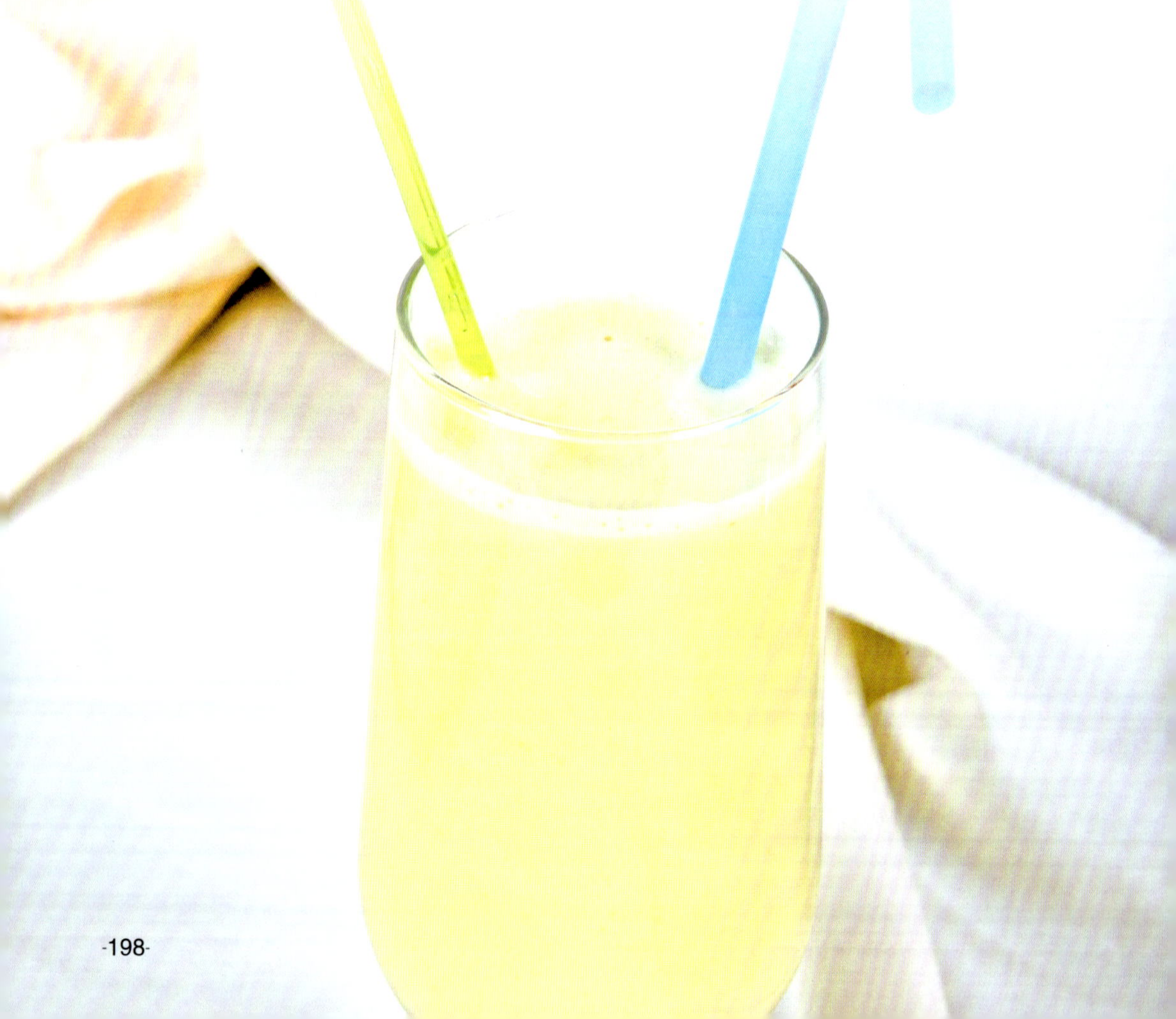

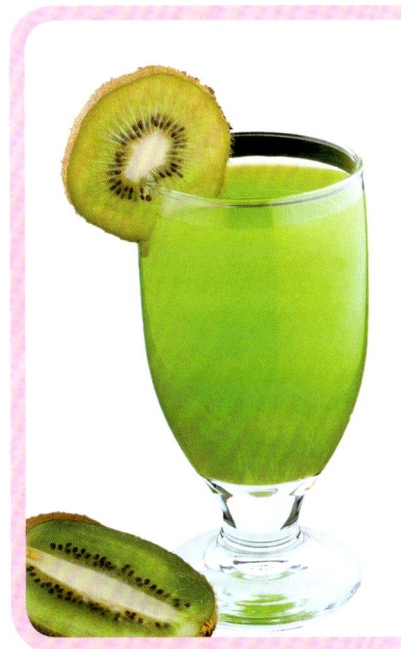

苹果猕猴桃汁

材料：猕猴桃250克，青苹果100克，薄荷叶、糖水各适量。

做法：

1. 猕猴桃洗净去皮，切片。
2. 苹果洗净，去皮、核，切丁。
3. 猕猴桃、苹果放入榨汁机，加糖水、薄荷叶，搅打成汁即可。

营养功效：猕猴桃富含维生素C，可以阻止体内产生过多的氧化物，防止老年斑的形成，苹果和猕猴桃都富含膳食纤维，可润肠通便、增强机体免疫力。

哈密瓜奶汁

材料：哈密瓜150克，牛奶、糖各适量。

做法：

1. 哈密瓜去皮去瓤，洗净，切成小块，放入榨汁机中，搅打成汁。
2. 在哈密瓜汁中注入牛奶和糖，搅拌均匀。
3. 将搅拌好的哈密瓜奶汁注入杯中即可。

营养功效：哈密瓜富含糖分、纤维素、苹果酸、果胶物质，有利于心脏、肝脏工作，及肠道系统的活动，能促消化。

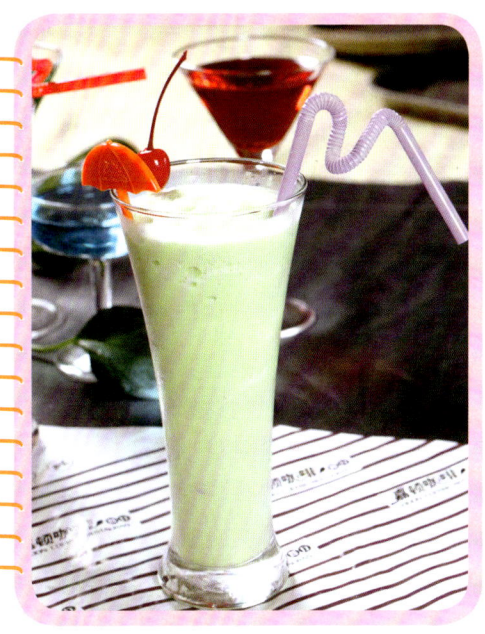

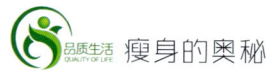

芒果奶昔

材料： 芒果1个，牛奶300毫升，冰块、蜂蜜各适量。

做法：

1. 芒果洗净，去皮，切小块。
2. 将芒果、冰块放入榨汁机。
3. 倒入牛奶，加入蜂蜜。
4. 搅拌至无颗粒、柔滑状，装入杯中饮用即可。

营养功效： 芒果具有清肠胃的功效，对于晕车、晕船有一定的止吐作用。

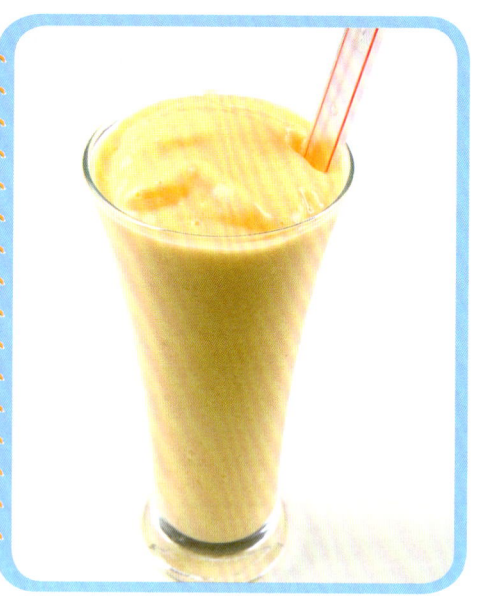

蓝莓奶昔

材料： 蓝莓30克，香蕉60克，小樱桃3颗，酸奶、冰块、苹果汁各适量。

做法：

1. 蓝莓、香蕉洗净，香蕉切块与蓝莓一同放入榨汁机中。
2. 加入苹果汁、酸奶、冰块。
3. 启动搅拌机搅打成汁，倒入杯中，放3颗樱桃即可。

营养功效： 香蕉具有良好的营养保健作用，还具有防止脑神经老化、强心、抗癌、软化血管、增强机体免疫等功效。

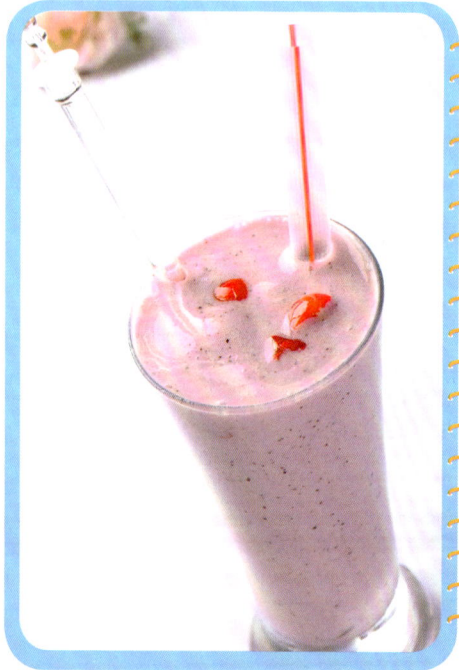

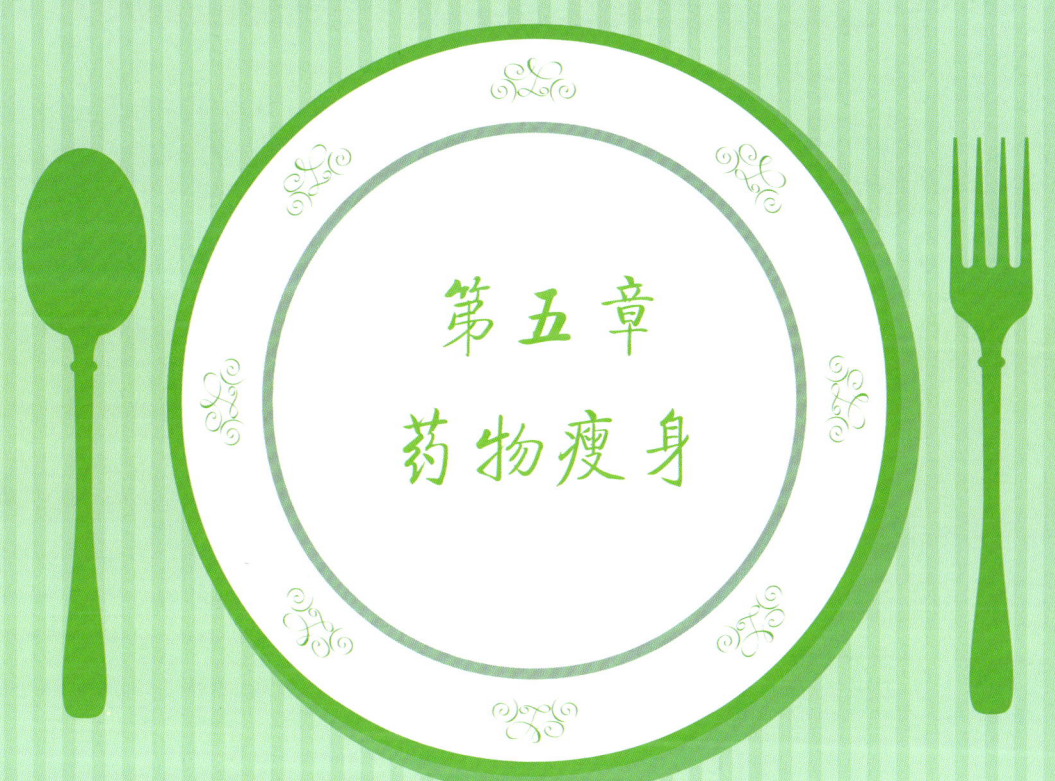

第五章
药物瘦身

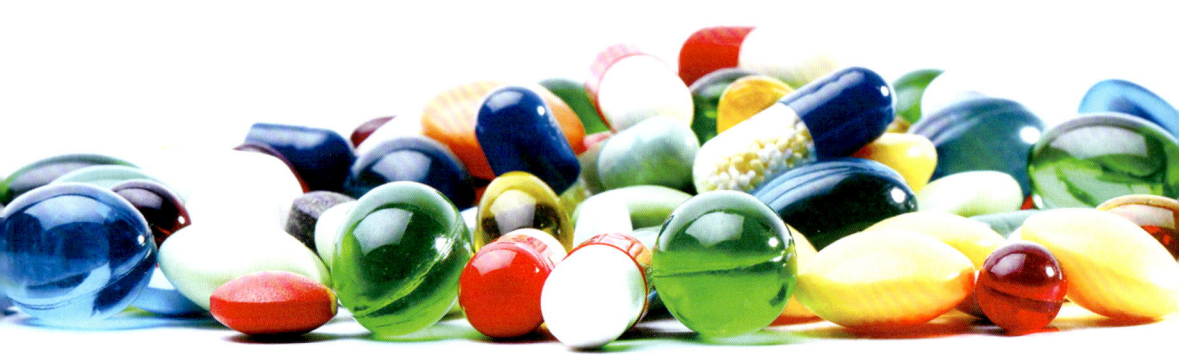

第一节 如何选择药物

看药物成分

减肥药有的以西药成分为主,有的以中药成分为主,相比而言,中药更安全一些。在没有专业医生指导的前提下,购买减肥药物,建议大家尽量选择中草药类。

中草药减肥产品以茶类居多,在冲泡饮用时,请先了解饮用时间和方法。

看有没有副作用

减肥药也是药,既然是药物就要考虑副作用、不良反应的问题。因为很多减肥药是非处方药物,不经过医生处方即可购买,所以在购买前,一定要看清说明,选择没有副作用和不良反应的减肥药。

另外,要看清用药的禁忌症状和禁忌人群,因为有些药物对中枢神经、消化系统、代谢系统有作用,存在心血管疾病、消化道疾病、肝肾疾病的朋友,一定要慎用。

看许可证编号

减肥药都是要经过国家药物监督部门检验的合格的产品,国家会给予审批编号。在你决定购买这个减肥药物前,要先记下它的产品编号,到国家药监局网站查询对比无误后,方可购买。

不要相信快速起效不反弹

别相信诸如"3天减5千克,永久不反弹"之类的广告语,如果这个药物真的让你在短时间内减掉那么多脂肪,那绝对是有害身体健康的,建议你不要使用。

想保证减肥效果,永久不反弹,药物是不可能做到的,这需要你在控制日常饮食的同时,辅以运动健身,只有这样才能让体型长久的保持下去。

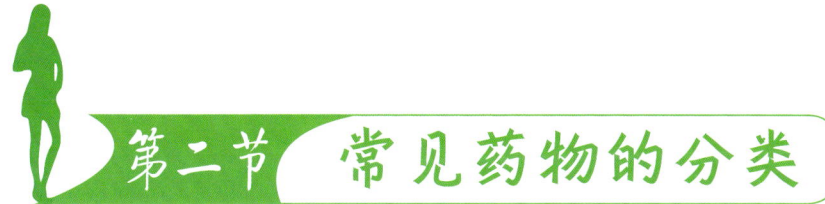

第二节 常见药物的分类

药物减肥,顾名思义就是通过使用具有减肥作用的药物来减少人体过度的脂肪、体重。但减肥需要健康,此类药品虽然疗效显著,但多少都会存在副作用。

常用的减肥药物种类

抑制食欲类减肥药:抑制食欲类药物其作用原理主要是通过兴奋下丘脑的饱觉中枢,控制食欲中枢,再通过神经的作用抑制食欲,使肥胖者容易接受饮食量控制。

增加排出量的药物：此类药物是通过利尿、排便使减肥者既减轻体重，又抑制口渴，从而达到减肥的目的。

增加肠胃蠕动，加速排泄的减肥药：此类药物是以其增加肠胃的蠕动，加速所进饮食的排泄，减少食物在肠胃中的停留时间，使食物在未能被吸收转化为脂肪之前，就已被排出体外，从而达到减肥的目的。

增加热量消耗的减肥药：此类药物能使人体内的热能失散，促进体内的分解代谢，抑制合成代谢，从而降低肥胖者的体重，以达到减肥的目的。

上述各类减肥药物，既有西药，也有中药。因为大部分减肥药都有一定的副作用，因此，无论采用哪种药物，一定首先要弄清其药物的性能、特点、自身的肥胖原因，然后再对症下药。注意，所有减肥药均应在医生的指导下合理使用。

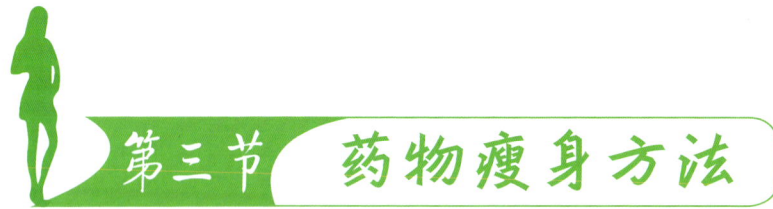

第三节 药物瘦身方法

药物减肥首选植物减肥药方，其是从植物中提炼，不含有药物成分，绿色健康。例如草本曲纤、月见草、瓜拿那等。

瓜拿那：精选亚马孙河沿岸活力果瓜拿那籽，能够逐渐而缓慢地刺激神经，刺激维持的有效期长，而且刺激比较温和，对人体没有危害，而其他来源的产品通常起效快，但持续时间短。由于它浓烈的热带地域特色的风味，瓜拿那被广泛用于食品、饮料和制药工业中，拥有广泛的消费人群。功效：增强活力，抑制食欲，抗疲劳，提高免疫力。

海藻：海藻中含有大量的能明显降低血液中胆固醇含量的碘，常食有利于维持心血管系统，使血管富有弹性，从而保障皮肤营养的正常供应；海藻中的蛋氨酸、胱氨酸含量丰富，能防止皮肤干燥，常食还可使干性皮肤富有光泽，油性皮肤可改善油脂分泌；海藻所含维生素丰富，可维护上皮组织健康生长，减少色素斑点。

甲壳素： 甲壳素作为机能性健康食品，1991年被欧美学术界誉为继蛋白质、脂肪、糖类、维生素和无机盐之后的第六生命要素。它完全不同于一般营养保健品，对人体有五大功能：免疫强化机能，抑制老化，预防疾病，促进疾病痊愈和调节人体的生理机能。甲壳质对人体的生理效应主要依靠壳糖胺的作用来实现。甲壳素对疾病的预防和保健作用简述如下：①妨碍脂肪的吸收。因为几丁聚糖是带正电荷的阳离子化合物，所以在体内它聚集在带负电的脂肪周围，形成屏障而妨碍吸收，同时它还可以和胆汁酸结合影响脂类乳化使其吸收减少。② 吸附体内有害物质并排除于体外。科技的进步，也带来很多公害，导致人类发生奇病。其中最广为人知的重金属公害——镉中毒、汞中毒、铅中毒等。"几丁聚糖"具有吸附、排泄重金属的功效。"甲壳素"作为机能性健康食品，它通过生理节律调节、强化人体免疫机制、活化细胞，发挥体内自然治愈能力，因此它的神奇作用也就不难理解了。

山楂： 山楂能消食化积。若胃中无食积，脾虚不能运化，不思食者，多服之，反克伐脾胃生发之气也。《本草经疏》：山楂，《本经》云味酸气冷，然观其能消食积，行瘀血，则气非冷矣。有积滞则成下痢，产后恶露不尽，蓄于太阴部分则为儿枕痛。山楂能入脾胃消积滞，散宿血，故治水痢及产妇腹中块痛也。大抵其功长于化饮食，健脾胃，行结气，消瘀血，故小儿产妇宜多食之。《本经》误为冷，故有洗疮痒之用。

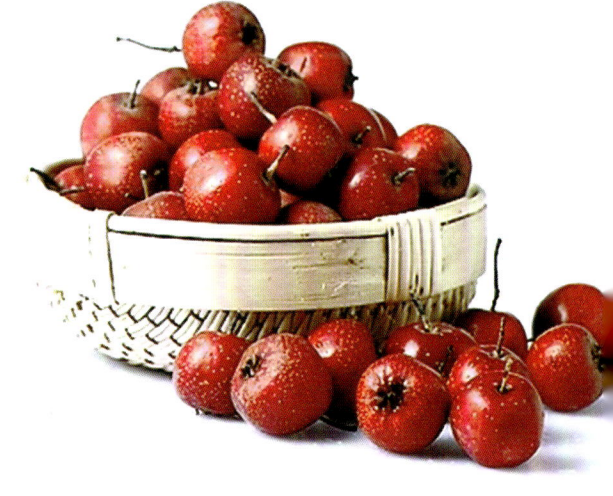

月见草：月见草所含的月见草油是21世纪发现的最重要的营养药物。种子含油20%～30%，油中70%为亚油酸，8%～9%为人体必需的γ—亚麻酸。月见草油可治疗多种疾病，调节血液中类脂物质，对高胆固醇、高血脂引起的冠状动脉梗死、粥样硬化及脑血栓等症有显著疗效，还可治疗多种硬化症、糖尿病、肥胖症、风湿性关节炎和精神分裂症等，在实验室内还发现它有抑制癌细胞生长的作用。临床上利用月见草油能防心血管阻塞、降低胆固醇这一特性，制作特效药物，用于防治心血管疾病。月见草还是布置花坛的良好材料。

草本曲纤：天然植物提炼物的一种，是绿茶多酚、瓜拿那、海藻、甲壳素、山楂、月见草等的提炼物，能生成脂肪酶，乳化脂肪，分解脂肪为脂肪酸等，有效降低体重。

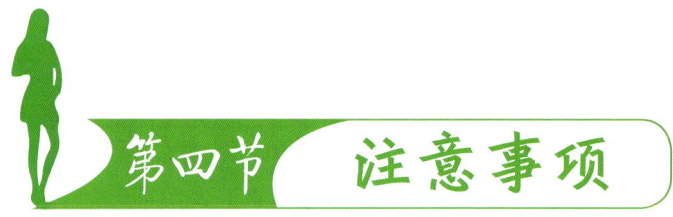

第四节 注意事项

药物并不能改变造成肥胖的行为特征。如饮食习惯、运动锻炼、作息习惯及环境因素等，因此在选择药物治疗时应权衡利弊。

哪些人适合使用减肥药

1. 首先，用前面讲到的公式计算出自己的理想体重（标准体重），再和自己的实际体重比较一下，看看自己是否真的肥胖，只有那些体重超过正常20%以上的人才算真正的肥胖。

之所以把这一点着重指出是我们看到，在流行苗条身段的今天，人们心中理想体重被不切实际地减轻了，拥有时装模特儿般的身材成为许多年轻女性的追求。所以，除非你真的肥胖，否则就不要过分节食，更不要靠吃药来减肥。只有中重度肥胖，即超重30%以上者，才可以在饮食和运动治疗的同时服用减肥药治疗。

2．肥胖病人，经过严格的饮食控制和运动治疗，开始有效。但由于种种原因，病人无法坚持下去，而且造成体重反弹。这时，服用一些药物配合治疗是明智的。

3．某些患有消化性溃疡的肥胖者，进行饮食治疗控制有困难，可加用一些药物。

4．一些人进行饮食控制和体育锻炼后，体重得到一定程度的下降，但半年后体重又重新上升，这时可服用减肥药。

5．用节食的方法减肥失败者，可以服用减肥药治疗。

药物的选择

多年来，世界各国用于减肥药品研究与开发的经费高达数十亿美元，市场上出现的减肥药品也是五花八门。尤其是正式在我国市场上出售的减肥药品已达90余种。面对这些层出不穷的减肥药品，消费者常常眼花缭乱，不知如何是好，于是往往是"跟着广告走"。可是有的减肥产品广告经常夸大宣传、误导消费者，甚至连消费者也说不出吃了几个月的减肥产品的作用机理是什么。

值得一提的是，体重的减轻有很多因素。我们需要的是脂肪的消耗，而不是肌肉、水分的丧失。市面上有很多减肥药在大做广告，宣称一周内可以减轻多少多少，不要迷信这些广告，有些药物可能含有导泻剂或利尿剂，短期内可能减轻你一些体重，但失去的是水分和电解质，可能会导致头晕、口干、乏力，并且这些药物"减肥"效果并不持久。

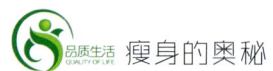

减肥药物的选择对减肥的效果和安全性非常关键。由于一些以前国外非常流行的食欲抑制剂如芬氟拉明等对心脏有很严重的并发症,所以在美国已被禁用,所以肥胖者减肥时必须弄清楚各种药物的成分和作用的原理,对市面上那些比较"神秘"的减肥药品,一定要抱着对自己的健康负责的态度明明白白地消费。

用药时机

食欲抑制药可用于成年肥胖者及经过选择的青少年肥胖者。在应用了饮食限制、运动及行为疗法后仍未充分收效时,可以选用这类药物。食欲抑制药可使饥饿感减低,体重迅速降低。在综合治疗中,如果经调整剂量或已使用了最大耐受量的食欲抑制药达3~4周而体重仍未明显减轻,则应停止该类药物的治疗;如果体重继续降低,则可再持续应用一段时间。

用药的持续时间

有人主张食欲抑制药只能在饮食控制等效果不佳时短期应用,但也有人认为食欲抑制药可以较长时间使用,以保持减肥疗效,防止体重回升。这要视用药者的自身情况而定。

联合用药

大多数有效减肥药均有不同程度的不良反应,大剂量应用时,尤其容易发生。将作用机制不同的药物合用,可以增强减肥疗效,减少药物用量,减少不良反应的发生率。例如将食欲抑制药芬氟拉明与苯丁胺合用,由于其对觅食行为的影响机制不同,前者通过增强5-羟色胺系统,后者通过增强儿茶酚胺类作用产生食欲抑制。

二者合用时各药剂量减少,但食欲抑制作用增强,减肥疗效不亚于其中任何一种的足量应用，而不良反应减少。长期应用吗吲哚可导致高胰岛素血症，故长期使用时疗效降低，若合用胰岛素增敏剂如曲格列酮、二甲双胍等则可纠正吗吲哚的不良影响，增强疗效。中药减肥药与小剂量食欲抑制药合用如大黄片与小剂量芬氟拉明每日10~20毫克合用，可降低不良反应的发生率，亦能达到良好的减肥效果。

特殊人群用药

青少年正处于生长发育阶段，对其减肥的治疗必须经过严格筛选才能用药，并且必须进行严密的用药监护。有研究认为，芬氟拉明、吗吲哚、生长激素及小剂量的甲状腺激素治疗儿童肥胖一般不影响其生长发育。

妊娠期和哺乳期间禁用食欲抑制药，因可能影响胎儿发育及幼儿成长，其他减肥药也不推荐使用。在患有心脏病、高血压或者有脂肪肝的肥胖者选择减肥药时一定要慎重。

不良反应与选药

必须明白，凡是药物都有一定的副作用，所以不要盲目的自行服用，最好先咨询医生，在医生的指导下服用，这样比较安全，也更能收效。为避免不良反应，一般应先从小剂量开始服药，逐渐加量，直到找到一个既能有效减轻体重，又不会产生明显副作用的合适剂量。

绝大多数的食欲抑制药及增加能量消耗的减肥药都可以产生不同程度的中枢神经系统兴奋作用，表现出易激惹症状、失眠等。易感者及长期用药可发生依赖性，造成滥用，成瘾者突然停药会出现间断症状，尤以苯丙胺易成瘾，故苯丙胺和含有

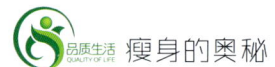

苯丙胺的复合制剂不可用于减肥,其他也易产生依赖的苯丙胺类食欲抑制药如甲苯丙胺只宜作为二线药物用于减肥。

芬氟拉明的不良反应主要表现为镇静作用,可造成抑郁症,大剂量则可产生兴奋作用,长期用药后突然停药可造成严重的抑郁,故用本品不能以间断疗程的方式用药。

食欲抑制药及增加能量消耗的中枢兴奋药、甲状腺激素等,通过兴奋交感神经系统可产生口干、瞳孔放大、视力模糊、头晕、心跳过速、血压升高、心律失常、出汗等症状,故高血压、心绞痛、甲状腺功能亢进患者不宜使用。使用吗吲哚及常用剂量的芬氟拉明上述不良反应的发生率较低。

一般患者在应用上述减肥药出现明确体重减轻时,可伴随血压下降,易感者则可出现血压升高及心跳过速。使用脂肪酶抑制剂及葡萄糖苷酶抑制药等胃肠道反应较多如腹胀、排气多等,前者还可影响脂溶性维生素的吸收,故长期使用应慎重。

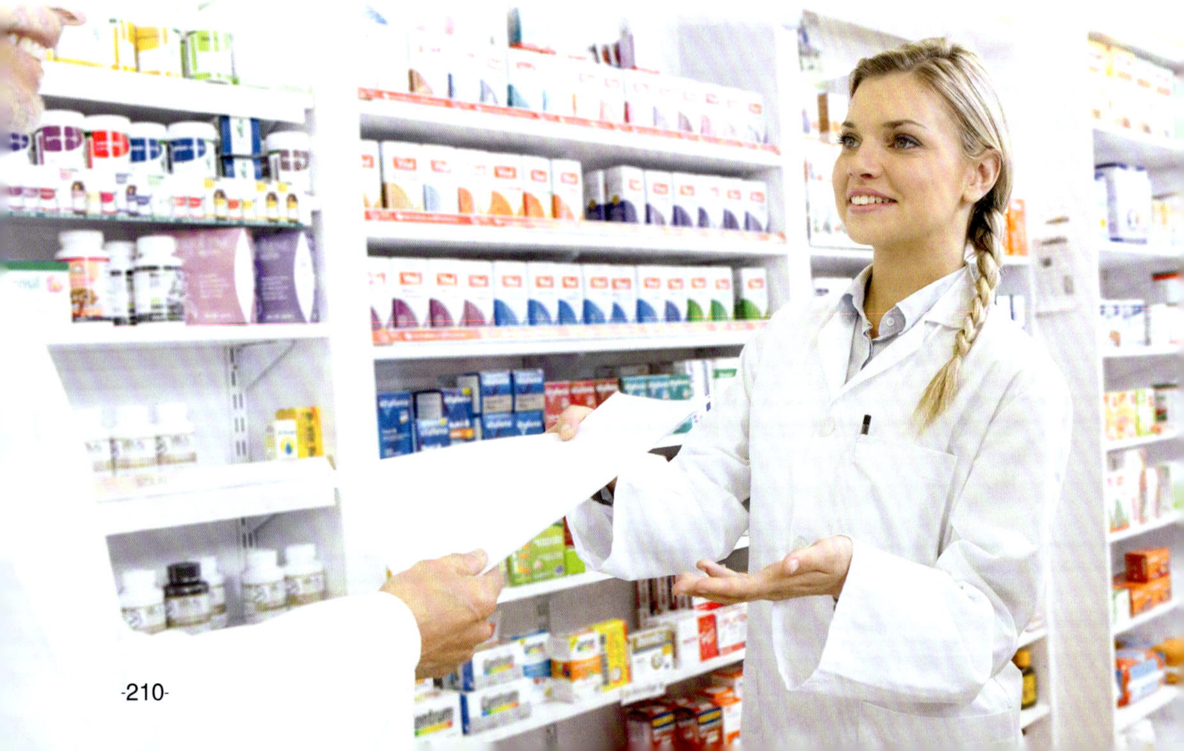

药物的相互作用

从理论上说大多数食欲抑制药都能引起血压升高，并影响降压药的作用。但常用量的食欲抑制药对一般降压药作用的干扰无明显的临床意义。尽管如此，在治疗最初的4~6周内仍应每周监测血压。抑制食欲的药物与单胺氧化酶抑制剂合用，可导致高血压危象，因此2周内使用过任何单胺氧化酶抑制剂的患者禁用食欲抑制药。

在用药的过程中，要注意监测

服药前和服药时必须检测体重、血糖、血脂等生化指标。根据这些指标，调整药物的剂量。一旦服药，不要随意停止，这样可能会导致不适或体重反弹，应逐渐加量，直至停药。具体做法应在医生指导下进行。

要注意的问题

1. 合理安排三餐。早餐只吃高纤麦片、低脂鲜乳，不仅可以帮助排便，同时也非常营养健康，至于肉类、海鲜则留待中餐，晚餐可以吃点清淡的，蔬菜要占大部分。

2. 饭后站立半个小时。其实女人发胖的最大原因是疏忽，由于工作学习忙，根本没有时间来合理调配生活，安排自己的饮食起居。饭后至少站立半小时，可以免去脂肪淤积在小肚子上的烦恼，还省去事后弥补。

3. 睡前5小时禁食。减肥的一大忌就是在睡觉前吃东西。睡眠的时候身体不需要运动，吃下的东西全部会被身体吸收变成脂肪囤积起来。假如饿得受不了，也只能吃少量的水煮青菜或水果。

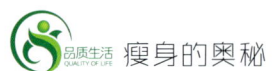

运动后不要吃太多，睡前三小时绝对不能吃东西。喜欢吃的但是容易长胖的东西尽量放在中午以前吃。改善晚餐，提早一点吃，不要睡得太早，不要吃了就睡，但是也不要不吃晚饭！吃了东西以后半个小时内不要坐着，要走动走动。

第五节 药物瘦身的误区

为了快速瘦身，选用服用减肥药的人不少，但是她们并不了解减肥药，不了解减肥药的减肥原理，不知道服用减肥药有哪些误区。服用减肥药莫入六大误区：

减肥药都是有效的，什么药都吃

说起来，真的不得不佩服人类的想象力，减肥药里居然含有活的绦虫卵！吃了这药，绦虫卵进入消化道，孵化出绦虫，不断地吸取食物中的营养物质，抑制甚至破坏食欲——减肥，自是卓有成效。只是，成日成夜与虫共生，这得需要多大勇气？

再有就是拿"新陈代谢"说事儿的减肥药了。其实，最安全有效地提高新陈代谢的方法只有一种：体育锻炼。还有就是做瑜伽。

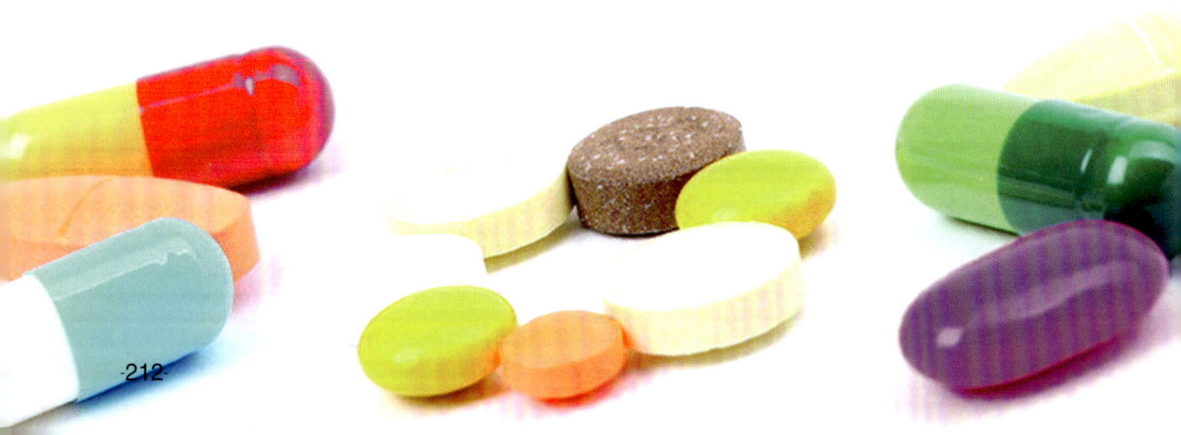

减轻体重就是减肥成功

体重是否减轻是大多数减肥者衡量减肥是否成功的"标准"。可事实上脂肪堆积才是真正的原因。体重计掩盖了事实，一切都在偷梁换柱中发生。含有"利尿剂"的减肥药，将占人体60%~70%重量的水分，从身体中转移出去，很快减轻重量，含有大黄、番泻叶等腹泻作用的减肥药，也是这种原理。只是，这两类药物只能图一时之快。一旦停用，喝水进食，体重反弹将势如破竹。

天然的都是安全的

药品也好，保健品也好，一旦打"纯天然"这张王牌，总会无往不胜。天然的就是安全的？其实不然。不论采用什么原料，也不论加工工艺如何，一旦药物具有干扰新陈代谢、影响吸收与消化的功能，效果与化学药品是一样的。

中草药麻黄属于"天然"，以前有许多减肥保健食品用来做添加剂。而真正起作用的，是麻黄中含的麻黄碱和假麻黄碱，它们通过刺激神经系统和甲状腺素来达到抑制食欲的目的，同时也会发生相当严重的副作用：手足麻痹、血压升高、精神紧张、心慌等。

为减肥速效频换产品

据一项调查显示，50%以上的减肥人士为能快速减肥，都会频繁地更换减肥药品，有的人用几天觉得没效便换另一种，她们使用某一产品的时间很少超过两个月。

临床上经常碰到一些肥胖人士要求在1个月内迅速减掉10千克以上体重。其实，一般来说，经过3个月治疗能减轻体重5%左右是比较理想的。因为，减肥是综合作用的结果，是一个长期过程，减肥产品应该与合理膳食、增加运动等同时进行，不能求快。另外，医学研究表明，短时间内迅速减肥是不利于健康的。

选择药品看广告

许多肥胖患者习惯于看广告买药品，不管是药还是保健食品，哪种产品广告打得多就选哪一种，也不看是否适合自己。减肥门诊随机调查的5名肥胖患者中，4名表示已用了3种以上的减肥药品，其中有1名甚至记不得自己使用过哪些品牌。至于吃的是药还是保健品也没有几人能分得清，更不用说产品的减肥作用了。

市面上的减肥药品，有药物，有食品，还有些是"加料"的保健品。如果不了解减肥药品就盲目使用是很危险的。如中枢神经性减肥药，若患者患有心脏病、高血压的话，吃后很容易出现意外。

据了解，90%以上的肥胖者在第一次减肥时都不咨询医生，而是自作主张买减肥食品或药品来用。

不咨询医生盲目减肥

肥胖不仅是一个影响美观的问题，更是一种慢性疾病。真正需要减肥的人应该到大医院的减肥门诊就医。而目前是一些应该减肥的人不减，反倒是一些不该减肥的人盲目地使用减肥产品，这是很危险的，有时还会带来意想不到的副作用。因此，要想减肥最好先咨询一下医生，看是否有必要减肥和该采取什么方式减肥。

药物减肥提醒

1.除非是医生为你开的减肥药，否则绝对不要乱吃。

2. 怀孕和哺乳期间尽量不吃任何药物，包括减肥药。

3. 不要让孩子吃任何减肥药或减肥保健品。

4. 胖瘦虽有标准，但每个人的心理标准不同，很多人单纯为了追求苗条也会考虑服用减肥药，其实对这样的人来说，更好的方法是锻炼，以及在医生指导下实行科学饮食，减肥药只能是辅助办法。

5. 如果在吃减肥药期间还需要吃别的药，最好能够咨询医生。

6. 没有一种食物或药物可以作为"脂肪催化剂"，如果见到这样的广告，唯一正确的做法就是退避三舍。只有锻炼，才能最有效地消耗脂肪。

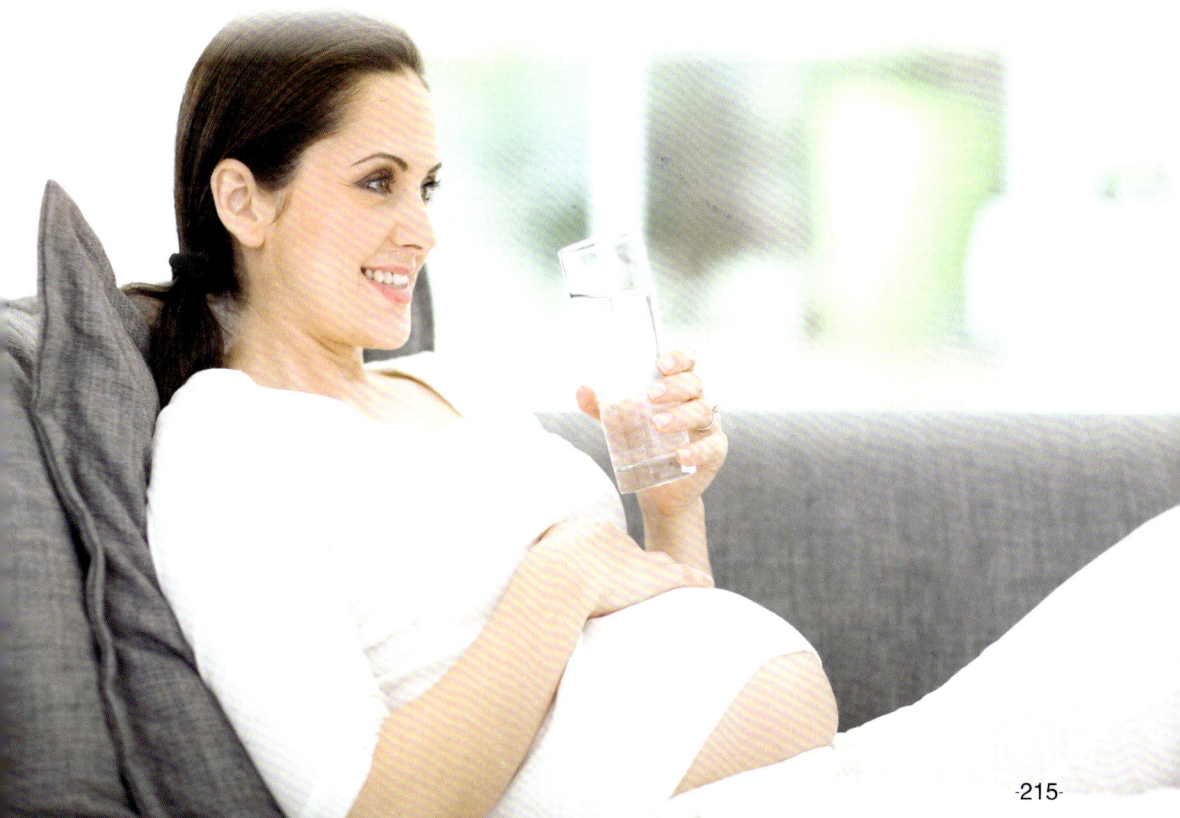

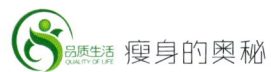

第六节 药物瘦身的危害

当减肥一段时间后，人们渐渐发现在脂肪与肥胖面前自己的力量是那么的渺小，于是开始求助于外力，在迫切需求的动力中，各种各样的减肥药物应运而生，那么，减肥药是瘦身救世主还是反其道而行之的权宜之计呢？减肥药中的陷阱又有多少呢？

目前市面上的减肥药主要分为三类：一类是食欲抑制剂，作用原理是通过抑制中枢神经系统让人没有吃的欲望；一类是加快体内排泄，通常含有利尿剂、大黄、番泻叶等成分，从而将人体内的水分直接从身体中转移出去；还有一类是帮助消耗脂肪与热量的药剂，它们能够增加人体能量消耗，并排出吃下去的油脂。

是药三分毒，长期服用减肥药，对神经系统、心血管、肾脏等都会产生不良影响。迄今为止，世界上还没有发现一种既能有效减肥又对机体没有任何不良反应的药物。因为太想减掉多余的脂肪了，于是在减肥药生产者不切实际的宣传与误导下，人们尝试了无数种江湖郎中的偏方，而实际上药物真正起到的作用少之又少。

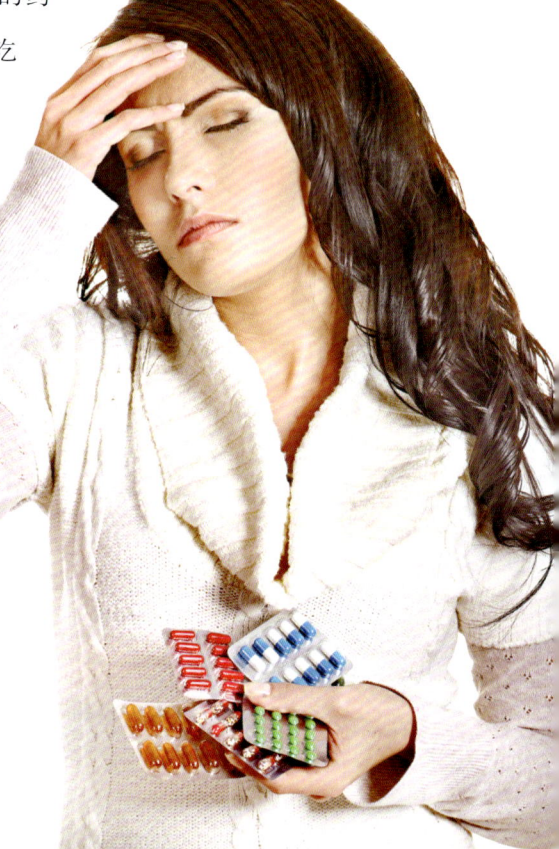

第五章　药物瘦身

美国始终走在减肥制药的前沿，但美国政府指定的鉴定机构也犯了一个认识模糊、误导大众的错误。1973年，一种特效减肥药——芬氟拉明，通过了此机构的认证。13年后，这种药物的新一代产品也通过了认证。在英国市场上该产品的名称叫做"阿迪法可斯"，在美国称它为"瑞达克斯"，药品一上市就立即引起了舆论界的关注。

"这种减肥药的原理是刺激血清素的产生，它是一种激素，向大脑传输胃部饱胀的信息，然而不幸的是，它还会影响心率、呼吸、血压和肌肉功能，三年前，我不得不进行了一次心肺移植手术。"朱丽娅·普拉克教授是世界著名的病理学家，她也服用了这个药物进行减肥。现在，她用自己的心肺做标本为大家讲解。

芬氟拉明和瑞达克斯已被勒令停产，它的生产者也受到了法律的制裁。但种种减肥特效药的数量仍然有增无减，而且每一种新药的问世似乎都打出能够彻底解决肥胖问题的旗号，让急于减肥的人们为之痴狂。

在英国若干种减肥药中还有一种自称为"脂肪磁铁"的药物，据说可以减少人体从食物中吸收的脂肪。"脂肪磁铁是一种脱乙酰壳多糖类，它能够吸附脂肪，叫它'磁铁'是因为脂肪带有正电荷，而脱乙酰壳多糖带有负电荷，这是一种化学现象，而且十分奏效，它能使脂肪通过排泄系统正常地排出体外"，市场推广人员自吹自擂道。

自从人类诞生以来，消化系统就能将脂肪和食物中的其他物质分离开。脱乙酰壳多糖和脂肪之间的连接非常脆弱，以至于少量的水就能使它们彼此分离，它们之间如此微弱的吸附关系如何抵挡得住消化系统的强大分离作用呢？

事实上，目前所有治疗肥胖的药品都是在用一种简单的、偏执的方法去对付一个非常复杂的问题，是一种非常轻率和不负责任的做法。就像用止血带缠住脖子或用枪对准脑袋来治疗头疼。的确，从某种意义上，这种方法能够减轻头痛，因为在那样的状况下，你已经什么都感觉不到了，更不用说什么头痛，显然，这是一种过激的治疗方法。肥胖者要慎用或不用药物瘦身。

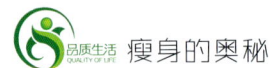 瘦身的奥秘

药物减肥是流行的减肥方式，各式各样的减肥药物不免充斥减肥市场，就连电视购物频道上也出现相关产品，有人有效，有人则可能身体变差。当想要轻松减重的时候，不免对减肥药跃跃欲试，但是，千万别被夸大的广告效应所迷惑，以下是可能会导致身体健康的成分。

1. 利尿剂：利用脱水来使体重暂时下降，而有减少脂肪的假象，不过停止使用后体重就会上升。还会伴随着呕吐、头晕、虚弱等引发肾功能损伤的问题。

2. 泻药：有腹泻的情形发生，会降低食欲，只要停止服用体重会回升，经常使用除了会损伤肠胃道的功能，也会发生肠子松弛、贫血的问题。

3. 膨胀剂：以精制蛋白质为主，能使胃肠饱胀，不想吃东西，但是容易导致维生素及营养素的缺乏，造成营养不良。尤其当超量使用时，会使血管壁增厚，造成高血压、糖尿病、缺血性心脏病等问题。

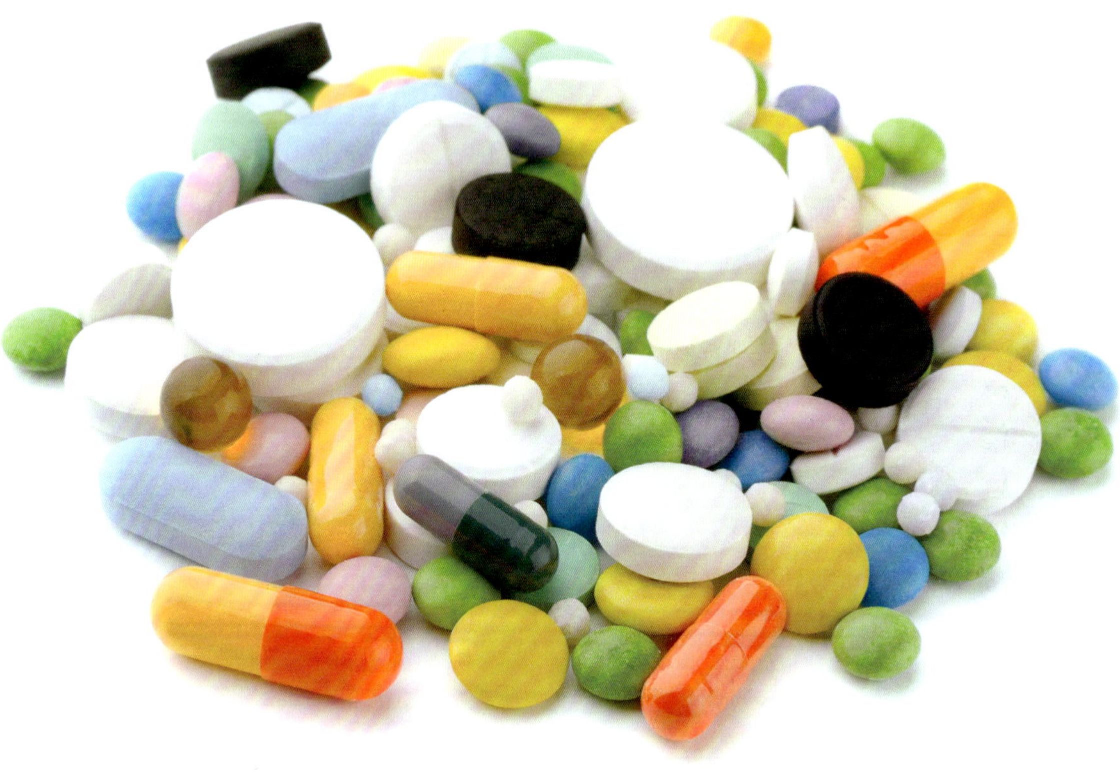